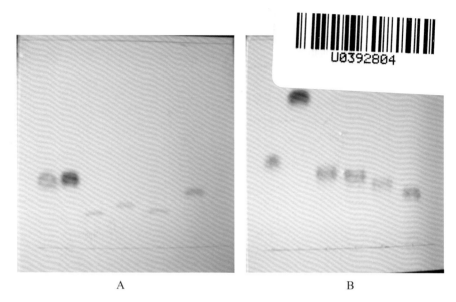

图2-2-40 化合物1~6的TLC 检查图

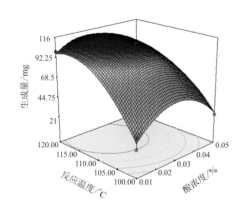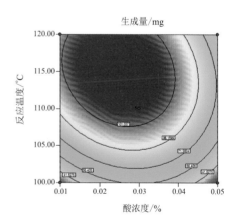

图2-3-25 反应温度和酸浓度的响应曲面图和等高线

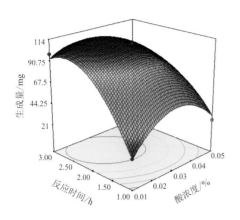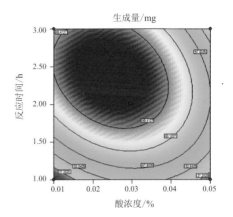

图2-3-26　酸浓度和反应时间的响应曲面图和等高线

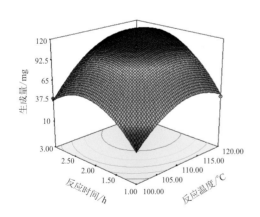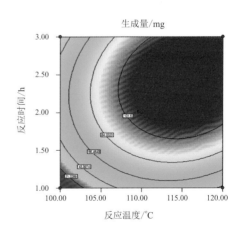

图2-3-27　反应温度和反应时间的响应曲面图和等高线

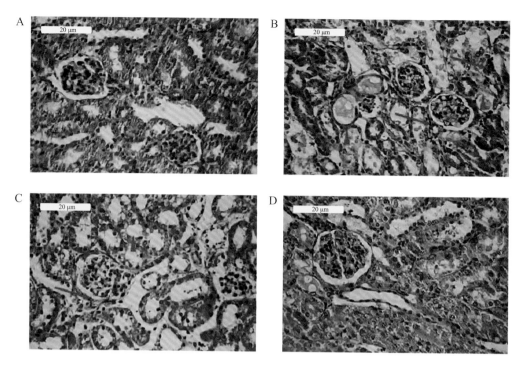

图3-1-3　GSLS 对CDDP 诱导急性肾损伤小鼠组织病理学变化（H&E染色，×400）

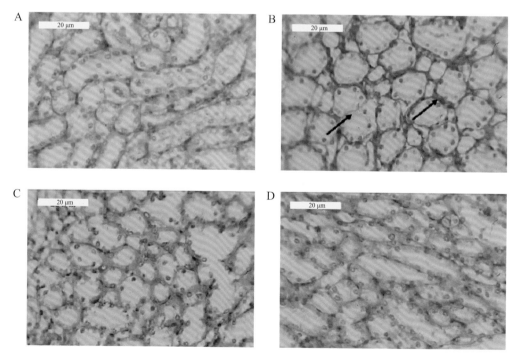

图3-1-4　GSLS 对CDDP 诱导急性肾损伤小鼠组织病理学变化（PAS 染色，×400）

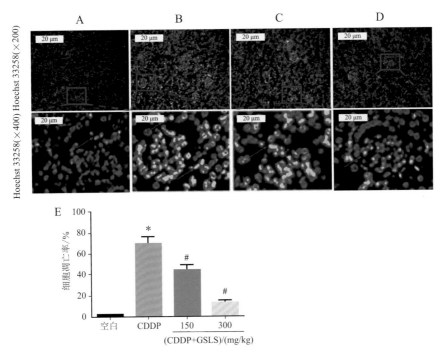

图3-1-5　GSLS 对CDDP 诱导急性肾损伤小鼠凋亡情况的影响（×400，平均值±SD，*n*=8）

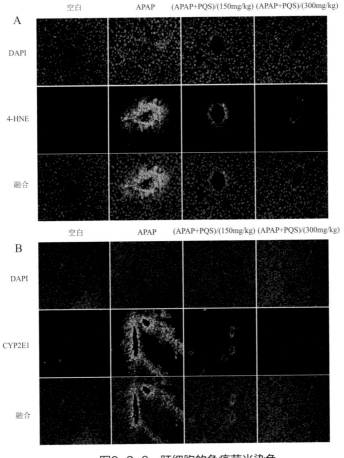

图3-2-3　肝细胞的免疫荧光染色

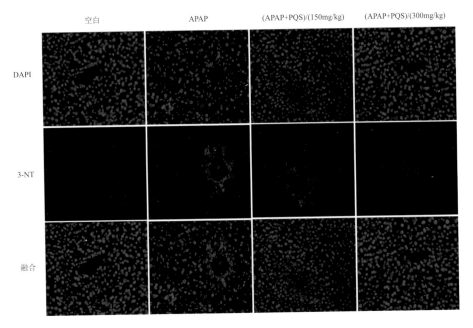

图3-2-4　肝细胞的免疫荧光染色

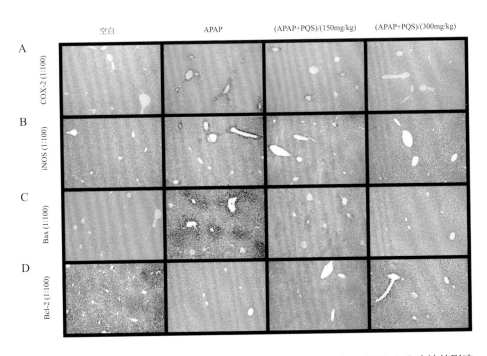

图3-2-6　PQS 对APAP 诱导的 COX-2、iNOS、Bax 和 Bcl-2 表达的影响

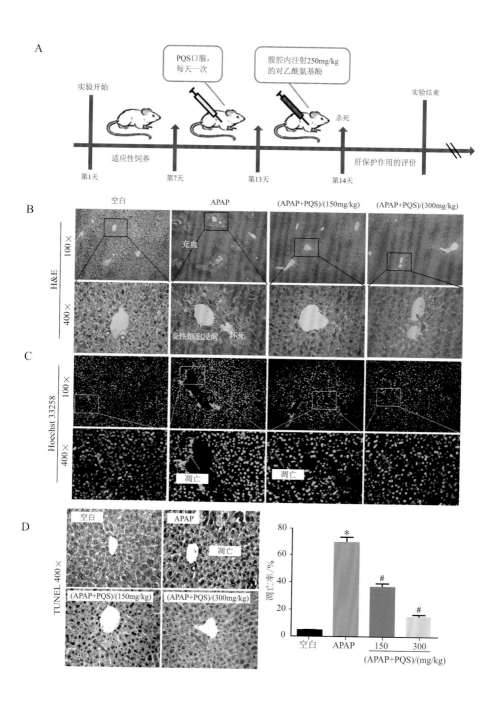

图3-2-7　PQS 对肝组织病理学变化的影响

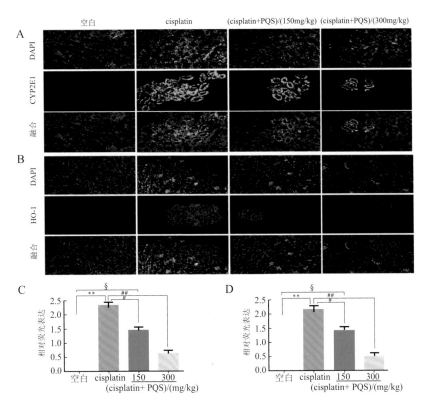

图3-3-3　PQS 对顺铂诱导的CYP2E1（A）和HO-1（B）表达水平的影响

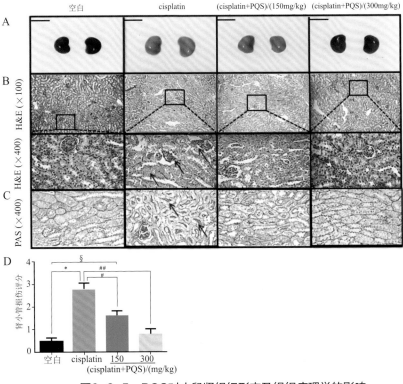

图3-3-5　PQS对小鼠肾组织形态及组织病理学的影响

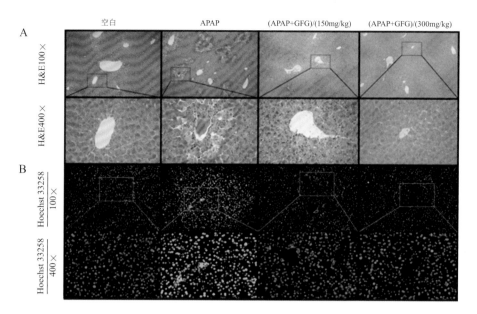

图3-4-3　GFG 对小鼠肝组织病理变化影响以及Hoechst 33258 肝组织病理变化

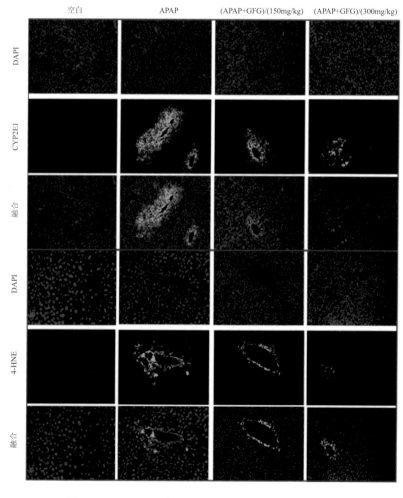

图3-4-5　GFG 对小鼠肝组织切片免疫荧光染色的影响

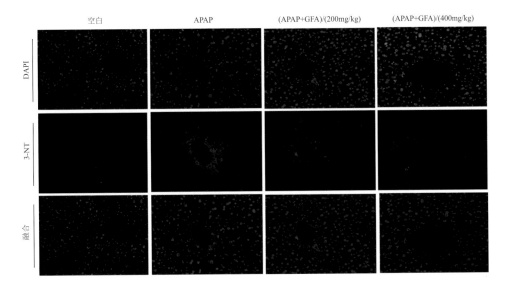

图3-5-6　GFA对小鼠肝组织3-NT蛋白表达的影响（平均值±SD，*n*=8）

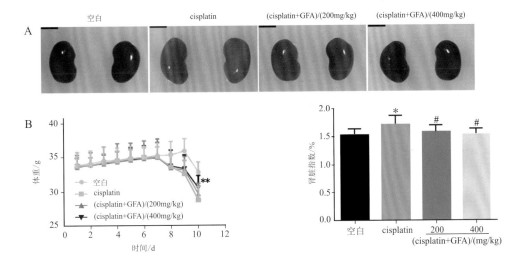

图3-5-7　GFA 对顺铂致肾损伤小鼠体重、脏器指数的影响（*n*=8）

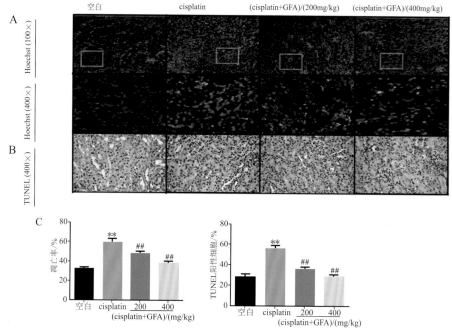

图3-5-12 GFA 对小鼠肾组织细胞凋亡的影响（*n*=8）

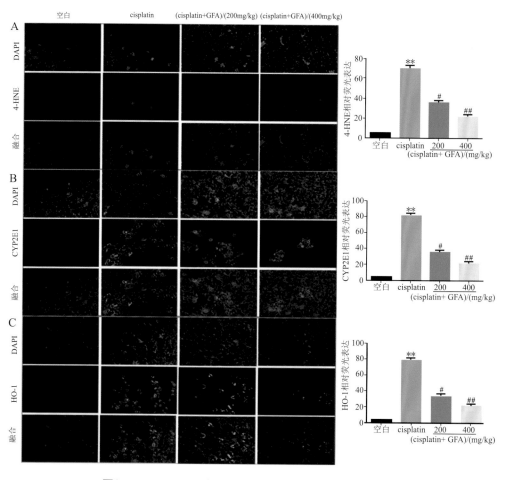

图3-5-14 GFA 对小鼠肾组织蛋白表达的影响（*n*=8）

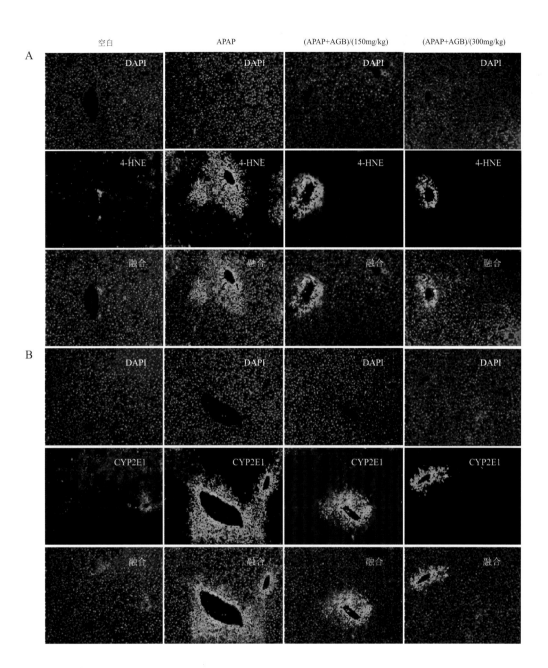

图3-6-3 肝细胞的免疫荧光染色

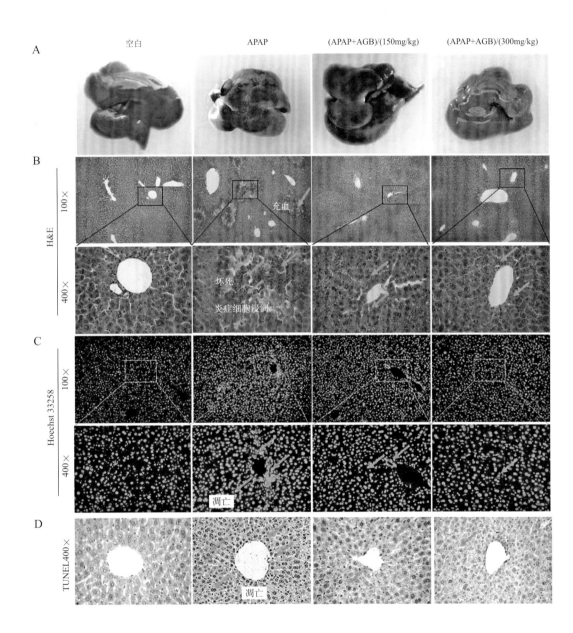

图3-6-5　肝脏组织形态变化的组织学检查

人参、西洋参
非传统药用部位药理活性
研究与应用

李伟　王英平　著

化学工业出版社

·北京·

内容简介

本书系统论述了人参、西洋参非传统药用部位的开发价值，是著者十余年科研成果的集中体现。全书共分为3篇内容，第1篇绪论较为详细地介绍了国内外学者在人参、西洋参非传统药用部位以及药源性肝肾损伤等常见药理学领域的最新研究成果；第2篇为人参、西洋参非传统药用部位综合开发与利用，重点阐述了人参、西洋参非传统药用部位有效成分的工业化提取流程，初步揭示了人参稀有皂苷 Rg3 和 Rg5 工业化生产的可行性；第3篇为人参、西洋参非传统药用部位药理活性研究，从多靶点、多角度阐述了人参、西洋参非传统药用部位的药理学研究成果，较为系统地阐明了人参、西洋参非传统药用部位在改善药源性肝肾损伤等方面的药效学作用，突出揭示了人参、西洋参非传统药用部位的药用价值。

本书具有原创性和学术价值，可供从事中药资源与开发相关专业以及临床新药研发的科研工作者参考使用，对于相关专业的本科生和研究生也有较强的参考价值。

图书在版编目（CIP）数据

人参、西洋参非传统药用部位药理活性研究与应用/李伟，王英平著 . —北京：化学工业出版社，2023.11
ISBN 978-7-122-44183-6

Ⅰ.①人… Ⅱ.①李…②王… Ⅲ.①人参-药理学②西洋参-药理学 Ⅳ.①R282.71

中国国家版本馆 CIP 数据核字（2023）第 180267 号

| 责任编辑：李　丽 | 文字编辑：李娇娇 |
| 责任校对：宋　夏 | 装帧设计：韩　飞 |

出版发行：化学工业出版社（北京市东城区青年湖南街 13 号　邮政编码 100011）
印　　装：大厂聚鑫印刷有限责任公司
710mm×1000mm　1/16　印张 17　彩插 6　字数 291 千字
2023 年 11 月北京第 1 版第 1 次印刷

购书咨询：010-64518888　　　　　　售后服务：010-64518899
网　　址：http://www.cip.com.cn
凡购买本书，如有缺损质量问题，本社销售中心负责调换。

定　　价：99.00 元

基金支持

1. 人参、五味子等大宗药材炮制加工新工艺研究及系列功能产品开发（No. 2007BAI38B03），"十二五"国家科技支撑计划。

2. 人参药效物质基础与产品开发科技创新团队（No. 20200301037RQ），吉林省科技发展计划。

3. 人参皂苷 CK 对 2 型糖尿病小鼠胰岛 β 细胞保护作用及机制（No. 2012M520483），第 52 批中国博士后面上项目。

4. 人参热裂解皂苷 Rg5 对 APAP 致肝损伤的保护作用及分子机制，吉林省留学回国人员科研项目启动基金。

前　言

　　中药资源是国家的战略性资源，是中药产业发展的根基，具有重要的利用价值和开发价值。吉林省是我国地方药材的重要产区之一，蕴藏着丰富的药用植物资源。长白山是吉林省的"第一名片"，也是举世瞩目的"物种基因库""自然博物馆"和国家级自然保护区，植物资源达2300多种，药用植物870种以上，是我国五大药库之一。吉林省为贯彻落实党中央、国务院的决策部署，高效开发地方特色资源，并整合各产业的资源要素，全力推进"三个五"发展战略，先后制定了"一主、六双"产业空间布局规划、出台了《长辽梅通白敦医药健康产业走廊发展规划（2018—2025年）》《长春国家级创新创业基地发展规划》《吉林省人民政府关于振兴人参产业的意见》以及《关于加快推进全省人参产业高质量发展的实施意见》等系列政策，着力促进地方特色植物资源的高效开发，推动医药健康产业的创新升级。

　　近年来，吉林省委、省政府将医药健康产业纳入"一主六双"高质量发展战略，为人参产业发展壮大创造了良好环境。人参（*Panax ginseng*）和西洋参（*Panax quinquefolius*）作为中草药中最具代表性的两种药用植物，均适宜生长于冷凉性气候环境，在外观形态、化学成分组成以及生物学特性方面均有一定的相似性，是我国人参产业发展的典型代表。人参和西洋参因具有强大的生物活性，被广泛应用于产品开发、临床救治和新药研发等多个领域。据统计，在国际市场，人参（以鲜品计）的年贸易规模约10万吨，目前中国人参产量约占国际人参总产量的70%，而每年鲜参需求量达800吨以上，干品年用量达6000吨左右，尤其在2012年人参被列为新资源食品之后，人参需求量大幅增加，加之出口量逐年加大，鲜人参出口的总量约占需求量的30%。与人参相比，西洋参发展起步较晚，自1975年由国外引种栽培成功以来，势头发展迅猛，种植技术不断提升。目前我国西洋参逐步形成吉林省和山东省两大道地产区，年总产量达6000吨以上，约占全国总产量的80%，而西洋参年需求量达3500～4000吨，其出口量近1500吨以上。人参和西洋参是当前需求最大、出口药材数量最多的两种药用植物。

　　尽管人参和西洋参在我国栽培种植面积较广，作为药用植物资源使用历史悠久，但随着市场需求及出口规模日益加大，可持续发展面临着前所未有的挑战，加强二者全植株的高效利用，实现对其非传统药用部位的综合开发，是二者能否可持续发展的关键。深度开发与利用人参和西洋参等非传统药用部位（花蕾、果实、茎叶），对于二者资源的可持续健康发展具有重要的现实意义，亦能够为其他中药资源的综合开发与利用树立良好典范。

本书聚焦当前人参和西洋参非传统药用部位的研究背景，结合作者十余年的教学和科研成果，针对人参、西洋参非传统药用部位丙二酰基人参皂苷的挖掘、结构解析，皂苷类成分的高效提取分离、稀有人参皂苷的制备以及主要药理活性评价等方面进行总结。本书较为详尽地阐述了人参、西洋参非传统药用部位的活性成分在药源性肝肾损伤方面的药效学作用，并揭示其可能的分子机制。本书原创价值颇高，其主体内容先后获得 9 件授权发明专利，完成 10 篇硕士和博士论文，在国内外刊物发表 36 篇学术论文。本书较为系统地总结了人参、西洋参非传统药用部位的综合开发和利用，为人参、西洋参全植株的高效开发提供理论基础，以期从资源开发角度对药用植物高效利用的可行性进行探讨，为实现人参、西洋参的全植株开发以及其他植物资源的可持续发展提供一定的科学依据，并拓宽中药资源的合理开发和利用范围。

2020 年初，突如其来的新冠疫情无疑将中医药提高到了前所未有的高度，尤其将人参列入《新型冠状病毒感染的肺炎诊疗方案》中，并作为重症期患者的首选中药处方关键中药之一，进一步彰显了人参"回阳救逆"的突出药用价值，也为中药研发及医药企业的创新升级提供了良好的契机。本书的学术价值较高，该书的出版对于从事中药教学、医药新药的研发者以及药用植物资源高效利用等方面的科研工作者极具参考价值。著者总结十余年的研究成果，倾心撰写此书，以期能够为医药健康发展及中药现代化提供必要理论依据。

本书在编著过程中得到了本领域相关学者的大力支持和鼓励，本书所提供的研究成果得到了国家高层次人才特殊支持计划和吉林省中青年领军人才支持计划等基金的资助，再次表示感谢。

由于本书属原创性著作，著者学识有限，时间仓促，难免会有不足之处，敬请同行学者和广大读者批评指正。

著者
2023 年 8 月

目　录

第3篇　人参、西洋参非传统药用部位药理活性研究

第 1 篇

绪　论

中药是我国重要的医学瑰宝,是治疗和防治疾病的重要物质基础,能充分体现我国传统文化的精髓。中药之所以能够治疗疾病,主要是因其含有多种天然活性成分或物质。我国幅员辽阔,在众多地质资源丰富的陆域以及辽阔的海域内,分布着许多重要的动植物、矿物质、菌物资源,因其种类繁多、数量丰富,对我国中医药行业的发展起到重要作用。人参是我国极具民族特色的道地中草药,西洋参在我国药用植物资源中也发挥着不可代替的作用,二者的深度开发对于我国人参产业发展、地方特色经济发展、功能性食品开发以及临床用药研发等方面均具有重要意义。

人参的传统入药部位为根及根茎,西洋参的传统入药部位为根,二者的非传统药用部位主要包括茎叶、花蕾与果实等。近年来,随着市场需求及出口规模的不断加大,二者非传统药用部位的资源未充分利用引起关注,植物资源的利用率问题进一步凸显。有研究表明,人参和西洋参在化学成分上较为相似,主要含有皂苷、多糖、有机酸、黄酮、甾醇、多肽、挥发性成分等,其中人参皂苷是最为主要的生理活性物质。截至目前,已分离并鉴定结构的人参皂苷类物质已达 180 余种。而茎叶、花蕾、果实等非传统药用部位也含有较为丰富的化学成分,更在植物生长过程中起着关键作用。

① 茎叶　茎叶是人参和西洋参植株的地上部分,每年均能采收,人参茎叶应在 10 月上旬收获,过晚茎叶经霜冻后而枯死,霜冻后人参茎中人参皂苷、氨基酸及总酚等有效成分含量会急剧下降,而叶中氨基酸含量却是升高的;采收过早会影响地下部分物质积累。自 2000 年,人参叶已作为独立品种被《中华人民共和国药典》收载,其化学成分和药用价值也被进一步发掘。据统计,每年我国人参茎叶总产量可达人参产量的 40%～48%,而西洋参茎叶年产量为西洋参总量的 25%～28%,且近年来产量逐年增加,市场价格却只有根部的 1/50 左右。

② 花蕾　人参花蕾又名神草花、人参花,素有"绿色黄金"之称,是人参含苞待放的蓓蕾,也被认为是人参的精华所在,其采收时期一般为 5 月下旬,摘蕾过早,因花序柄短,不便作业;摘蕾过晚,部分小花开放,序柄变硬,既不便摘除,又失去摘蕾的意义。摘下的花蕾晒干后,可当茶饮或制成参花晶,当前市场上一般为 3～6 年生的人参花蕾,其产量约为我国人参产量(以鲜品计)的 10%～15%;西洋参花蕾具有风味天然、清爽甘甜的特点,并

有培元固本、缓解疲劳之功效，但在西洋参种植期间为提高根的重量及有效成分皂苷含量一般会除去花蕾。据估计，在采收过程中，约有 20%～30% 的西洋参花蕾未得到很好利用，仅有 15% 左右的西洋参花蕾被用于皂苷提取及保健产品开发方面。

③ 果实　人参和西洋参果实均为浆果状核果，7～8 月间种子成熟时呈鲜红色，多为留种的需要被摘取。最初采收种子的时候，需要用水去除果肉，反复漂洗，果肉多弃之不用。当果实由绿变成鲜红色时为最佳采收期，在人参果实充分红熟时收获参果，过早采摘，其种子的成熟度低；过晚参果易脱落。在采收过程中，剪断花梗的人参果实要经过脱粒、搓籽机搓籽、漂洗、洗净后晾干，待种子含水量小于 15% 时入库保管。脱籽后的人参和西洋参果肉，可以处理成果汁、果胶，也可用于提取皂苷、多糖等有效成分。而二者在作为产业化提取人参皂苷的原料时，提取方法受颜色、含水量以及采收时间影响较大，通常要先用活性炭进行脱色处理，并将其低温冷藏保存，以防止发酵。据统计，我国每年人参和西洋参果实总产量可达 20 万～22 万吨，而在应用过程中，人参果约有 90% 得到高效利用，而西洋参仅有 30% 得到开发。

随着对人参各部位的化学成分和药理作用的深入探索，人参茎叶、花蕾和果实中蕴藏着的药用价值被进一步挖掘。现代药理学研究表明，人参、西洋参非传统药用部位在心血管系统、神经系统、免疫系统、降血糖、抗肿瘤、抗氧化、抗衰老和抗疲劳等方面具有较高的活性，其功效等同或优于根部。但值得注意的是，人参发挥药效的物质基础与人参皂苷的结构差异密切相关，而且非传统药用部位中还含有一类特殊皂苷——丙二酰基人参皂苷（M-Rs），它是在葡萄糖的 $6''$ 位连接一个丙二酰基，是一类极性大、亲水性强、极易溶于水的酸性皂苷，其药理活性也较为显著。该类化合物是人参中天然存在的原生皂苷，但该分子中酰基键极不稳定，很容易发生水解或脱羧反应，成为相应的中性人参皂苷或乙酰化人参皂苷。正因此类化合物结构不稳定，提取纯化中很容易发生降解，所以其单体难以分离得到。因此，在众多研究中往往忽视了对丙二酰基人参皂苷的评价，进而低估了人参皂苷的含量。

随着政策的积极引导以及中药显著治疗效果不断被认可，中医药事业迎来了蓬勃发展和市场契机。加强中药产业的深度开发，对于人们的身体健康及提升日常生活质量有明显的促进作用。中药因其独特的道地性，且资源丰富、副作用小、疗效优的特点受到越来越多人的喜爱，再加上一些中药材在工业、农业、食品、保健品、化妆品、日用品上被广泛开发利用，人们对天然药物的需求量与日俱增，也给中药资源带来了前所未有的巨大压力。如何保护和合理开发利用中药资源，充分开发非传统药用部位，实现其可持续发展，是当今面临的重要课题。本书将聚焦当前人参、西洋参非传统药用部位的研究，结合本研究组多年的科研成果，将针对人参、西洋参非传统药用部位丙二酰基人参皂苷的挖掘、结构解析，皂苷类成分的高效提取、深度开发以及主要的药效学作用等方面进行总结，以期从中药非传统药用部位的开发利用角度对中药资源充分利用的可行性进行探讨，为实现人参植物资源的全面开发以及其他中药植物资源的可持续发展提供科学依据，并拓宽中药资源的合理开发和利用范围，从而实现植物资源全面地可持续健康发展。

1

人参非传统药用部位的研究现状

————

人参历史悠久，其传统入药部位是根及根茎，而经研究发现，人参地上部分包含茎叶、花蕾、果实，均蕴藏着人参皂苷、多糖、生物碱、挥发油、氨基酸、无机元素以及甾醇等多种化学成分，其中人参皂苷是其活性物质中最具代表性的成分之一，含量也最为丰富，研究表明人参花蕾、茎叶和果实所含总皂苷的种类及总量明显高于根部，而且人参皂苷 Re 含量为人参根部的 30 倍，所以人参非传统药用部位是获取人参皂苷的重要宝贵资源之一。为了综合利用人参的地上部分，人们逐渐对人参茎叶、花蕾和果实等不同部位的化学成分进行深入探究，发现人参茎叶中的皂苷主要集中于叶，茎叶皂苷的含量约为 7%～16%，其总含量显著高于根，人参花蕾中的总皂苷含量超出人参根 5 倍以上，人参果中所含总皂苷为人参根含量的 4 倍，而且人参花和果实生长发育需消耗大量营养物质，对人参的产量有一定的影响。目前从人参不同部位（根、茎叶、花蕾、果实等）及人参相关产品中分离得到的人参皂苷已达 200余种，这与提取分离技术的快速发展密切相关。实现人参有效成分的提取、分离纯化是明确人参的化学成分及其药理活性的关键。

1.1 有效成分提取分离、纯化工艺研究进展

人参皂苷是人参中的主要有效成分之一，具有多种重要的药理活性，目前已成为一些特效药的主要成分。人参皂苷的有效提取分离是其进一步研究和利用的前提，科学高效地提取分离人参皂苷是当前人参研究面临的一个重要课题。本部分将近年来国内外针对人参皂苷提取分离方法的研究进展进行总结，

包括经典的传统提取分离方法和近代发展起来的现代提取方法，以期为人参皂苷的提取与分离提供参考。

1.1.1　人参有效成分的提取分离方法

提取人参有效成分的方法较多，尤其以总皂苷提取方法居多，如浸渍法、回流法、超声波提取法、超临界萃取法和微波法等。而大量研究表明对化学成分类型不同的中草药，所采取的提取方法存在一定差异，但其工作原理均很相似，都可取得较好的提取效果。下面将以人参皂苷为例，对于人参有效成分的提取分离方法进行总结。

1.1.1.1　煎煮法

煎煮法是传统提取方法之一，主要是以水作为提取溶剂，将药物加热煮沸一定的时间而得到煎煮液，需要重复进行多次，主要用来提取中草药中水溶性较好的组分，适用于有效成分能溶于水且对加热不敏感的药材，是中草药组分提取中最早、最常用的提取方法之一。有研究以人参皂苷 Rb1、Re、Rg1 的提取率为考察指标，采用正交试验法优选人参的煎煮提取条件，结果表明：以人参质量 8 倍量的水煎煮 2 次，每次 1 h 的提取方法，人参皂苷提取率最高。

1.1.1.2　浸渍法

浸渍法是在常温或加热的条件下，依照相似相溶原理，用溶剂浸泡药材而使药材中的有效成分浸出，达到提取的目的。有研究采用提取温度 60℃、浸提时间 2 h、溶剂量为浸提物 10 倍量的浸渍法提取人参皂苷，总皂苷的最高得率达 8.33%。更有研究通过考察溶剂倍数、提取时间、提取次数和溶剂的体积分数对丙二酰基人参皂苷提取率的影响，确定了最佳提取工艺。

1.1.1.3　回流法

回流法以有机溶剂为提取溶剂，先通过对药材加热浸提使其中的挥发性溶剂馏出，再通过冷凝重新回到浸出器中继续循环浸提，直至有效成分浸提完全。目前实验室提取人参皂苷的传统回流操作是在（75±1）℃条件下，用 80% 甲醇回流 3 h 并重复 4 次。有研究以人参中最具代表性的人参皂苷 Rg1、人参皂苷 Re 总量为指标，通过几种工艺的比较及综合分析表明，回流提取工艺效果最佳。有研究则对不同提取工艺对人参有效成分含量的影响进行了研究，并确定了回流提取法的最佳提取工艺条件。先前研究以人参皂苷含量为评价指标，采用正交试验法，优选了最佳提取工艺。韩国学者以二醇型和三醇型皂苷的提取为指标，优选了乙醇回流法的最佳工艺。

1.1.1.4　索氏提取法

将药材用纱布或滤纸包装，放入索氏提取的提取容器内，在烧瓶内加入一定量的提取溶剂，加热并保持溶剂沸腾，溶剂蒸汽冷凝回流到提取容器中与药物接触后，有效成分溶解在溶剂中，溶剂达到一定体积后，溶解了有效成分的溶剂回流到烧瓶内，溶剂重新受热蒸发，冷却后重新与药物接触，进行循环提取。本研究组采用索氏提取法对人参皂苷进行提取，取 2g 人参粉末，加 60mL 甲醇，置于索氏提取器中提取 8h 后用分光光度法测得人参总皂苷含量为 3.27％。韩国学者则在 80～90℃下用索氏提取法可有效提取人参皂苷。

1.1.1.5　超临界流体萃取

超临界流体萃取是近代兴起的一种提取方法，是可以实现快速传质的高效提取方法。温度和压力超过物质的临界点而形成的单一相态为超临界流体，超临界流体的密度与液体相似，黏度低，扩散性强，从而使得其溶解能力相对较强。有学者利用超临界流体萃取提取出人参皂苷 Rh1、Rh2。也有研究利用超声辅助超临界流体萃取人参皂苷并获得了较高的得率。外国学者则以甲醇和 DM-SO 作为调节剂用于超临界流体萃取人参、西洋参中的人参皂苷，提取出 90％的总皂苷。研究发现，超临界流体萃取人参皂苷的得率随温度的升高而增加。

1.1.1.6　泡沫分离法

泡沫分离法是利用物质在气泡表面上吸附性质的差异进行分离的技术。由于人参皂苷具有表面活性剂的特性，在搅拌或通入气体时可产生稳定的泡沫，因此可采用浮选分离技术对其进行分离富集。有研究利用泡沫分离法对 Rb1 和 Rb2 等 5 种皂苷进行了分离浓缩。也有学者利用泡沫分离法分离了人参皂苷 Rb1、Rb2、Rd、Rc 和 Rf。有研究采用动态泡沫浮选法分离富集人参提取液中的二醇型人参皂苷，也有利用泡沫浮选-固相萃取方法分离人参根及茎叶中的微量皂苷。

1.1.1.7　超声辅助提取法

超声辅助提取法是近代最为常用的一种提取方法，是将超声波产生的空化、振动、粉碎、搅拌等综合效应应用到中药提取工艺中，实现高效、快速提取的过程。有学者比较了传统水煎法、温浸法、乙醇回流法、微波辅助提取法和超声辅助提取法，结果表明超声波法最佳。也有研究采用正交设计通过比色法对不同超声处理条件下的人参总皂苷含量进行测定，优选出了人参总皂苷的超声波提取工艺。更有发现，以水、甲醇、正丁醇为溶剂，在 38.5 kHz 下进行超声辅助提取比传统提取法的提取速度快 3 倍。

1.1.1.8 微波辅助萃取技术

微波辅助萃取是采用微波来加热提取体系中的溶剂，从而使得被提取植物样品中的有效成分分离出来，进入与其接触的溶剂中。该技术主要是通过微波加热效应完成提取分离的过程，被提取物质所吸收的微波能量会导致细胞内部温度急速上升，从而使得细胞破裂，致使有效成分溶于溶剂中。

外国学者通过响应面试验优化了微波辅助萃取人参皂苷的条件，更考察了微波强度、提取时间等因素对微波辅助萃取的影响。有研究从人参根中利用微波辅助萃取法成功分离出 Rg1、Re 和 Rb1 等 7 种皂苷。也有研究利用加压微波辅助萃取对人参根、西洋参样品进行提取，考察提取时间、压力、溶剂对提取得率的影响。并利用微波辅助萃取技术快速有效萃取分离人参根中的 6 种人参皂苷 Rg1、Re、Rb1、Rc、Rb2 和 Rd。

1.1.1.9 高压与超高压提取

高压和超高压（100 MPa 以上）提取是将流体静压力作用于提取溶剂和中药的混合液上，在植物细胞内外压力达到平衡后迅速卸压，导致细胞透化，细胞内的有效成分穿过细胞的各种膜而转移到细胞外的提取液中，达到提取有效成分的目的。超高压提取可在最短的时间内获得最高的提取效率，若操作得当便可获得纯净的提取物，并且可以在室温下进行，有利于热不稳定物质的分离。高压与超高压提取目前已应用于人参皂苷成分提取中。

先前研究了在溶剂为 50% 乙醇、压力为 500 MPa、提取时间为 2 min 的条件下使用超高压法提取人参皂苷。研究表明在常温条件下使用超高压提取人参皂苷，并采用均匀设计法可对提取工艺条件进行优化。韩国学者对比了高压提取与热提取条件下人参总皂苷和皂苷代谢物得率，表明高压提取的得率更高。

1.1.1.10 新型提取方法

仿生提取法是基于药物代谢的基本原理，利用胃肠系统体外模拟法提取人参皂苷。有研究以人参超微粉为原料，分别以仿生溶媒和水作为提取溶剂提取人参皂苷类成分，结果表明，仿生提取法对人参总皂苷、人参皂苷 Rg1 和人参皂苷 Re 的提取效率均高于水提取法，且仿生提取物色谱图中显示有新成分产生。

脉冲电场提取法是一种新的提取方法，目前已应用于食品工程中用以提取生物材料中的活性成分。利用脉冲电场提取法提取了人参中的人参皂苷 Rg1、Re、Rb1、Rc、Rb2、Rd，并将该方法与热回流提取、微波辅助提取等作比较，结果表明，脉冲电场提取法得率最高，用时最短。

基质固相分散提取法的过程是先将样品与磨料分散剂相混合，再将混合物装入一个玻璃柱中，最后用合适的溶剂进行洗脱提取的一种方法。有研究将基质固相分散提取法用于人参叶的提取中，提取出人参皂苷 Rb2、Rc 和 Rd 等 8 种皂苷并将其与热回流法进行比较，结果表明基质固相分散提取法得率更高，用时更短，溶剂的消耗量更少。

1.1.2　人参有效纯化的分离纯化方法

人参皂苷的分离纯化通常使用固相-液相柱色谱以及液-液分离技术，固-液分离其工作原理是：将样品进行甲醇或乙醇的一次或几次提取，再经真空干燥收集后合并提取物。悬浮在水中的残渣通过不同有机溶剂分层为几个部分，如正己烷层、乙酸乙酯层、正丁醇层、水层，其中正己烷层为高分子和油溶性杂质，其他部分经过以梯度溶剂系统洗脱的大孔树脂柱色谱和硅胶柱色谱再分成小部分，各小部分继续通过正相硅胶柱色谱、反相硅胶柱色谱、凝胶柱色谱按不同溶剂系统进行梯度洗脱分离。分离得到的物质可以通过制备液相色谱进行纯化，其结构可由化学和光谱学方法测定。液-液分离技术是依靠样品在两相不相溶溶剂中的分配比例不同而进行分离的。由于没有固体支撑物，就避免了来自常规柱色谱中固定相对样品的不可逆吸附问题。液-液分离通常主要包括高速逆流色谱和离心分配色谱。

1.1.2.1　大孔吸附树脂

大孔吸附树脂是以苯乙烯和丙酸酯为原料，交联聚合而成的多孔性高分子聚合物，通过吸附和筛分作用分离化合物，普遍用于天然产物化学提取分离。有研究采用 AB-8 型大孔树脂从人参果实中纯化人参总皂苷，分别以水和 50% 乙醇进行洗脱，pH 值控制在 8~9，洗脱流速控制在 1.5mL/min，人参果实的皂苷浓度可以富集至原溶液浓度的 2.4 倍。

1.1.2.2　硅胶柱色谱法

在人参皂苷单体成分分离中为常用方法，硅胶柱色谱、硅胶制备薄层色谱和双波长扫描法都为硅胶柱色谱技术，其原理为通过人参皂苷上的羟基与硅胶上的羟基发生键合，吸附在硅胶柱上，再用不同强度洗脱剂进行洗脱，样品组分被依次分离。在人参单体化合物制备上，常用的洗脱剂有氯仿-甲醇-水（65∶35∶10，下层）；正丁醇-乙酸乙酯-水（4∶1∶1，上层）；氯仿-甲醇-乙酸乙酯-水（6∶6∶7∶3，下层）；苯-丙酮（3∶1）等系统。

1.1.2.3　高速逆流色谱

高速逆流色谱（high speed counter-current chromatography，HSCCC）广泛用于人参皂苷的制备分离。在利用 HSCCC 分离之前，人参样品先要通过有机试剂提取，其皂苷部分经过大孔树脂柱、反相 C_{18} 柱以及中压液体柱色谱进行浓缩富集。要有效选择 HSCCC 条件，包括两相溶剂系统的选择、样品洗脱方式的选择等，其中流动相的选择至关重要。近年来应用 HSCCC 对人参产品中人参皂苷进行分离，已经分离得到人参皂苷 Rb1、Rg1、Re、Rf、Rd、Rg3、Rg5、Rk1、F4 和 Ro。

1.1.2.4　离心分配色谱

离心分配色谱（centrifugal partition chromatography，CPC），是工作于连续引力场的无吸附作用的液-液分离色谱。目前氯仿-甲醇-水这一溶剂系统已成功运用在 CPC 分离皂苷中，有研究利用 CPC 通过乙酸乙酯-正丁醇-水（1∶1∶2）分离得到西洋参中的人参皂苷 Rc、Rb1 和 Re。

1.1.2.5　脱模技术

通常通过"分离-生物测定"或"生物测定指导的分离"这两种模式对人参的成分和功能进行研究。为了验证提取所得到的某组分是否具有生物活性，就需要准备一个不含该组分的提取物作为脱模提取物。在对生物活性进行比较的过程中，如果脱模提取物的生物活性低于原始提取物，意味着该组分是生物活性物质，因此脱模提取物的获取方法是研究重点之一，包括化学色谱法和免疫亲和色谱法。

（1）化学色谱法　化学色谱法是脱模技术之一，某些脱模提取物可以通过柱色谱进行制备。例如为了制备 Rb1 脱模提取物，先将人参花蕾提取物通过大孔树脂柱分离，以水和含水乙醇为洗脱剂，含水的乙醇流分经反相制备高相液相色谱可分为 3 个部分：水部、Rb1 部、其他皂苷部。将 Rb1 部去掉，剩下的水部和其他皂苷部合并即形成 Rb1 的脱模提取物。

（2）免疫亲和色谱法　免疫亲和色谱法是一种以目标分离物的单克隆抗体为固定相的色谱法，是从复杂混合物中分离和富集微量成分的有效方法。免疫亲和色谱法对目标化合物的高选择性来自固定相所交联的蛋白质。有研究利用色谱亲和色谱法成功制备出反人参皂苷 Rb1、Rg1、Rd 和 Re 的单克隆抗体。

与化学色谱法制备脱模提取物相比，免疫亲和色谱法一方面增加了分析的选择性，减少了样品制备的步骤，增大了抽样装载体积，另一方面大大缩短了色谱分离所需的时间和选择最佳试验条件所需的时间。然而，免疫亲和色谱法也存在一些缺点，即单克隆抗体制备过程的复杂性和免疫亲和色谱柱的不稳定性。

1.1.2.6　活性炭选择吸附法

活性炭吸附法是近年来出现的一种分离方法，对人参皂苷及其他活性成分有较好的分离纯化效果，有研究利用活性炭选择吸附分离和纯化了人参花芽中的人参皂苷 Re。

1.1.3　小结

传统提取分离方法（煎煮法、回流法等）虽各有优势，但存在提取时间长、效率低、溶剂用量大、不利于热稳定或挥发性成分的提取等局限，因此人们一直在探求更为高效便捷的方法。随着现代医药技术的创新以及中药提取技术的不断发展，适合人参皂苷提取与分离的新方法也不断出现，它们具有提取时间短、有机溶剂用量少、提取物的选择性强、对环境污染小等优点，为人参皂苷等有效成分的进一步开发和高效利用提供了物质基础，也为人参及其非传统药用部位的综合开发提供了更加广阔的应用前景。

1.2　人参非传统药用部位主要化学成分的研究进展

针对人参中有效成分的结构差异，选择较为合适的提取方法，可以最大限度提取人参的活性物质，尤其是人参不同部位（根、茎叶、花蕾、果实）具有不同含量的人参皂苷，人参花蕾中丙二酰基人参皂苷最为丰富，选择科学的提取方法，对于人参的深度开发及活性开发具有重要作用。人参茎叶总皂苷是《中华人民共和国药典》收载的品种，关于其研究较为深入，目前已从人参茎叶中分离得到 80 多种皂苷类物质以及黄酮类、有机酸类等物质，人参果除具有皂苷类成分外，还具有人参果花青素、生物碱、挥发油等非皂苷类成分。本部分将依据近几年的研究进展对人参非传统药用部位中的化学成分进行总结，旨在为人参非传统药用部位的深度开发利用提供依据。

1.2.1 人参皂苷类

迄今，从人参茎叶中先后得到近 60 个皂苷类化合物，从人参花蕾中分离得到了 40 多种人参皂苷单体，而人参果中因其含有较多的色素，因此给人参皂苷的分离带来一定困难，到目前为止仅从人参果中分离鉴定了十余种人参皂苷。自 1978 年以来，有研究比较了人参不同部位所含人参总皂苷的含量，发现人参果所含总皂苷为人参根含量的 4 倍，并测定出人参果中所含人参皂苷 Re 含量高达 6%；而在已发现的人参皂苷中以四环三萜的达玛烷型皂苷为主，主要有三类：①达玛烷型原人参二醇型皂苷；②达玛烷型原人参三醇型皂苷；③其他类型皂苷，为 C17 脂肪侧链的一系列衍生物。现将其归类综述如下。

1.2.1.1 原人参二醇型皂苷

原人参二醇型皂苷基本化学结构如图 1-1-1 所示，原人参二醇型皂苷类成分见表 1-1-1。

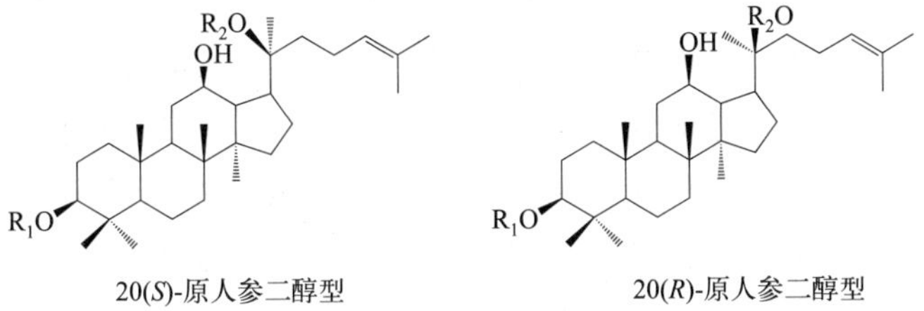

20(S)-原人参二醇型   20(R)-原人参二醇型

图 1-1-1 原人参二醇类化学结构

表 1-1-1 原人参二醇型皂苷类成分

序号	人参皂苷	R_1	R_2	C20	分子式
1	人参皂苷 Rb1	—glc(2-1)glc	—glc(6-1)glc	S	$C_{54}H_{94}O_{23}$
2	人参皂苷 Rb2	—glc(2-1)glc	—glc(6-1)ara(p)	S	$C_{53}H_{90}O_{22}$

序号	人参皂苷	R₁	R₂	C20	分子式
3	人参皂苷 Rb3	—glc(2-1)glc	—glc(6-1)xyl	S	$C_{53}H_{90}O_{22}$
4	人参皂苷 Rc	—glc(2-1)glc	—glc(6-1)ara(f)	S	$C_{53}H_{90}O_{22}$
5	人参皂苷 Rd	—glc(2-1)glc	—glc	S	$C_{48}H_{82}O_{18}$
6	人参皂苷 Rd2	—glc	—ara(f)(1-6)glc	S	$C_{47}H_{80}O_{17}$
7	人参皂苷 F₂	—glc	—glc	S	$C_{42}H_{72}O_{13}$
8	20-(S)-人参皂苷 Rg3	—glc(2-1)glc	—H	S	$C_{42}H_{72}O_{13}$
9	20-(R)-人参皂苷 Rg3	—glc(2-1)glc	—H	R	$C_{42}H_{72}O_{13}$
10	20-(S)-人参皂苷 Rh2	—glc	—H	S	$C_{36}H_{62}O_8$
11	20-(R)-人参皂苷 Rh2	—glc	—H	R	$C_{36}H_{62}O_8$
12	原人参二醇	—H	—H	R	$C_{30}H_{52}O_3$
13	三七皂苷 Fe	—glc	—glc(6-1)ara(f)	S	$C_{47}H_{80}O_{17}$
14	绞股蓝皂苷 ⅩⅦ	—glc	—glc(6-1)glc	S	$C_{48}H_{82}O_{18}$
15	绞股蓝皂苷 Ⅸ	—glc	—glc(6-1)xyl	S	$C_{47}H_{80}O_{17}$

注：ara(p)—α-L-arabinopyranosyl（α-L-吡喃阿拉伯糖）；ara(f)—α-L-arabinofuranosyl（α-L-呋喃阿拉伯糖）；glc—β-D-glucopyranoside（β-D-吡喃葡萄糖苷）；xyl—β-D-xylopyranoside（β-D-吡喃木糖苷）。

近年来，越来越多的证据表明人参花蕾中含有较为丰富的人参皂苷（图 1-1-2），本研究组从人参花蕾中分离出丙二酰基人参皂苷，并对其进行结构分析，同时从自然界中发现了丙二酸与一些苷类化合物中葡萄糖端基碳相结合的化合物。现已发现的可与丙二酸结合成酯的化合物主要有：黄豆苷、染料木苷、花葵苷、橙皮苷、芍药花苷、木犀草苷、芹菜苷、杨梅苷、花色苷、矢车菊苷、飞燕草苷、天竺葵苷、小升麻苷、槲皮苷、异槲皮苷、人参皂苷、三七皂苷、柴胡皂苷、绞股蓝皂苷等。丙二酰基一般结合在端基葡萄糖的 6 位上，偶见与木糖 2 位相连的升麻苷和升麻醇。丙二酰基都是连接在端基糖上，少数苷类两个端基糖上分别结合一分子丙二酸成为双丙二酰化合物。

1.2.1.2　原人参三醇型皂苷

原人参三醇型皂苷基本化学结构如图 1-1-3 所示，原人参三醇型皂苷类成分见表 1-1-2。

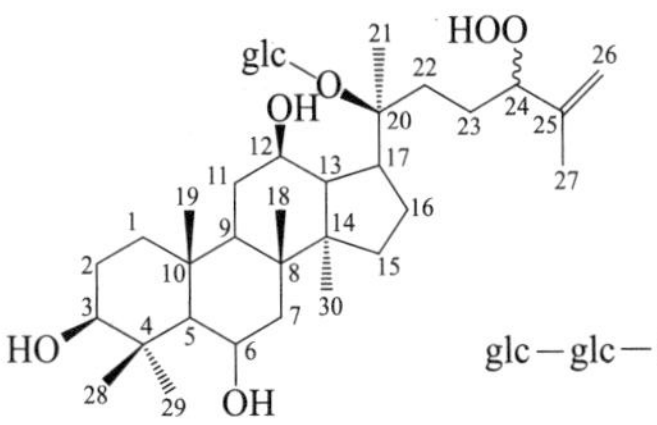

人参花蕾皂苷Ka

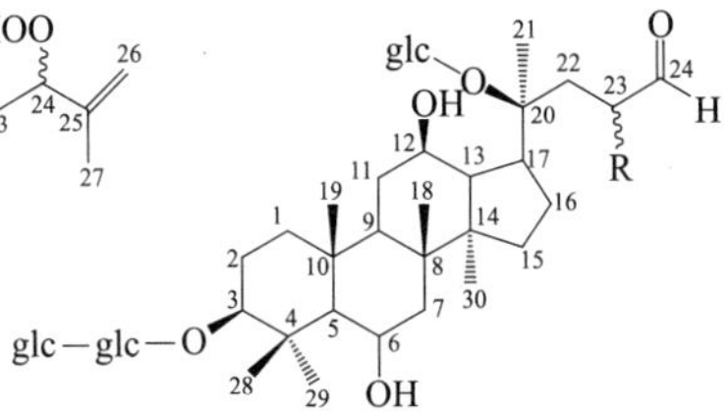

人参花蕾皂苷Kb R=H
人参花蕾皂苷Kc R=OH

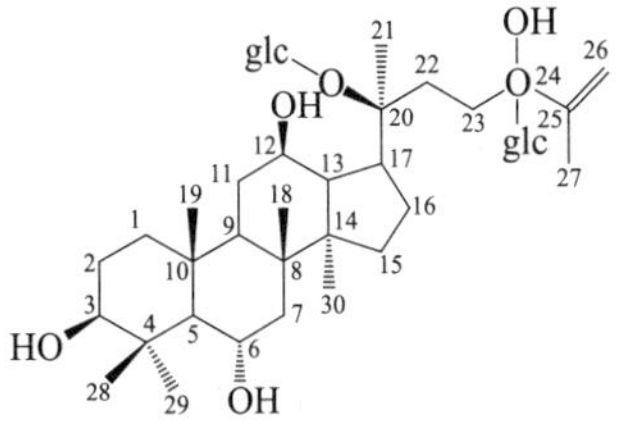

人参花蕾皂苷Ta

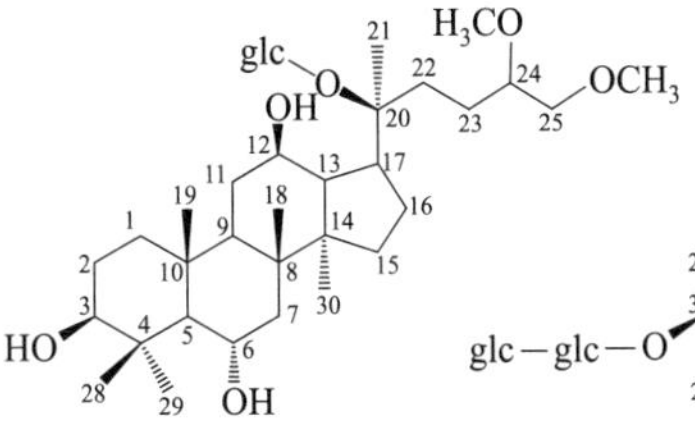

人参花蕾皂苷Tb

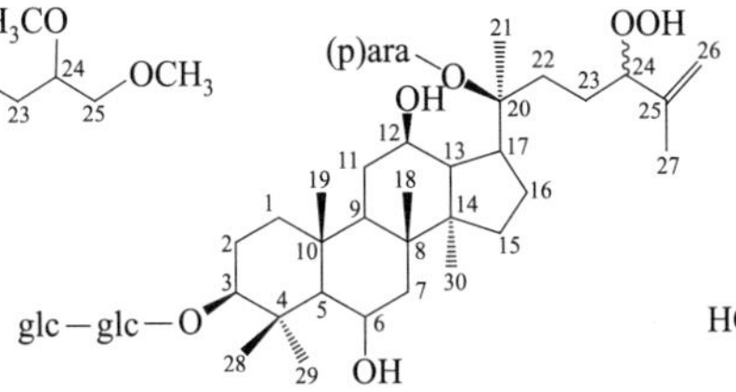

人参花蕾皂苷Tc, 24*R*或24*S*
人参花蕾皂苷Tb, 24*S*或24*R*

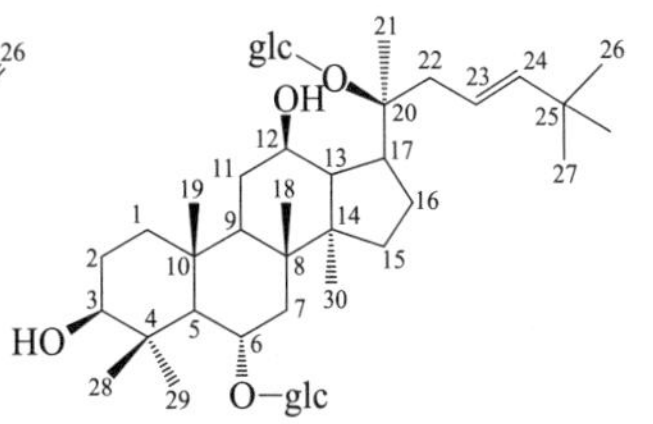

越南人参皂苷R15

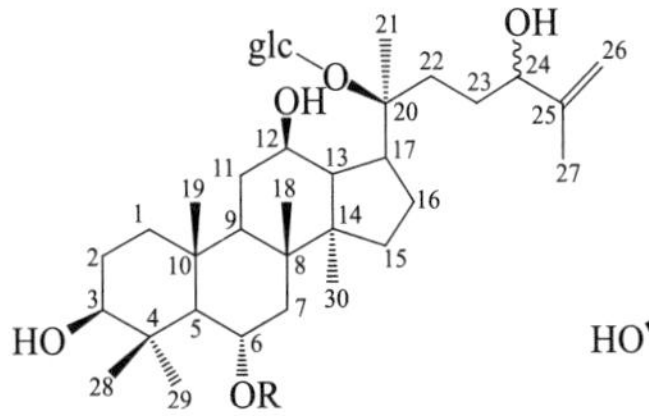

人参皂苷M7cd R=H
人参花蕾皂苷La R=glc-rha；24*S*
人参花蕾皂苷Lb R=glc-rha；24*R*

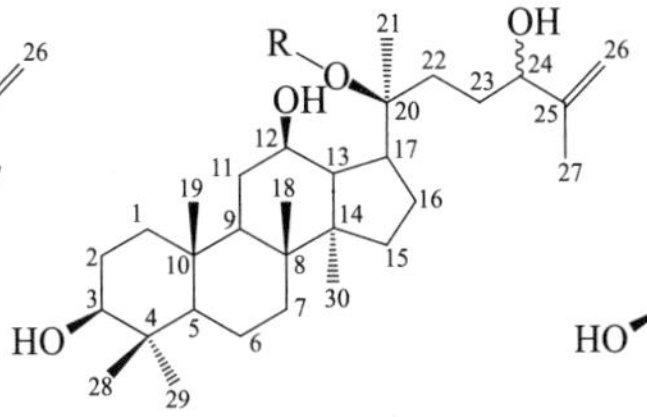

人参皂苷Ⅰ,Ⅱ R=α或β-OOH

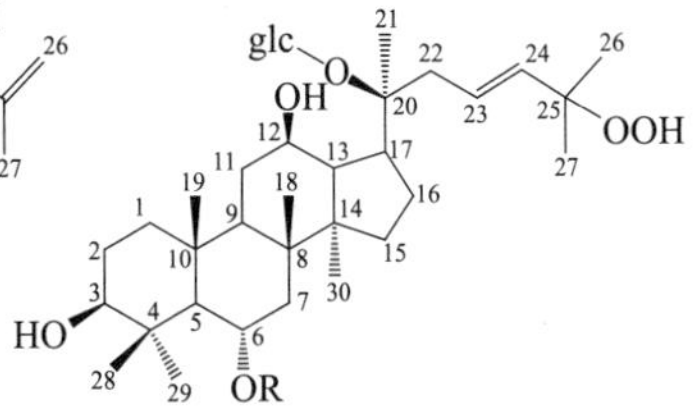

人参皂苷Rh6 R=H
人参花蕾皂苷B R=glc
人参花蕾皂苷J R=glc-rha

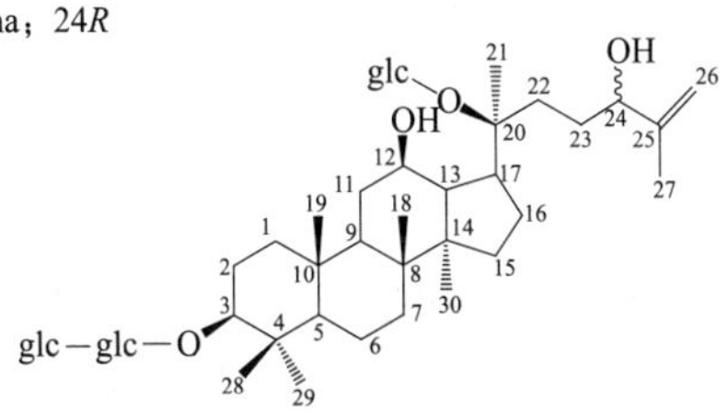

越南人参皂苷R9 24*S*
大车前草苷F1 24*R*

图 1-1-2 人参花蕾中分离得到的人参皂苷结构图

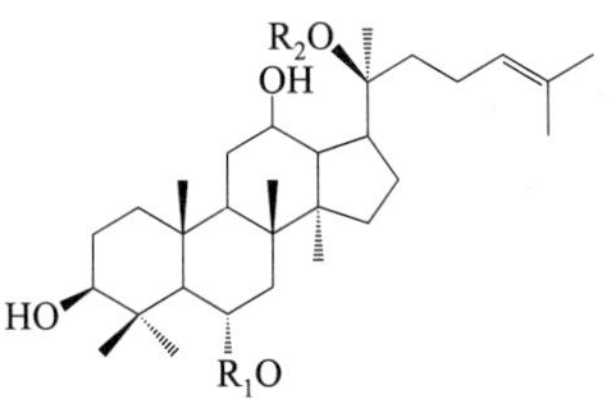

20(*S*)-原人参三醇型

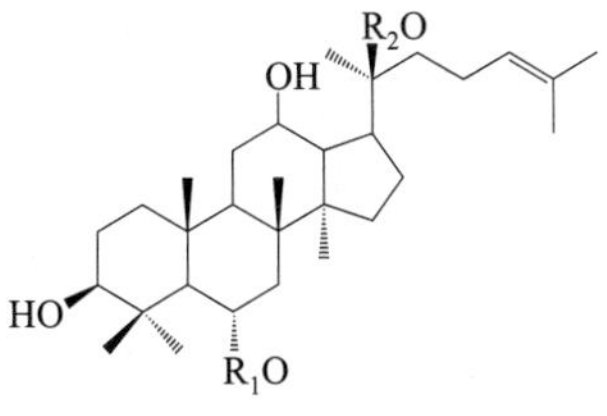

20(*R*)-原人参三醇型

图 1-1-3 原人参三醇类化学结构

表 1-1-2　原人参三醇类成分

序号	人参皂苷	R_1	R_2	C20	分子式
16	人参皂苷 Re	—glc(2-1)rha	—glc	S	$C_{48}H_{82}O_{18}$
17	人参皂苷 Rg1	—glc	—glc	S	$C_{42}H_{72}O_{14}$
18	20-葡萄糖人参皂苷 Rf	—glc(2-1)glc	—glc	S	$C_{48}H_{82}O_{19}$
19	20-(S)-人参皂苷 Rg2	—glc(2-1)rha	—H	S	$C_{42}H_{72}O_{13}$
20	20-(R)-人参皂苷 Rg2	—glc(2-1)rha	—H	R	$C_{42}H_{72}O_{13}$
21	20-(S)-人参皂苷 Rh1	—glc	—H	S	$C_{36}H_{62}O_9$
22	20-(R)-人参皂苷 Rh1	—glc	—H	R	$C_{36}H_{62}O_9$
23	人参皂苷 F1	—H	—glc	S	$C_{36}H_{62}O_9$
24	人参皂苷 F3	—H	—glc(6-1)ara(p)	S	$C_{41}H_{70}O_{13}$
25	人参皂苷 F5	—H	—glc(6-1)ara(f)	S	$C_{41}H_{70}O_{13}$
26	人参花皂苷 M	—glc(2-1)rha	—glc(6-1)ara(f)	S	$C_{53}H_{90}O_{22}$
27	人参花皂苷 N	—glc(2-1)rha	—glc(6-1)ara(p)	S	$C_{53}H_{90}O_{22}$
28	三七皂苷 R1	—glc(2-1)xyl	—glc	S	$C_{47}H_{80}O_{18}$
29	原人参三醇	—H	—H	R	$C_{30}H_{52}O_4$

注:ara(p)—α-L-arabinopyranosyl(α-L-吡喃阿拉伯糖);ara(f)—α-L-arabinofuranosyl(α-L-呋喃阿拉伯糖);xyl—β-D-xylopyranoside(β-D-吡喃木糖苷);glc—β-D-glucopyranoside(β-D-吡喃葡萄糖苷);rha—α-L-rhamnopyranosyl(α-L-吡喃鼠李糖)。

1.2.1.3　其他类型皂苷

该类型的人参皂苷主要是 C17 侧链的变化,其双键不在通常的 C24(25)位,会发生移位,还有羟基化、过氧化、去氢、成环等,从而形成一系列新的皂苷。化学结构如图 1-1-4 所示。

1.2.2　黄酮类

人参非传统药用部位中除人参皂苷外,还含有其他多种成分,有研究人员从人参茎叶中分离得到 3 个黄酮类成分,分别为人参黄酮苷、三叶豆苷及山奈酚,并从人参叶中分离得到槲皮素;此外,也有研究人员通过 MCI(一种小孔树脂凝胶柱,为聚苯乙烯基的反相树脂填料)半制备高效液相色谱和硅胶柱色谱从人参花蕾醇提物的乙酸乙酯层中分离得到了 5 个黄酮类化合物,分别鉴定为山奈酚 3-O-(2″,3″-二-反式-对-香豆酰基)-α-L-鼠李糖苷、山奈酚

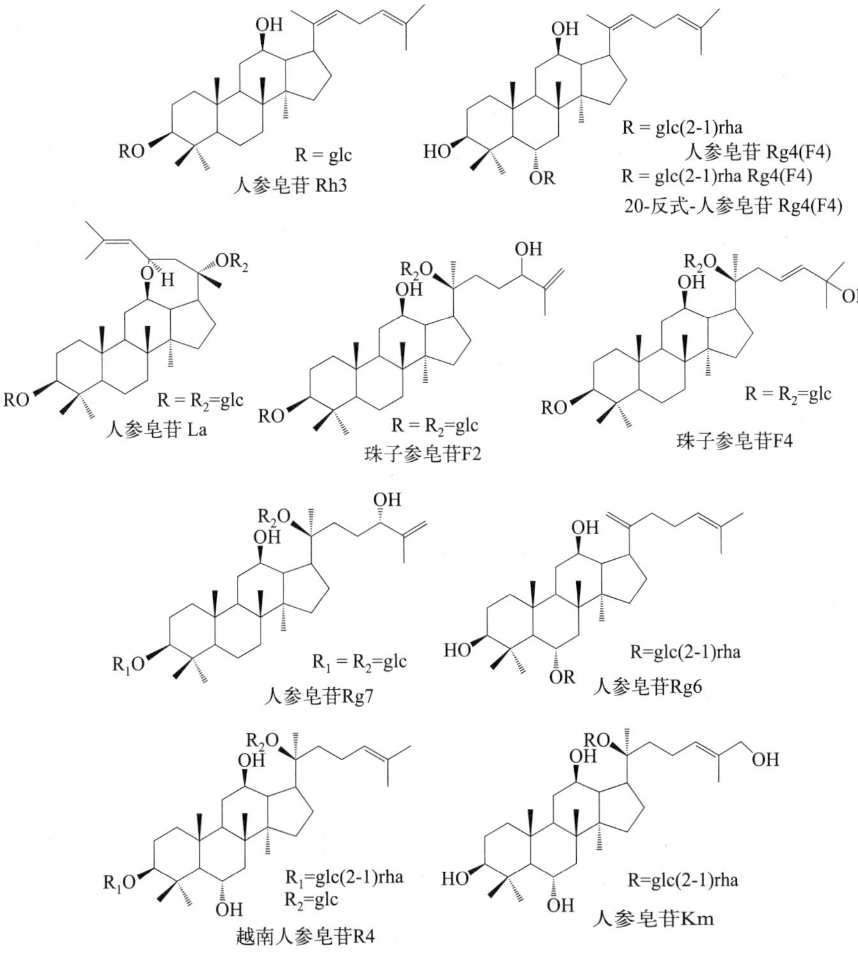

图 1-1-4 其他皂苷类成分化学结构式

3-O-(3″,4″-二-反式-对-香豆酰基)-α-L-鼠李糖苷、山奈酚 3-O-(3″-顺式-对-香豆酰基，4″-反式-对-香豆酰基)-α-L-鼠李糖苷、山奈酚 3-O-(2″,4″-二-反式-对-香豆酰基)-α-L-鼠李糖苷及山奈酚 3-O-(2″,4″-二-顺式-对-香豆酰基)-α-L-鼠李糖苷。

1.2.3 有机酸类

据研究报道，通过常规提取方法，可以从人参叶中得到 5 个酚酸类化合物，分别是 5-咖啡酰基奎宁酸、3,4-二羟基苯甲酸、4-羟基苯甲酸、3-(3,4-二羟基苯基)-2-丙烯酸和 3-(4-羟基苯甲酸)-2-丙烯酸。也有研究表明，从人参茎叶中分离得到了十六烷酸。

1.2.4 挥发油类

有研究采用冷冻、薄层和柱色谱方法，从人参茎叶挥发油中分离并鉴定出棕榈酸、1,7,7-三甲基二环［2.2.1］己烷-2,3-二酮、（2E,4E）-癸二烯醛、Δ4-(8)-薄荷烯-3-酮、2,6-二叔丁基-4-甲基苯酚、2-甲基十六烷酸甲酯等。在上述研究基础上，通过对人参茎叶挥发油研究后，分离并鉴定了6个倍半萜类化合物，分别为（Z）-β-金合欢烯、β-甜没药烯、β-芹子烯、异长叶烯、α-檀香烯、异香木兰烯。

另外，本研究组通过应用Agilent 6890G-C5973 MSD色谱-质谱-计算机联用仪从人参果挥发油成分中分离出40余种化合物，与标准图谱核对鉴定出26种挥发油成分，并测定了其相对含量。结果表明：人参果中挥发油成分的种类及相对含量与人参其他部位有很大不同，其中亚油酸（linoleic acid）和棕榈酸乙酯（hexadecanoic acid ethyl ester）相对含量最高，分别为24.88%和24.17%，二者相对含量之和约占48%。

1.2.5 多糖类

对于人参茎叶中多糖成分的研究从1988年就有收获，研究人员分离得到GL-PⅠ、GL-PⅡ、GL-PⅢ和GL-PⅣ等四个组分，后续又从人参叶中分离得到GL-BⅢ，并证明其至少是由14种双糖链或四糖链组成；1989年又从人参叶中分离了水溶性多糖GL-3、GL-4、GL-5和碱性多糖GLA-3、GLA-4、GLA-5等组分，1991年又分到了中性多糖GL-NIa、GL-NIb和酸性多糖GL-AⅠa、Gl-AⅠb、GL-4Ⅱb2等组分。

有研究将人参果渣用热水提取，经醇析后得到褐色粗多糖，将其用不同浓度的酸性乙醇把人参果水溶性多糖分成4个级分，各级分均含有六种单糖基，但摩尔比不同。经柱层析、超离心分析为单一峰；乙酸纤维薄膜电泳单一色斑、聚丙烯酰胺凝胶电泳一条谱带。结构分析多糖组分是由ara、rha、xyl、gal A、gal、glc组成，摩尔比为5.9∶43∶0.3∶0.7∶17.4∶1.0，为多分支结构，分子主干由β-(1-3)-D-gal基构成，其中部分糖基在C4或C6位有侧链，分子中尚有以1-4或1-6糖苷键相连的gal基分子的支链由ara基（1-5）、rha基（1-4）、glc基（1-3）、gal A基（1-3或1-4）组成。此外，通过水提法得到人参果中的总多糖（WGBP），并通过离子交换色谱对WGBP进行分离纯化，得到一个中性糖 WGBP-N 和三个酸性糖组分（WGBP-1-3）。WGBP 主要由鼠李糖、半乳糖醛酸、半乳糖、阿拉伯糖和葡萄糖组成。WGBP-N 主要由半乳糖、阿拉伯糖和葡萄糖组成（比例为 62.7∶17.0∶17.1）。三个酸性糖主要由不同比例的 rha、半乳糖醛酸、半乳糖和阿拉伯糖构成。也有韩国学者从人参果中分离纯化了一种果胶多糖，主要由半乳糖（46.9％）和阿拉伯糖（27.5％）组成。

1.2.6　氨基酸类

有研究应用日立-835 型氨基酸自动分析仪对人参果中总氨基酸进行了分析，结果表明：人参果中存在 16 种以上的氨基酸，总氨基酸含量约为 10.42％。人参果肉中精氨酸含量最高（1.815％）、天门冬氨酸次之（1.748％）、谷氨酸居第 3 位（1.329％）；其中酸性氨基酸、碱性氨基酸、中性氨基酸和必需氨基酸占总氨基酸的比例顺序为中性氨基酸 ＞ 必需氨基酸 ＞ 酸性氨基酸 ＞ 碱性氨基酸。此外，本研究组还从人参非传统药用部位中分离出氨基酸衍生物——精氨酸单糖苷（AF）和精氨酸双糖苷（AFG）。

1.2.7　无机元素

有研究通过电热耦合等离子发射光谱仪，对人参果中无机元素进行了测定分析。结果表明：人参果中存在 24 种以上的无机元素，各元素的相对含量各有不同，其中人体必需的微量元素有 7 种：Fe、Cr、Cu、B、Mn、Sr 和 Zn；人体必需的大量元素 5 种：Ca、Mg、P、Na 和 K。但各元素含量有较大的不同。其中 K 的含量最高，其他依次为 Ca、P、Mg、Na、Fe。由于植物的生长周期不同，其各生长部位的体内生理代谢也有所不同，因而体内的化学成分积累也有所差别。

1.2.8　甾类

目前从人参茎叶中仅分离得到 1 种甾体成分，为胡萝卜苷，而且有研究采用硅胶柱色谱梯度洗脱的方法，从人参果中分离鉴定了胡萝卜苷、β-谷甾醇等成分。

1.2.9　其他成分

有研究通过物理常数、化学方法和波谱分析质谱（MS）、红外光谱（IR）、旋光光谱（ORD）、核磁共振谱（NMR，包括多种 2D-NMR 技术）等方法，从人参果肉中分离得到了 4 个生物碱单体化合物，确定了其中一个化合物，命名为：人参碱Ⅰ（ginsenine Ⅰ）。

1.2.10　小结

随着现代科学技术的进步，人们对人参的认识也越来越深入，众多活性物质将会被逐渐发现，人参非传统药用部位的化学成分逐渐被挖掘，人参茎叶、花蕾以及果实作为潜在的人参皂苷提取原料也将会被开发利用。我国人参的种植面积、总产量虽然均居世界首位，但出口、医药健康领域及功能性食品开发方面的需求逐年加大，药用植物资源需求明显增多。因此，高效开发人参非药用部位，促进人参全植株资源可持续利用，对于人参产业健康发展以及地方特色农产品的资源开发具有一定的重要意义。人参皂苷作为人参的主要活性成分，药理研究表明其具有抗肿瘤、改善记忆障碍、延缓衰老、提高免疫功能、抗氧化、改善心血管功能、抗应激、壮阳等作用。通过对人参茎叶中皂苷类成分的研究，发现其有别于根中的皂苷类化合物，尤其是 C17 侧链部分的改变，更加丰富了其结构的多样性。我国这些丰富的人参资源，必将为人参茎叶等非传统药用部位的深度开发及药用新途径提供新的思路。

1.3　人参非传统药用部位药理活性研究进展

人参是我国历史悠久，药用和营养价值丰富，应用范围较为广泛的名贵中草药，具有温热、补气助阳、补脾益肺、大补元气、复脉固脱之功效。随着人参传统药用部位的应用和开发日益增多，深度开发人参地上部位，明确其化学成分以及在发挥药效物质基础等方面的特点，对于人参全植株的高效利用和资源的可持续发展具有重要作用。而人参皂苷是人参不同部位中最具代表性的成分之一，也是药理功效最为显著的一类成分。现代药理学研究发现，人参皂苷具有抗疲劳、抗应激、抗炎、抗肿瘤、抗衰老、抗辐射、降低血糖等诸多显著的药理作用，本部分将以人参不同部位（茎叶、花蕾、果实）总皂苷为例，对人参的药理活性进行总结。

1.3.1　抗肿瘤作用

有研究报道，人参茎叶总皂苷与化疗药物联合使用后，对动物移植肿瘤有显著抑制作用，可以增强化疗药物的抑瘤功效。有研究表明，人参茎叶总皂苷中抗肿瘤作用最为显著的是人参皂苷 Rg3 和 Rh2，其中 Rg3 已制成参一胶囊用于临床，而且取得了显著的效果。也有研究采用 RT2-PCR、酶联免疫吸附法和免疫组织化学法检测荷卵巢癌的严重联合免疫缺陷（SCID）腹腔移植瘤模型的血管内皮生长因子（VEGF）mRNA 蛋白及微血管密度（MVD），结果发现经 Rg3 处理后，荷瘤 SCID 小鼠体内无腹水形成，腹腔中肿块播散较少。实验组肿瘤组织中 VEGF mRNA 表达量、VEGF 蛋白的表达量和 MVD 显著低于空白组、对照组，从而认为 Rg3 通过下调肿瘤 VEGF mRNA 及蛋白的表达量，阻滞肿瘤血管生成，从而抑制肿瘤的生长。

1.3.2 抗氧化作用

肌体依靠抗氧化防御系统来维持氧自由基的生成与清除，当这一动态失衡后，过量的氧自由基对肌体造成损伤。人参茎叶总皂苷已被证实具有抗氧化功能。有研究表明，在腹腔注射环磷酰胺诱导氧化应激的小鼠模型中，口服人参茎叶总皂苷后，显著降低丙二醛（malonic dialdehyde，MDA）水平，证明人参茎叶总皂苷具有抗氧化应激作用。

1.3.3 延缓衰老作用

对于衰老现象有很多学说，而其中氧化自由基学说是目前比较公认的学说之一。随着年龄的增长，抗氧化防御系统失衡，过剩的自由基引发脂质过氧化，导致细胞结构破坏功能丧失，最终导致肌体衰老。有研究以人胚肺成纤维细胞为实验模型，比较了三种皂苷（根、果和茎叶）的体外延缓衰老作用。结果表明，不同部位皂苷均能延长人胚肺二倍体细胞（2BS）的增殖寿命。这一结果似乎与人参皂苷增加了高代龄细胞的体外增殖活性有关。研究利用水迷宫检测了人参茎叶总皂苷对 D-半乳糖致衰老模型小鼠认知能力的治疗效果，结果显示脑组织的超氧化物歧化酶（superoxide dismutase，SOD）活性增高，丙二醛含量显著下降，由此可证明人参茎叶总皂苷可以提高衰老小鼠的抗氧化能力，降低过氧化代谢积累，提高生物认知能力；这与人参果的延缓衰老作用基本一致，主要是表现在明显提高血清 SOD、过氧化氢酶（catalase，CAT）、谷胱甘肽过氧化物酶（glutathione peroxidase，GSH-Px）活性。研究表明人参果总皂苷可能通过改善自由基代谢发挥延缓衰老作用。1996 年有研究探讨了人参果饮料对大鼠过氧化脂质及细胞电泳率的影响。结果表明：给予人参果饮料的大鼠组织中过氧化脂质（LPO）含量明显低于对照组，外周血红细胞电泳率（E-EPM）及脾细胞电泳率（SL-LPM）明显高于对照组，说明人参果饮料有较好的抗氧化作用，认为其具有良好的延缓衰老作用。1999 年用人参果给老年大鼠连续灌胃 30 天，测血清 MDA 含量、脑和肝组织脂褐质（Lf）含量、皮肤和肝组织羟脯氨酸（Hyp）含量及血清 SOD、CAT、GSH-Px 活性。结果为人参果总皂苷的 2 个剂量组均能明显降低老年大鼠血清 MDA 含量及脑和肝组织 Lf 含量，明显提高血清 SOD、CAT、GSH-Px 活性及皮肤 Hyp 含量。延缓衰老作用是通过增强物质代谢、提高抗体免疫功能、调节内分泌、抗氧化等多种作用形式来实现的。

1.3.4　增强免疫力

人参果汁具有显著增强小鼠免疫功能的作用。主要表现在提高小鼠吞噬细胞吞噬功能和增强小鼠细胞免疫功能方面。有研究给小鼠连续应用人参果原汁和 50% 人参及生理盐水灌胃 10 天后，测定小鼠各项免疫指标，结果表明 2 种不同浓度人参果汁均能明显增强小鼠外周血中性粒细胞吞噬指数、腹腔巨噬细胞吞噬指数、植物血凝素（phytohemagglutinin，PHA）所致淋巴细胞转化率，提高外周血中性粒细胞数量，与生理盐水比较差异极显著。人参果汁还可增加脾指数及外周血单核细胞数量，与生理盐水比较差异极显著；对小鼠胸腺指数无影响，与生理盐水组比较差异显著。试验结果表明人参果汁具有增强小鼠免疫功能的作用。

人参皂苷具有调节人体免疫功能的作用，包括增强体内吞噬细胞的活性，刺激肌体对各种抗原产生相应的抗体，促进 T 淋巴细胞和 B 淋巴细胞转化增殖等多种形式。研究发现，Rg3 能明显增加小鼠血清溶血素含量和抗体生成细胞数量，表明 Rg3 能明显增强小鼠体液免疫功能。有研究表明，以 ICR 小鼠、SD 大鼠为对实验对象用小鼠腹腔巨噬细胞吞噬功能、免疫器官重量，及大鼠血清白细胞介素-2（interleukin-2，IL-2）、补体 C3 和 C4 的水平来评价考察人参皂苷 Rg1 对老鼠免疫系统的影响，结果表明，Rg1 能增强小鼠巨噬细胞的吞噬功能，显著增加小鼠免疫器官的重量，从而证明 Rg1 可提高小鼠的非特异性免疫力。Rg1 可明显提高大鼠血清中的 IL-2 含量及补体 C3 和 C4 含量，因此认为 Rg1 可提高实验动物肌体免疫力，起到提高肌体防御功能的作用，即有免疫促进作用。也有研究发现人参茎叶总皂苷可通过增加胸腺比重、强化巨噬细胞功能从而改善 D-半乳糖致衰老模型小鼠的免疫力。

1.3.5　保护心血管系统

有研究表明，人参果皂苷具有抗休克、保护心肌作用。对失血性休克犬心肌有保护作用。将健康杂种犬 16 只，随机均分为失血性休克组（HS，放血使血压降至 513kPa，并在这个血压上维持 5h）和失血性休克人参果皂苷治疗组（HSG，放血前 1h 肌注人参果皂苷生理盐水溶液 25mg/kg，其他处理同 HS 组）。观察失血后 5h 犬存活率及心肌超微结构和改变。结果表明：与 HS 组比较，HSG 组犬存活率明显提高，差异显著（$P<0.005$），HSG 组犬心肌超微结构病变，如肌膜、肌原纤维、肌浆网、线粒体、闰盘等细胞器损害明显减轻。这些结果从不同水平上提示人参果皂苷有抗休克、保护心肌作用。也有研究证明，人参果皂苷对急性心肌梗死犬冠脉循环及心肌氧代谢有明显治疗作用，对犬结扎左冠状动脉前降支 6h 造成急性心肌梗死模型亦有改善作用，同时静脉滴注人参果皂苷进行治疗，通过记录冠状动脉血流量，测定动、静脉血氧含量，观察心肌氧代谢变化。实验结果表明，人参果总皂苷在不明显增加心肌耗氧指数的同时，能明显降低心肌耗氧量及心肌氧利用率。可见，人参果总皂苷不仅可以通过改善冠状动脉循环增加心肌供血，还可通过降低心肌耗氧量及心肌氧利用率，使心肌利用更少的氧做同样的功，即提高心肌工作效率，从而改善心肌氧的供求关系，使心肌细胞免于坏死。也有研究利用从人参不同部位提取的总皂苷，以相同剂量给大鼠灌胃 7d，给大鼠注射异丙基肾上腺素造成其心肌坏死，观察心电图、血清酶学变化以及病理变化。结果表明人参果皂苷作用明显能保护心肌，使之病损减轻。有研究报道了人参果、根皂苷对家兔实验性心律失常的影响，发现人参果皂苷有抑制室性早搏发生的作用。也有研究人员进行人参果总皂苷对乳鼠原代培养心肌细胞作用的试验研究，试验结果表明，人参果总皂苷有促进乳鼠培养心肌细胞 DNA 合成的作用，并对缺糖缺氧培养的缺氧性损伤的心肌细胞具保护作用，并证明了人参果提取物对小白鼠心律的影响。也有研究证明了人参皂苷对心血管起作用，它具有明显的强心作用，能增加心肌的收缩力、减慢心率、增加心排血量和冠脉血流量。其中人参皂苷抑制 Na^+,K^+-ATP 酶的活性，提高心肌细胞内钙离子浓度，增强心肌的收缩张力。并揭示人参皂苷的强心作用还可能与其促进儿茶酚胺的释放及提高心肌环磷酸腺苷/环磷酸鸟苷（CAMP/CGMP）的比值有一定关系。

1.3.6 对内分泌系统的影响

有研究通过人参果皂苷对鼠遭受应激刺激的保护作用实验来考察人参果皂苷的抗应激作用和对垂体肾上腺皮质系统功能的影响。结合测定大鼠肾上腺内维生素 C，发现人参果既能降低大鼠的肾上腺内维生素 C 含量，又能使处于应激过程中明显下降的维生素 C 含量得以回升。起到了某种保护肾上腺皮质功能免于衰竭的作用。证明人参果皂苷作用与人参皂苷相似。有研究证明人参茎叶总皂苷有明显的抑制 HSV-Ⅰ、HSV-Ⅱ、ADV-Ⅱ及 VSV 病毒在细胞内复制的作用，使细胞受到保护，其有效单体以人参二醇型皂苷 Rb 族为主。

1.3.7　促进学习记忆功能

有研究表明，人参果总皂苷的主要成分 Rb1 和 Rg1 具有较强的益智作用，试验证明了人参皂苷对改善学习记忆有明显的作用，其中 Rg1 效果更好。人参皂苷 Rg1 可改善记忆全过程，Rb1 仅对记忆获得和记忆再现阶段有促进作用。人参皂苷等活性成分对学习记忆的促进作用是通过多种分子水平上的调节机制得以实现的。人参皂苷 Rg1 和 Rb1 药理作用机制研究表明，人参皂苷 Rb1 和 Rg1 均可促进幼鼠身体发育，并简化小鼠成年后跳台法和避暗法记忆获得过程，Rg1 和 Rb1 在增强记忆功能等方面具有明显的促进作用。利用迷宫试验考察了人参果皂苷对小鼠学习和记忆的影响，结果表明人参果皂苷也具有提高小鼠学习和记忆能力。

1.3.8　降血糖作用

有科学研究发现以基因缺陷型 2 型糖尿病老鼠为研究对象，从人参果中提取出提取物，每天注射两次，每次注射 150mg，12 天后发现血糖水平从 222mg/L 降低到 137mg/L，效果非常明显，同时还发现人参果提取物还具有很明显的减肥作用，注射 10％的人参果总皂苷，体重有明显的降低，停止注射后体重又恢复到原来的水平。也有研究表明人参皂苷 Rb2 具有非常明显的降糖活性，20mg/mL 的人参皂苷 Rb2 盐水腹腔注射对大鼠具有明显的降血糖作用，血糖含量在注射 12h 后比对照组下降了 20％。他们进一步观察人参皂苷 Rb2 对试验性链脲佐菌素（STZ）糖尿病大鼠的降血糖活性，腹腔注射人参皂苷 Rb2 6 天后，人参皂苷组大鼠的血糖含量较对照组下降了 30％，肝糖原则增加 27％。人参皂苷 Rb2 的降血糖作用是通过抑制肝脏 G-6-磷酸酶活性，同时增强葡萄糖激酶的活性使糖酵解途径得以顺利进行。进一步研究发现，人参皂苷 Rb2 对链脲佐菌素糖尿病大鼠的高脂血症也有改善作用。糖尿病的特点是血糖高以及影响眼睛、肾脏、神经、血管等，美国学者发现人参皂苷 Re 对链脲佐菌素诱导的糖尿病大鼠有较强的降低血糖、总胆固醇和甘油三酯的作用，另外人参皂苷 Re 具有一定的抗氧化活性，能保护肾脏和眼睛，降低糖病引起的并发症。国外学者研究发现，每日给予兔子 60mg/kg 的人参茎叶总皂苷后，总脂质、总胆固醇和甘油三酯分别得到不同程度的抑制，证明人参茎叶总皂苷具有降血糖的功效。此外，也有研究报道表明人参茎叶总皂苷可能含有一些潜在的治疗糖尿病的成分。

1.3.9　其他药理作用

有研究进行了小鼠负重游泳实验，证明人参茎叶总皂苷通过增加肌糖原储存，增加乳酸脱氢酶（LDH）活性，加速乳酸代谢等作用缓解运动产生的肌肉疲劳；也有研究发现，人参花蕾中含有的丙二酰基人参皂苷 Rb1 能显著促进小鼠齿状突长时程增效的作用，对于神经生长因子诱导外培养鸡胚的背根神经突的外生长有增强作用；此外，本研究组在 2009 年在国际上率先证实了丙二酰基人参皂苷具有降低空腹血糖的作用，能明显提高肌体对葡萄糖的耐受量，改善胰岛素抵抗，促进胰岛细胞的再生及改善脂质紊乱。

1.3.10　小结

随着人参被列为药食同源药材，医药、食品等行业对人参的需求量越来越大，开发人参皂苷新来源途径，对于人参的可持续发展具有重要意义，同时人参皂苷 Re、Rg1、Rb1 是《中华人民共和国药典》中规定的人参及其制品的质量标准控制目标性成分。人参茎叶、花蕾、果实中含有大量的人参皂苷，更蕴含着丰富的生物活性，极具开发价值。然而，目前人参全植株的综合开发利用还有待进一步提高，加强人参、西洋参、三七的根、茎、花、果等部位的有效成分提取分离，探究其在临床应用及系列产品开发方面的潜力，对于人参产业的持续健康发展具有重要作用。

1.4　人参非皂苷类成分的研究进展

人参中除含有人参皂苷外，还具有多糖、黄酮类、有机酸以及甾体类化合物，尤其在人参果中，人参果中因含有大量的色素，对于提取分离人参皂苷产生很大的影响。目前对于人参果中皂苷的种类发现得较少，仅有 10 余种，但发现人参果花青素、精氨酸衍生物等非皂苷类成分极具开发价值。本部分将针对非皂苷类中的代表性成分进行总结，为人参全植株高效地开发利用增添新的科学内涵。

1.4.1　人参果花青素的研究进展

人参果是人参的成熟果实，含有人参皂苷、黄酮、多糖、生物碱、甾醇和挥发油等多种化学成分，其中皂苷及多糖量最多且被人们深入研究。花青素是一类广泛存在于植物中的水溶性天然色素，具有抗氧化、抗炎、抑菌、延缓衰老、抗癌作用，以及对肝脏、心脑血管和视力的保护作用。人参果花青素（ginseng fruit anthocyanin，GFA）是从人参果中提取的类黄酮成分，是一种水溶性色素，具有抗氧化、抗自由基等作用。

花青素（anthocyanin），又称花色素，是一类天然水溶性的色素，广泛存在于植物的细胞液中。通常花青素在植物中以糖苷的形式存在于细胞中，因此也称花青苷（anthocyanins），是应用最广泛的色素之一。据估计，美国饮食中花青素的摄入量高达 $180 \sim 255 \mathrm{mg/d}$，这远远超过大多数其他类黄酮的消耗。花青素对于食品工业来说已经变得越来越重要，因为它们作为天然的染料的替代品已经变得普遍，有研究表明部分花青素可以以完整的形式被肠胃吸收，且其代谢产物与肠道微生物产生催化反应更易于肠道健康，因此花青素在食品生产加工中被广泛应用。

1.4.1.1　花青素化学结构及分类

花青素属于类黄酮类化合物，是植物的二级代谢产物，由 2-苯基苯并吡喃衍生而来，结构如图 1-1-5 所示。

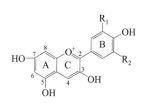

图 1-1-5　花青素的基本结构

目前，大约有 22 种花青素已被确认，最常见的有六类：矢车菊色素（Cy）、飞燕草色素（De）、牵牛花色素（Pt）、芍药色素（Pn）、天竺葵色素（Pg）和锦葵色素（Ma）（表 1-1-3）。它们主要以它们各自的糖苷配基花青素发色团的糖苷形式存在。由于花青素单体结构的活泼性，因此在自然条件下游离的花青素很难稳定存在。

表 1-1-3　常见的六种花青素

名称	英文名	R_1	R_2
芍药色素	Peonidin，Pn	OMe	H
矢车菊色素	Cyanindin，Cy	OH	H
天竺葵色素	Pelargonidin，Pg	H	H

名称	英文名	R_1	R_2
牵牛花色素	Petunidin,Pt	OMe	OH
锦葵色素	Malvidin,Ma	OMe	OMe
飞燕草色素	Delphinidin,De	OH	H

花青素非常不稳定，非常容易降解。氧气、温度、光线、酶和 pH 是影响花青素化学的许多因素，不同的 pH 条件影响其生物利用度的高低。花青素依据水溶液 pH 的变化进行结构重排，不同 pH 值花青素呈现的颜色不一（如图 1-1-6）。植物颜色随着温度、光照等条件的变化发生变化，主要原因是受细胞液 pH 的影响。

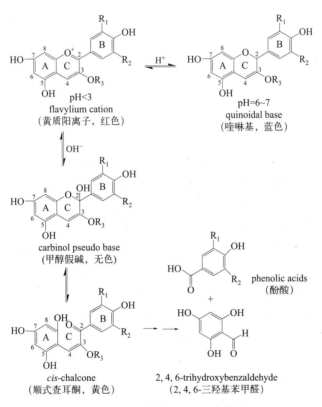

图 1-1-6 pH 依赖性化学形式和降解反应

1.4.1.2　花青素的生物活性

花青素是当前公认的最有效的天然抗氧化剂之一，它不仅自身可以有效清除自由基，还可增强维生素 C 和维生素 E 的抗氧化性。大量研究结果表明，花青素是通过清除活性氧、整合金属离子、直接结合蛋白的方式在细胞内发挥抗氧化作用；利用花青素保护发育中的大脑免受乙醇诱导的氧化应激和神经变性试验证明了花青素具有较好的抗氧化性。同时，纯化的花青素可降低血脂异常，增强抗氧化能力，并可预防糖尿病患者的胰岛素抵抗。

此外，花青素还可以在一些慢性疾病，如心血管疾病，2 型糖尿病和认知缺陷等疾病中发挥有益的健康作用。例如"护士健康研究 Ⅱ"（nurses' health study Ⅱ）研究了花青素与其他类黄酮亚类之间的关系以及年轻女性（93600 名 25～42 岁）的心肌梗死风险。他们观察到花青素摄入量与心肌梗死危险之间存在负相关关系，与高血压、高胆固醇血症、糖尿病和心绞痛等中间状态均有关系，并指出花青素摄入量与 2 型糖尿病、代谢综合征和心血管疾病的发生有关。

1.4.2　精氨酸衍生物

精氨酸单糖苷（AF）和精氨酸双糖苷（AFG）是本研究组成员郑毅男教授首次从红参中发现的，是具有重要活性的非皂苷类水溶性成分，它们是由人参中的精氨酸和葡萄糖或麦芽糖经美拉德反应而生成的。郑毅男教授还提出红参的棕褐色就是美拉德反应生成的大分子化合物所致，而 AFG、AF 是精氨酸与麦芽糖或葡萄糖发生美拉德反应生成的中间产物。美拉德反应是自然界较普遍发生的现象，即使常温下在土壤中或海底或自然堆积过程中，还原糖与氨基酸或蛋白质都能发生美拉德反应。随着温度升高，这种反应愈加剧烈。红参加工条件下，美拉德反应剧烈，所以生成物增加。因此，红参中精氨酸双糖苷含量最高，高达 4.28%。而在人参果生长过程中，美拉德反应缓慢，人参果中大量的淀粉在淀粉酶的作用下，生成麦芽糖或葡萄糖，同时人参果中存在着大量的游离精氨酸，从而麦芽糖或葡萄糖与精氨酸在常温下，发生了美拉德反应形成了 AF 和 AFG，所以有一定量的精氨酸单糖苷和精氨酸双糖苷。本研究组秉持科学严谨的态度，传承精氨酸衍生物 AF 和 AFG 的经典方法，率先从人参果中成功提取出精氨酸衍生物，进一步丰富了人参非传统药用部位的开发价值，其提取方法为：称取人参果粉末 2.5kg，置于三角瓶中，加入 5 倍量乙醇搅拌提取 24h，抽滤，弃去滤液，残渣加入 10 倍量双重蒸馏水，搅拌提取 12h，离心（30min，8000r/min），取上清液，残渣继续加入双重蒸馏水，重复 3 次。合并三次提取后的离心上清液，浓缩至小体积，过大孔树脂 NKA 柱，双重蒸馏水洗脱，收集水洗脱液浓缩冻干，置于冰箱中备用。3.0g 冻干粉末溶于 6mL 双重蒸馏水溶液中，过羟丙基葡聚糖凝胶（Sephadex LH-20）柱（2.7cm×90cm），双重蒸馏水洗脱（42mL/h），收集含 AFG 和 AF 的部分，浓缩至干。浓缩物溶于 0.2％乙酸水溶液中，使成为 200mg/mL 溶液，过聚丙烯酰胺凝胶（Bio-gel P-2）柱（2.7cm×90cm），0.2％乙酸水洗脱（18mL/h），收集含 AFG 和 AF 的部分，过硅胶低压干柱（3.5cm×50cm），洗脱系统为正丁醇-冰乙酸-水（2∶1∶1），分段切割，挥干溶剂，分别收集含 AFG 和 AF 的部分，浓缩至无酸味加双重蒸馏水冻干即得 AFG 和 AF。其分离流程如图 1-1-7 所示。

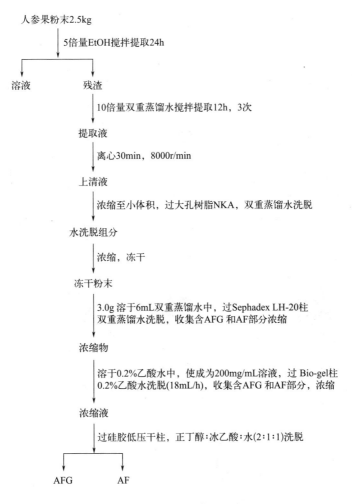

图 1-1-7　从人参果中提取分离的流程

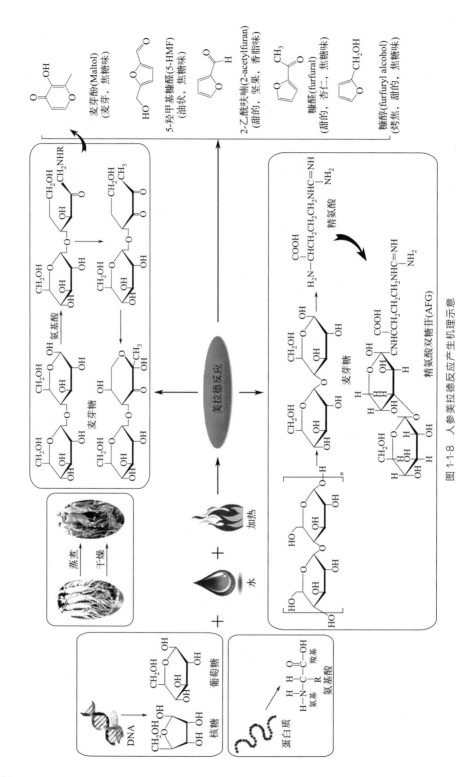

图 1-1-8 人参美拉德反应产生机理示意

人参果中因含有大量的色素，对于提取和分离干扰较大，故将人参果粉末用乙醇处理，其目的是除去部分皂苷和色素，同时以便减少大孔树脂重复操作的次数，从而最大限度减少 AFG、AF 在大孔树脂上的死吸附。另外，在聚丙烯酰胺凝胶（Bio-gel）及硅胶柱色谱过程中，所收集的洗脱组分应及时除去冰乙酸，否则 AFG、AF 在酸性环境中发生转化。而且，减压浓缩时，将温度控制在 40℃以下，防止温度过高发生分解。

精氨酸单糖苷（AF）和精氨酸双糖苷（AFG）是人参非传统药用部位中小分子的代表性成分，但由于其不稳定，容易分解，进一步限制了应用和开发范围，其产生原理如图 1-1-8 所示。尽管美拉德反应在日常生活中较为常见，但对于化学成分的提取和分离目前较为困难，本研究组在传统工艺的基础上，从人参非传统药用部位中成功提取分离出 AF 和 AFG，为其深入研究提供物质基础，现代药理学对小分子非皂苷类成分研究较少，仅有少数报道了 AF 能够抑制小肠麦芽糖酶的活性，从人参果中提取分离得到 AF 和 AFG，这进一步丰富了人参中非皂苷类成分的研究范围，也为人参果在临床应用上提供了物质基础和理论依据，具有较强的应用价值和开发前景，而小分子非皂苷类成分的活性探索也将是本研究组未来研究的重要课题。

1.4.3 小结

近年来，评价和筛选天然资源的生理活性物质已成为医学、生物学和食品工业科学研究的新趋势。人参果花青素作为一种天然食用色素，安全无毒、色彩鲜艳且资源丰富，同时还具有广泛的疾病预防和健康促进作用，在食品和医药领域具有较大的应用潜力。精氨酸衍生物作为人参中极性较小的小分子物质，是极具开发前景的天然活性物质，而且，美拉德反应是食品加工过程中最为常见的褐变反应，亦在人参加工炮制过程中占有重要地位，为进一步阐明人参皂苷和氨基酸衍生物等主要活性物质转化，以及人参果花青素等非传统药用成份的深度开发增添新的内容。然而当前对于人参果花青素、氨基酸衍生物对药源性肝肾损伤保护作用在国内外研究中鲜有报道，因此，深入研究人参果花青素，明确氨基酸衍生物的产生机理，对于揭示其非皂苷类新的功能及作用机制，以及增加人参果花青素、氨基酸衍生物新的附加值具有十分重要的现实意义。

2

西洋参非传统药用部位的研究现状

西洋参（*Panax quinquefolius* L.），又名花旗参，原产于美国和加拿大，为五加科（Araliaceae）人参属（*Panax*）植物。中医认为西洋参具有滋阴补气、降火消暑、宁神益智及清热生津等多重功效。以往的西洋参多以根部入药，其地上部分茎叶和果实部分并未引起人们的重视。但有研究证实，西洋参茎叶含有的皂苷和多糖等成分高达 10％，是根中含量的 2 倍，西洋参果中有效成分含量占干果肉的 25％以上，是根含量的 4～5 倍。近些年，关于西洋参非传统药用部位的药理活性逐渐被报道，包括抗休克、抗心律失常、抗氧化、保护肝细胞、抗动脉粥样硬化、优化心肌缺血能量代谢等多方面的药理作用。但值得注意的是，西洋参果中因含有大量的色素，与人参果较为相似。为进一步探究西洋参非传统药用部位的开发价值，本章将结合当前西洋参的研究背景，根据西洋参非传统药用部位开发的特点，进行西洋参不同部位（茎叶、果实）的色素提取、脱色工艺研究，了解化学成分和药理作用等方面的特点，对西洋参的非传统药用部位的开发潜力进行总结，以期为西洋参的综合开发利用提供理论依据。

2.1 西洋参非传统药用部位的色素提取和脱色工艺研究进展

基于前期对人参果花青素的深入探究，本研究组结合西洋参的特性以及当前色素的研究背景，对西洋参非传统药用部位的色素提取以及脱色工艺进行总结，为西洋参的深度开发解决色素过多、工艺复杂等技术问题，为其化学成分以及药理活性的研究奠定基础。

2.1.1 西洋参茎叶和果实中色素的提取方法

植物的颜色来自叶、花和果中的色素分子，色素分子在经过日光的照射后，吸收了一定频率的光，引起分子内的电子发生振动产生跃迁现象。如类胡萝卜素吸收其他颜色的光而反射黄光显现黄色，而叶绿素反射绿光显现绿色。植物色素按照极性可被分为脂溶性色素和水溶性色素，脂溶性色素如叶绿素、类胡萝卜素等，水溶性色素则以黄酮类色素为代表。按照结构的不同可被分为以下几类：卟啉类，其化合物组成中均含有卟啉环结构；类胡萝卜素类，主要有 β-胡萝卜素、胡萝卜素和番茄红素等；镁卟啉类，主要有叶绿素和藻胆色素等；黄酮类，其化合物结构母核中含有黄酮环化结构，主要有葡萄花色素和玉米黄素等；花青素类和蒽醌类。

植物色素在植物体内承担着重要角色，叶绿体在植物体内是光合作用的器官，利用光能将二氧化碳和水合成葡萄糖，为植物提供营养。叶绿素有叶绿素 a、叶绿素 b、叶绿素 c、叶绿素 d 和叶绿素 f 5 种。叶绿素在植物体内可以进行光能吸收、传递和转换。花青素主要存在于植物的花和果实细胞的液泡中，植物花的颜色为其吸引昆虫传播花粉，果实的颜色吸引植食性动物为其传播种子。

当前关于西洋参茎叶和果实中色素的提取方法主要有溶剂提取法和超临界流体萃取法。溶剂提取法是利用相似相溶原理，将样品粉碎后，用溶剂进行提取，然后再经过滤、减压浓缩、真空干燥精制等系列生产工艺。水溶性色素常以水或者酸碱溶液作为提取溶媒，脂溶性色素以油脂乙醇、丙酮、烷烯烃、苯等作为溶媒。

2.1.1.1 超声提取法

在常规溶剂提取法基础之上，常以微波或者超声设备作为辅助，提高提取效率。超声波提取技术，利用超声波引起的高频振荡作用加速溶剂穿透组织细胞，同时通过超声波的击碎、扩散、化学效应、机械振动、乳化等效应，使植物有效成分充分溶解。与传统浸提工艺相比，该工艺具有纯度高、色价高、提取率高等优点。用超声波提取化学成分可以提高提取率，大大缩短提取时间，得到的化学成分也不会改变结构和性质。有研究对传统溶剂提取法与超声波辅助提取植物色素工艺进行了比较，结果在提取栀子色素时，传统提取方法效率远远低于超声波辅助提取法，还有研究对西洋参果中的色素工艺超声波辅助提取栀子色素工艺进行了优化。超声辅助提取技术还被应用到橘皮色素、荔枝皮色素、信阳毛尖茶色素、小檗果色素、红花色素、甘草色素、紫甘薯红色素等多种植物色素的提取中。

2.1.1.2　微波辅助提取法

微波辅助提取技术是利用频率在 300MHz 至 300GHz 之间的电磁波，作用于分子上，促进分子转动。当分子被动产生键振动或撕裂时，产生热能，引起被加热物质温度升高。由于天然物质各组成结构不同，吸收微波能力有差异，选择性加热被萃取组分后，被萃取组分与基体体系分离，进入萃取剂中，从而被分离。微波提取法具有有效成分得率高、选择性高、溶剂消耗量小、温度低、时间短、产品质量好、环境污染少等特点，与传统提取法相比采用微波辅助提取法可以提高提取率 30％～40％。外国学者采用微波提取法对咖啡、绿茶、葡萄香味剂、薄荷精油进行提取，提取率均高于传统提取法。我国也逐渐应用微波辅助提取技术对色素进行提取研究，有研究以 70％乙醇为溶剂采用微波辅助提取从西洋参果中提取色素，采用最佳工艺条件（如浸取温度 35℃、料液比 1：5），红色素的浸出率可达到 92.3％。有研究还表明，西洋参果中色素的最佳提取工艺是以 1.5％盐酸与 95％乙醇为最优浸提液，料液比 1：20，提取次数 3 次，微波功率 500W，时间 45s。

2.1.1.3　超临界流体萃取法

超临界流体萃取技术是一种新型的提取分离技术。近年来，超临界流体萃取法在食品工业领域中应用和发展速度越来越快，其主要是利用一种新型溶媒介质，以 CO_2 作为分离媒介，超临界状态下的物质既非气体也非液体（即称之为超临界流体），既具有液体的性质，也具有介电常数大、扩散系数、密度高、黏小等特点。与传统的有机试剂法相比，超临界流体萃取技术生产过程中无溶剂残留、无污染，可避免萃取时温度过高改变性质。同传统溶剂提取技术相比，超临界流体具有更好的萃取能力。超临界流体技术已经越来越多地应用到天然食用色素的精制生产上，有人以番茄皮为原料应用超临界流体萃取技术对番茄红素提取进行研究，发现应用超临界流体提取番茄红素提取率在 90％以上，也有研究利用超临界提取香荚兰中香兰素，其色素提取率可达 92％；但将超临界流体萃取应用于西洋参色素提取的研究较少，这是具有发展前景的一种提取方法。

2.1.2　西洋参果脱色工艺研究

西洋参果富含人参皂苷类成分，为提取物加工生产的重要原料。西洋参果实除皂苷类成分以外色素含量较高,在提取物加工生产中采用常规溶剂法提取。生产工艺中未对色素进行处理,或者使用脱色效率低的脱色剂,生产出来的产品色素含量较高,颜色为棕褐色,水溶液为黑色。色素的存在严重影响产品的质量和应用,当前树脂吸附脱色技术是应用于脱色的最常见方法。

2.1.2.1 大孔树脂脱色

树脂脱色技术近些年在脱色领域应用越来越广泛,树脂脱色主要有大孔树脂脱色和离子交换树脂脱色,大孔树脂为以苯乙烯和丙酸酯为原料,加入由交联剂聚合而成的具有多孔结构骨架的高分子化合物,其吸附力主要为范德华力和氢键作用。大孔树脂作为脱色剂应用于植物多糖制备工艺中,有研究表明应用大孔吸附树脂 AB-8 对洋葱多糖提取液脱色的最佳工艺条件为:树脂用量 1g/20mL 多糖提取液、上柱液 pH 5.0、温度 40℃、流速 3BV/h、多糖质量浓度为 2.79g/L,多糖提取液的脱色率为 86.71%。有研究通过对 5 种不同大孔吸附树脂进行比较,对比出 AB-8 树脂脱色效果最好,以 4.6BV/h 的流速对 3%粗多糖溶液进行吸附脱色时,脱色率可达 82%。

2.1.2.2 离子交换树脂脱色

离子交换树脂近年来发展速度很快,在脱色领域应用越来越多,其原理是通过自身携带阴离子或阳离子官能团与色素成分发生结合,所以在原理上离子交换树脂区别于大孔树脂,从脱色效果上看,阴离子脱色应用更为广泛,而且 OH 型树脂的脱色容量远大于 Cl 型树脂的脱色容量。本研究组结合西洋参果实的提取工艺以及化学成分的特性,借鉴食品加工领域的脱色方法,选取了十种吸附材料,七种树脂类脱色材料(阳离子树脂,001×7 型阳离子大孔树脂,两种大孔树脂 AB-8 和 HP-20,三种阴离子树脂 D 301R、D 900 和 D280)和三种化学脱色剂进行系统比较,综合考虑脱色结果和皂苷保留率,发现洗脱能力依次为阴离子树脂>氧化镁>氢氧化钙>活性炭>001×7 型阳离子大孔树脂。D 301R 型大孔树脂对西洋参果溶液中人参皂苷保留率最高,脱色率为 93.5%,皂苷保留率为 86.3%,适合西洋参果溶液脱色。

2.1.2.3 活性炭脱色

活性炭依靠范德华力将色素吸附到自身表面。活性炭具有多孔结构,其孔径一般为 0.1～100nm,微孔的存在提高了吸附表面积。活性炭对一元醇的吸附能力高于对二元醇的吸附能力,对化合物中存在烯键结构的有

机物吸附能力较强；对含支链或环状的有机物的吸附能力小于对直链有机
物的吸附能力；同时对化合物中存在芳烃结构的化合物吸附能力较强。活
性炭吸附受溶液 pH 值影响较大，酸性溶液中吸附力强于碱性溶液中吸附
力。活性炭脱色主要应用于水处理以及食品工业葡萄糖、蔗糖、甜菜糖和
糖浆等脱色。

2.1.2.4　化学脱色法

化学脱色法多用于化工领域，化学脱色法的原理是用氧化还原反应，破坏
色素分子中的发色团，从而脱除颜色。氧化性脱色剂可分为氧系脱色剂和氯系
脱色剂，氯系脱色剂主要为氯、亚氯酸钠、次氯酸盐和二氧化氯，在水中形成
次氯酸根离子经过亲核加成反应，最终产物为二氧化碳和羧酸类化合物。氧系
脱色剂有氧、臭氧和过氧化氢。还原性脱色剂主要有二氧化硫、连二亚硫酸
钠、硼氢化钠和亚磺酸衍生物。

2.1.3　小结

西洋参茎叶和果实是具有较强发展潜力的非传统药用部位，因其含有丰富
的化学成分和多重药用价值，逐渐被作为提取人参皂苷的主要原料。然而，色
素的过度干扰，严重影响了西洋参非传统药用部位化学成分的分离，本研究组
采用了静态吸附与动态吸附相结合的方法，这种方法非常适合西洋参果的脱
色。树脂脱色、活性炭吸附以及化学脱色方法对于脱色均有很好效果，为西洋
参的化学成分的深度开发提供技术支持。

2.2　西洋参非传统药用部位主要化学成分的研究进展

西洋参作为药材始载于《本草纲目拾遗》，其性寒凉，味甘苦。西洋参根
的化学成分和药理作用已有许多报道，同时，国内外学者也对西洋参茎叶的化
学成分和生物活性进行了深入的研究。有研究表明，西洋参茎叶和果实的主要
化学成分是三萜皂苷，西洋参叶中含有的皂苷和多糖等成分高达 10%，是根
中含量的 2 倍；西洋参果实中的有效成分占干果肉的 25% 以上，是根含量的
4～5 倍，西洋参茎叶、果实非传统药用部位的三萜皂苷类成分具有很好的生
理活性，极具代表性。因此，本部分结合当前有关西洋参不同部位（茎叶、果
实）化学成分的研究背景，对西洋参非传统药用部位的主要成分三萜皂苷类和
其他一些化学成分进行总结，旨在为西洋参茎叶的进一步研究开发和综合利用

提供参考。

2.2.1　人参皂苷类

人参属植物中的主要化学成分人参皂苷均为达玛烷型三萜皂苷结构，且大部分皂苷为四环骨架结构的三萜类化合物。至今已从西洋参茎叶中分离纯化和鉴定出 40 多个三萜皂苷类化合物，这些三萜皂苷根据化学结构的不同可分为原人参二醇型、原人参三醇型、C17 侧链异构型、其他结构类型和奥克隆型。其中最主要的两类是原人参二醇型（PPD）和原人参三醇型（PPT）人参皂苷。糖基类型、数量和位置的差异性决定了三萜皂苷结构的多样性。西洋参茎叶中的三萜皂苷的糖基为常见的吡喃葡萄糖基、吡喃木糖基、吡喃鼠李糖基、吡喃阿拉伯糖基和呋喃阿拉伯糖基。

2.2.1.1　原人参二醇型（PPD 型）和原人参三醇型（PPT 型）皂苷

PPD 型皂苷在母核的 C3、C12、C20 各有一羟基，C24、C25 有一双键，糖基分别连接在 C3 或 C20 的羟基上，PPT 型皂苷在母核的 C3、C6、C12、C20 各有一羟基，C24、C25 有一双键，糖基分别连接在 C6 或 C20 的羟基上，其基本结构如图 1-2-1 所示。已报道的西洋参茎叶中原人参二醇型皂苷类成分如表 1-2-1 所示。

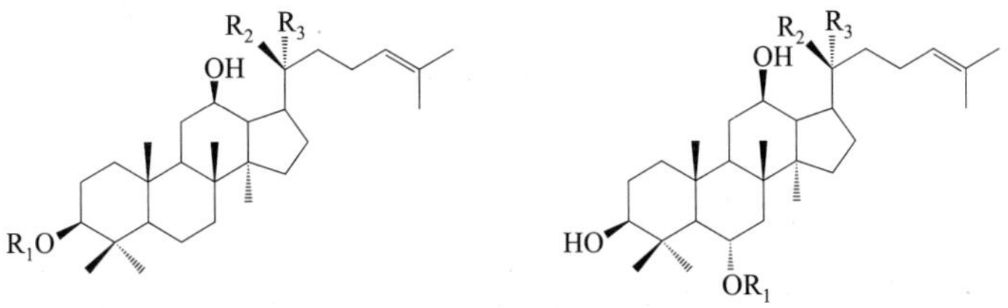

20(S)-原人参二醇型　　　　　20(S)-原人参三醇型

图 1-2-1　原人参二醇型和原人参三醇型皂苷基本结构

表 1-2-1　西洋参茎叶、果实中原人参二醇型和原人参三醇型皂苷类成分

序号	人参皂苷	R_1	R_2	R_3	分子式
1	人参皂苷 Rb1	−glc(2-1)glc	O-glc(6-1)glc	CH_3	$C_{54}H_{94}O_{23}$
2	人参皂苷 Rb2	−glc(2-1)glc	O-glc(6-1)ara(p)	CH_3	$C_{53}H_{90}O_{22}$
3	人参皂苷 Rb3	−glc(2-1)glc	O-glc(6-1)xyl	CH_3	$C_{53}H_{90}O_{22}$

序号	人参皂苷	R_1	R_2	R_3	分子式
4	人参皂苷 Rc	—glc(2-1)glc	O-glc(6-1)ara(f)	CH_3	$C_{53}H_{90}O_{22}$
5	人参皂苷 Rd	—glc(2-1)glc	O-glc	CH_3	$C_{48}H_{82}O_{18}$
6	人参皂苷 F_2	—glc	O-glc	CH_3	$C_{42}H_{72}O_{13}$
7	20-(S)-人参皂苷 Rg3	—glc(2-1)glc	OH	CH_3	$C_{42}H_{72}O_{13}$
8	20-(R)-人参皂苷 Rg3	—glc(2-1)glc	OH	CH_3	$C_{42}H_{72}O_{13}$
9	20-(S)-人参皂苷 Rh2	—glc	OH	CH_3	$C_{36}H_{62}O_8$
10	20-(R)-人参皂苷 Rh2	—glc	OH	CH_3	$C_{36}H_{62}O_8$
11	西洋参皂苷 L10	—glc	O-glc(6-1)ara(p)	CH_3	$C_{47}H_{80}O_{17}$
12	西洋参皂苷 L14	—glc(2-1)glc	O-ara(p)	CH_3	$C_{47}H_{80}O_{17}$
13	绞股蓝皂苷 XⅦ	—glc	—glc(6-1)glc	CH_3	$C_{48}H_{82}O_{18}$
14	绞股蓝皂苷 Ⅸ	—glc	—glc(6-1)xyl	CH_3	$C_{47}H_{80}O_{17}$
15	20(S)-人参皂苷 Rh1	—glc	OH	CH_3	$C_{36}H_{62}O_9$
16	20(R)-人参皂苷 Rh1	—glc	CH_3	OH	$C_{36}H_{62}O_9$
17	20(S)-人参皂苷 Rg2	glc(6→1)rha	OH	CH_3	$C_{42}H_{72}O_{13}$
18	西洋参皂苷 L17	glc	glc(6→1)rha	CH_3	$C_{47}H_{80}O_{18}$
19	20(R)-人参皂苷 Rg2	glc(6→1)rha	CH_3	OH	$C_{42}H_{72}O_{13}$

2.2.1.2　C17 侧链异构型皂苷

　　这种类型的四环三萜皂苷主要是在 C17 侧链双键或取代基位置发生变化。C17 侧链异构型皂苷基本化学结构见图 1-2-2。C17 侧链异构型皂苷类成分见表 1-2-2。

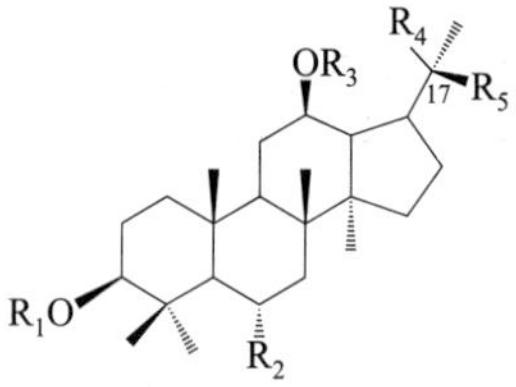

图 1-2-2　C17 侧链异构型皂苷基本化学结构

表 1-2-2　C17 侧链异构型皂苷类成分

序号	皂苷名称	R₁	R₂	R₃	R₄	R₅	分子式
20	西洋参皂苷 L1	glc(2→1)glc	H	H	O-glc	(结构式)	$C_{48}H_{80}O_{18}$
21	西洋参皂苷 L2	glc(2→1)glc	H	H	O-glc	(结构式, OH)	$C_{48}H_{82}O_{19}$
22	西洋参皂苷 L3	glc	H	H	O-glc (6→1) xyl	(结构式, OH)	$C_{47}H_{80}O_{18}$
23	珠子参苷 F1	glc(2→1)glc	H	H	O-glc	(结构式, OH)	$C_{48}H_{82}O_{19}$
24	西洋参皂苷 L9	H	O-glc (2→1) rha	H	OH	(结构式, OH, OH)	$C_{47}H_{78}O_{15}$
25	西洋参皂苷 La	glc(2→1)glc	H	H	O-glc (6→1) ara(p)	(结构式, OCl)	$C_{54}H_{92}O_{23}$
26	西洋参皂苷 L16	glc(2→1)glc	H	H	O-glc (6→1) glc	(结构式, OH, OH)	$C_{54}H_{95}O_{25}$
27	西洋参皂苷 Lc	glc(2→1)glc	H	H	O-glc (6→1) xyl	(结构式, OCH₃)	$C_{54}H_{92}O_{23}$
28	绞股蓝皂苷 LXXI	glc(2→1)glc	H	H	O-glc (6→1) xyl	(结构式, OH)	$C_{55}H_{90}O_{23}$
29	绞股蓝皂苷 LXIX	glc(2→1)glc	H	H	O-glc (6→1) xyl	(结构式, OH)	$C_{55}H_{90}O_{23}$
30	越南人参皂苷 R8	glc(2→1)glc	H	H	O-glc	(结构式, OH)	$C_{48}H_{82}O_{23}$
31	[(3β,12β,24S)-12,24-二羟基-20-O-α-L-吡喃阿拉伯糖基(1→6)β-D-吡喃葡萄糖基]达玛烷-25-烯-3-O-β-D-吡喃葡萄糖基(1→2)β-D-吡喃葡萄糖基	glc(2→1)glc	H	H	O-glc (6→1) ara(p)	(结构式, OH)	$C_{55}H_{90}O_{23}$

2.2.1.3　其他结构类型皂苷

其他结构类型皂苷结构见图 1-2-3 所示。

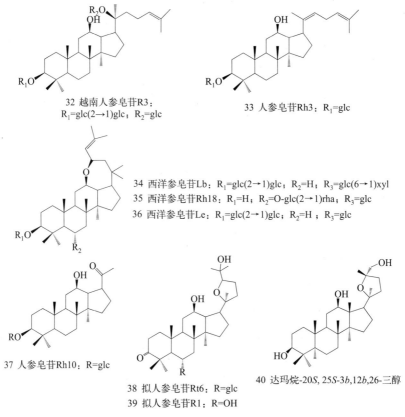

32 越南人参皂苷R3：
R1=glc(2→1)glc；R2=glc

33 人参皂苷Rh3：R1=glc

34 西洋参皂苷Lb：R1=glc(2→1)glc；R2=H；R3=glc(6→1)xyl
35 西洋参皂苷Rh18：R1=H；R2=O-glc(2→1)rha；R3=glc
36 西洋参皂苷Le：R1=glc(2→1)glc；R2=H；R3=glc

37 人参皂苷Rh10：R=glc

38 拟人参皂苷Rt6：R=glc
39 拟人参皂苷R1：R=OH

40 达玛烷-20S, 25S-3b,12b,26-三醇

图 1-2-3　其他结构型皂苷化学结构式

2.2.1.4　奥克梯隆型（OT 型）

奥克梯隆型皂苷基本化学结构，如图 1-2-4；奥克梯隆型皂苷类成分如表 1-2-3。

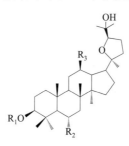

图 1-2-4　奥克梯隆型皂苷基本化学结构

表 1-2-3　奥克梯隆型皂苷类成分

序号	皂苷名称	R_1	R_2	R_3	分子式
41	拟人参皂苷 F11	H	glc(2→1)rha	OH	$C_{42}H_{72}O_{14}$
42	3α-奥克梯隆醇	H	OH	OH	$C_{30}H_{52}O_5$
43	奥克梯隆醇	H	OH	OH	$C_{30}H_{52}O_5$
44	24(S)-拟人参皂苷 RT4	H	glc	OH	$C_{36}H_{62}O_{10}$
45	24(R)-拟人参皂苷 RT5	H	glc	OH	$C_{36}H_{62}O_{10}$

2.2.2　黄酮类

有研究表明从西洋参叶中分离和鉴定了 2 个黄酮化合物，分别是山奈酚和人参黄酮苷，同时，研究证实西洋参根和果实均含有黄酮类成分。

2.2.3　挥发油类

研究表明北京怀柔栽培的西洋参茎叶中含有挥发油成分，并通过气质联用法共鉴定了 27 个化合物，其中具有芳香气味的醇和酯有 8 个。这些挥发油成分大部分与西洋参根部的成分不同，西洋参茎叶挥发油中有两种成分与根部挥发油相同，分别为反式-β-金合欢烯和 α-姜黄烯。也有研究人员从吉林栽培的西洋参中鉴定出 37 种化合物，并测定了各成分的相对含量，其中倍半萜类化合物有 26 种，约占总挥发油 75%，为西洋参中挥发物的主要成分。研究者从西洋参花蕾中分离鉴定了 39 种化合物。

2.2.4　聚炔类

1991 年，有学者从西洋参根中分离出 3 种新的细胞毒聚乙炔：10-甲氧-1-烯-4,6-二炔-3,9-二醇；十七烷-1-烯-9,10-环氧-4,6-二炔-3,8-二醇；3-氧代-9,10-环氧-十七烷-1-烯-4,6-二炔（3-氧代人参烷）。也有从西洋参干燥茎叶中分离出 2 种新的 C_{17} 多炔和 1 种 C_{14} 多炔：CH_2═CH—C—(C≡C)$_2$—CH_2—CH═CH(CH_2)$_6$$CH_3$；$CH_2$═CH—CH—(C≡C)$_2$—CH═CH—CH═CH($CH_2$)$_5$$CH_3$；HC≡C—C≡C—$CH_2$CH═CH($CH_2$)$_5$CH═$CH_2$。1994 年，又从西洋参根中分离出两种新的细胞毒聚乙炔：HO—CH_2—CH_2—CO(C≡C)$_2$—CH_2—CH═CH(CH_2)$_6$$CH_3$。研究发现可以从西洋参果中分离得到 C_{14} 聚乙炔，其绝对构型被证实为（6R,7S)-6,7-epoxyte-tradeca-1,3-diyne。

2.2.5 脂肪酸类

从西洋参根中鉴定出 10 种，西洋参及加工品中脂肪酸类化合物已鉴定出 15 种，分别是己酸、庚酸、辛酸、壬酸、8-甲基癸酸、十四碳酸、12-甲基-十四碳酸、十五碳酸、十六碳酸、十七碳酸、十八碳酸、十八碳烯酸、9,12-十八碳二烯酸、9,12,15-十八碳三烯酸及棕榈酸；从西洋参叶中鉴定出 4 种；西洋参种子油中鉴定出 9 种；西洋参果中鉴定出了 3 个脂肪酸酯组分及油酸糖苷。

2.2.6 糖类

从西洋参中分离出 5 种具有降血糖活性的多糖，karusan（一种多糖名称）A、B、C、D 和 E；从茎叶中分离出一种酸性杂多糖和一种中性多糖，分别为人参多糖 L（panaxans L-1，PL-1）和人参多糖 N（panaxans N，PN）。单糖类有葡萄糖、果糖和山梨糖；低聚糖类有人参三糖、麦芽糖和蔗糖，总含量为 22.9%～34.7%；总糖（包括淀粉、果胶、单糖和低聚糖）含量为 65.27%～73.98%。

2.2.7 甾醇类

现已从西洋参根和茎中分离得到胡萝卜苷（daucosterol）；从根中亦得到豆甾烯醇（stigmastenol）和豆甾-3，5-二烯-7-酮（stigmast-3，5-dien-7-one）。从西洋参果中鉴定出豆甾-5-烯醇（stigmast-5-en-3-ol，$C_{29}H_{50}O$）。

2.2.8 氨基酸

根据对西洋参不同部位的氨基酸成分进行分析，其中西洋参叶中的氨基酸含量最高，含有 16 种以上氨基酸，精氨酸含量最高，在 1% 以上。此外，还从西洋参中分离出特殊的氨基酸——三七素，是三七中的主要活血成分；有研究发现，从西洋参果汁中测定了 16 种以上氨基酸，其中 10 种为人体必需、半必需的氨基酸，含量分别占总氨基酸含量的 1/3 和 1/2。也有研究从西洋参果中分离鉴定出色氨酸（tryptophane），并从西洋参果实中分析出 7 种人体必需游离氨基酸。

2.2.9 其他成分

西洋参不同部位含有 10～24 种无机元素。此外，还有维生素 A、维生素 B_1、维生素 B_2、维生素 B_6，以及酶，活性多酚类如咖啡酸和绿原酸等成分。

也有研究发现，从加拿大产西洋参茎叶中分离出一种苯并呋喃类木脂素。

2.2.10 小结

当前，西洋参在我国逐渐形成规模化种植，已逐步形成吉林省和山东省两大道地产区，但大部分西洋参茎叶、花蕾、果实等非传统药用部位没有得到有效利用。随着对西洋参研究的不断深入，对其非传统药用部位的研究也将越来越受到重视，在道地产区实现茎叶、花蕾、果实等非传统药用部位的开发利用，对于西洋参的深度开发具有较强的现实意义。尤其西洋参茎叶中也含有大量的三萜皂苷类成分，且部分三萜皂苷类成分只在西洋参茎叶中发现。目前，针对西洋参茎叶的研究主要集中于三萜皂苷类成分，并揭示其具有较高的生物活性。例如，西洋参茎叶中的人参皂苷 Rg3 具有很好的抗癌活性，能够抑制人体结肠癌细胞的增殖；西洋参茎叶中的人参皂苷 Re 能够清除自由基抑制氧化作用，也具有一定止吐作用；此外，西洋参茎叶总皂苷还能降低血糖、血压、血脂活性，而且其特有的拟人参皂苷 F11 具有神经保护作用。虽然对于西洋参茎叶的总皂苷的活性已有一定了解，但对单体皂苷的药理活性有待进一步研究。对西洋参茎叶的化学成分及药理活性的研究将为今后开发西洋参茎叶相关的食品、保健品和药品提供研究基础。

2.3 西洋参非传统药用部位药理活性研究进展

西洋参性寒凉，味甘苦，均系栽培品，秋季采挖，洗净，晒干或低温干燥。其传统功效具有抗疲劳，提高思维，改善记忆及内分泌系统作用，尤以补气滋阴，养胃补肾最为显著。有研究发现，西洋参中人参皂苷总量及 PPD 型皂苷的含量明显高于人参，其中 PPD 型皂苷的含量远高于 PPT 型皂苷。据报道，PPD 和 PPT 型人参皂苷的生理活性明显不同，前者对中枢神经有抑制作用，而后者则有兴奋作用；前者有抗溶血作用，后者则相反。这可能是造成西洋参与人参药性差异的物质基础之所在，并与西洋参性凉而人参性温的中医理论相符，也与中医传统用人参抢救虚脱、大补元气，而不用西洋参的临床实践相一致。现代药理学研究表明，西洋参除传统的活性外，也具有抗肿瘤、降血糖、降血压、抗心肌缺血以及增强免疫力等多种功效。西洋参茎叶以及西洋参果提取物等非传统药用部位中均含有与西洋参根部相同或相似的生理活性物质——人参皂苷，以及其他对人体有益的营养成分如多糖、挥发油、氨基酸、无机元素等，其中人参皂苷仍为主要活性物质。但目前研究主要把西洋参地上部分作为提取人参皂苷以及其他天然成分的重要原料，对其药理作用的研究也较为局限。因此，充分利用西洋参地上部分资源，提升西洋参产业的经济价值，已成为近年来国内外学者研究的热点。

2.3.1　抗肿瘤作用

体内和体外实验研究证明，西洋参果总皂苷、3种游离脂肪酸组及单体化合物游离色氨酸和十八碳酸均具有良好的抗肿瘤活性；游离色氨酸的芳香共轭系统结构能够产生光敏效应，受光照射产生光敏增效作用，抗肿瘤活性增强，这对其新药开发具有实际应用价值；两种单体化合物的抗肿瘤活性提示具有吲哚杂环取代的 α-氨基酸结构和长链（$C_{16} \sim C_{23}$）饱和脂肪羧酸酯结构特征的植物化学物质与抗肿瘤活性有关；西洋参总皂苷未显示出较高的抗肿瘤活性，但不排除对特殊单体成分进行筛选和深入研究。研究证明西洋参有辅助治疗胸腺癌的作用；西洋参果蒸煮后，人参皂苷 Rg3 含量增加，对人体结肠癌、直肠癌细胞抗增殖作用随之增强。另外，研究发现西洋参茎叶中主要成分 20（S）-人参皂苷 Rg3 [20（S）-Rg3] 作为一种高药理活性的甾体皂苷能够抑制胆囊肿瘤细胞的生长。20（S）-Rg3 通过激活线粒体介导的内在半胱氨酸蛋白酶途径，会引起细胞凋亡的显著增加。此外，腹腔注射 20（S）-Rg3（20mg/kg 或 40mg/kg）3 周能显著抑制裸鼠中异种移植物的生长。结果表明，20（S）-Rg3 能有效地抑制 GBC 细胞的体外和体内生长和存活，其可能是治疗胆囊癌潜在的化学治疗剂。同时，研究发现西洋参果中脂肪酸组分Ⅰ（QF EA-1）具有较强的抗肿瘤作用，十八碳酸是高活性抗肿瘤单体化合物。

有研究采用西洋参茎叶皂苷 Rh2 对患有肿瘤的小鼠灌胃给药，肿瘤抑制率明显高于对照组；观察给药小鼠外观、进食、活动力、精神状态、生存质量等均好于患有肿瘤的小鼠，存活时间亦明显长于肿瘤小鼠组。且抑制率呈剂量依赖性，这些结果说明其在抗肿瘤方面有显著效果。

2.3.2　抗氧化作用

研究结果表明西洋参提取物具有有效的抗氧化作用，其机理是金属离子螯合作用和自由基清除作用。同时证明了西洋参果提取物具有清除心肌细胞氧自由基的功能；同时果提取物比根提取物能够产生更多的保护作用，这种保护作用被氧自由基清除功能所调节。此外，研究表明西洋参果提取物及其中的活性多酚类成分咖啡酸和氯原酸，有助于保护心肌细胞。这也揭示了人参皂苷 Re

有抗心肌细胞氧化作用，这种保护作用主要来自对 H_2O_2 和 OH^- 的清除功能。也有研究表明西洋参果总皂苷对心肌细胞缺氧和缺氧/复氧损伤有保护作用。近代研究证明西洋参果总皂苷还可以降低心肌冠脉阻力，增加冠脉流量，减少心肌耗氧量，具有保护缺血心肌作用。

先前的研究报道了西洋参叶对间歇性高糖诱导的人脐静脉内皮细胞（HUVECs）氧化损伤的保护作用。结果证实 GSK3β 磷酸化水平降低与高葡萄糖诱导的氧化损伤有关，西洋参叶预处理显著改善了间歇高糖诱导的 GSK3β 磷酸化水平的下降，表明其可以通过 GSK3β 途径来抑制培养的 HU-VECs 中间歇性高葡萄糖诱导的氧化损伤。此外，有研究探讨了人参皂苷 Rb1 对强迫游泳小鼠运动性氧化应激的影响，结果显示人参皂苷 Rb1 可延长小鼠的游泳时间，提高小鼠的运动耐力，加速血乳酸清除，降低血清肌酸激酶的活性。同时，能够降低小鼠肝脏丙二醛的含量，增加小鼠肝脏 SOD、CAY、GSH 的活性，从而证实人参皂苷 Rb1 可以减轻小鼠的氧化应激损伤。

2.3.3 降血糖和降血脂作用

经研究发现西洋参茎叶总皂苷（PQS）对间歇性高糖诱导的 HUVECs 氧化损伤的保护作用以及磷脂酰肌醇 3-激酶（PI3K）/蛋白激酶 B（Akt）/糖原合成酶激酶-3β（GSK-3β）通路的作用。结果表明，暴露于高浓度葡萄糖 8 天的 HUVECs 显示细胞活力大幅下降伴随着显著的 MDA 含量增加和 SOD 活性降低。PQS 处理显著减弱了间歇性高糖诱导的 HUVECs 氧化损伤，同时增加了 HUVECs 的细胞活性和 Akt 和 GSK-3β 的磷酸化。这些实验结果表明，PQS 通过 PI3K/Akt/GSK-3β 途径减弱了 HUVECs 中的间歇性高葡萄糖诱导的氧化应激损伤。另外，通过观察 PQS 对脂肪细胞胰岛素抵抗状态下葡萄糖转运、葡萄糖转运子-4 转位和大麻素受体 1 型（c-cb1）结合蛋白基因表达的影响，发现 PQS 可改善脂肪细胞胰岛素抵抗（insulin resistance，IR），这可能与促进脂肪细胞 CAP 基因转录、葡萄糖转运子-4（GLUT-4）转位和葡萄糖转运有关。有研究评估了肥胖糖尿病 C57BL/6Job 小鼠模型，显示出摄入西洋参叶和花蕾提取物 12 天可降低空腹血糖量、提高葡萄糖代谢、减轻体重。

有研究表明西洋参能够降低食后血糖水平，控制糖尿病的代谢和生理，对治疗糖尿病有临床价值。并证明了西洋参果中分离的多糖部分对 Ob/Ob 糖尿病鼠有抗血糖作用和治疗肥胖作用。同时证明了西洋参叶提取物有降血糖和生热活性，以上均对 2 型糖尿病的预防和治疗具有重要的临床价值。同时，经研究表明，西洋参果总皂苷也具有明显的降血脂作用，口服果汁显著降低空腹血糖水平，并且这种效果在停止治疗后至少持续 10 天。来自腹膜内葡萄糖耐量试验的数据表明，果汁治疗组的葡萄糖耐量有显著改善。此外，浆果汁显著降低体重。实验结果表明，西洋参浆果汁作为膳食补充剂，可能对糖尿病患者有功效。因此，上述证据表明西洋参非传统药用部位具有中强度的降血压作用。

2.3.4 抗心肌缺血作用

有研究采用犬冠脉结扎及大鼠注射垂体后叶建立心肌缺血模型，经西洋参茎叶总皂苷十二指肠给药能明显减小冠脉结扎犬心肌缺血程度和范围，缩小心肌梗死面积，降低血清中游离脂肪酸（FFA）和 MDA 的活性，同时还可降低急性心肌缺血大鼠血清中乳酸脱氢酶（LDH）、磷酸肌酸激酶（CK）、谷草转氨酶（GOT），改善 SOD 的活性，从而起到抗心肌缺血作用。还有采用大鼠心肌 I/R 模型及心肌细胞缺氧/复氧模型，模拟机体心肌 I/R 损伤，研究西洋参茎叶总皂苷保护心肌损伤的作用。结果表明西洋参茎叶总皂苷可抑制动脉压、左心室收缩舒张功能、血清 cTnT 含量、心梗面积、心肌细胞凋亡率，并提高抗凋亡因子 Bcl-2 和降低促凋亡因子 Bax 的表达来改善心肌缺血。

经研究发现西洋参果皂苷对心肌细胞缺氧损伤具保护作用，通过建立心肌细胞缺氧模型，观察三个给药浓度（$12.5\mu g/mL$、$25\mu g/mL$、$50\mu g/mL$）可增加缺氧后心肌细胞搏动次数，细胞形态更完整，表明西洋参果总皂苷对缺氧后的心肌细胞有明显的修复作用。此外，有研究证明西洋参果提取物及其中的活性多酚类成分咖啡酸和氯原酸有助于保护心肌细胞。

2.3.5 提高肌体免疫力

有研究观察西洋参茎叶总皂苷对活化的小鼠腹腔巨噬细胞代谢和分泌一氧化氮（NO）、白细胞介素 1（interleukin-1，IL-1）活性的影响，结果表明，西洋参茎叶总皂苷可增强小鼠腹腔巨噬细胞活性特征，促进小鼠腹腔巨噬细胞代谢和产生 NO，从而改善、调节肌体免疫功能。同时，还研究西洋参茎叶总皂苷对小鼠免疫功能的影响，首先观察了西洋参茎叶总皂苷在体外对小鼠几种主要免疫活性细胞的影响，结果表明西洋参茎叶总皂苷除对 LonA 诱导的 T 淋巴细胞增殖反应有明显的增强作用外，还能促进 IL 和干扰素的产生，对杀伤细胞（NKC）活性也有明显增强效应。在此基础上，作者又观察了体内给药对小鼠免疫功能的影响，结果显示，西洋参茎叶总皂苷不但能增强 T 细胞功能，而且还能增强 LonA 诱导的小鼠脾细胞病毒感染因子（virion infectivity factor，VIF）和白细胞介素的产生能力，以及增强 NKC 活力等。可见西洋参茎叶总皂苷不仅对外在胸腺内的 T 细胞，而且对成熟 T 细胞，以及处在外周淋巴器官脾脏中的 T 细胞的功能均有增强效应。通过研究发现西洋参茎叶总皂苷能促进 T 细胞分泌细胞因子白细胞介素-2（IL-2）、干扰素-γ（IFN-γ）mRNA 的表达，从而能够提高肌体的细胞免疫功能。

2.3.6 延缓衰老作用

研究发现西洋参茎叶总皂苷可改善和增强记忆功能。实验数据表明，西洋参茎叶总皂苷对 M-胆碱阻滞剂造成的记忆获得不良有明显的拮抗作用，说明西洋参茎叶总皂苷有拟胆碱样作用，同时，西洋参茎叶总皂苷对环己酰亚胺所致记忆巩固即长期记忆缺损有明显的改善作用。记忆能力的强弱与大脑供氧有密切关系，西洋参茎叶总皂苷具有抗缺氧能力，使低压或常压缺氧小鼠的存活时间显著延长。也研究表明西洋参茎叶总皂苷能提高老年大鼠红细胞和心、脑、肝组织中超氧化物歧化酶（SOD）的活性因而具有延缓衰老作用。此外，经研究表明，拟人参皂苷 F11 可拮抗东莨菪碱所致小鼠记忆获得障碍、亚硝酸钠和氯霉素致记忆巩固障碍以及乙醇致记忆再现障碍。同时，拟人参皂苷 F11 对小鼠缺血缺氧有明显保护效果，从而起到延缓衰老作用。

2.3.7 对内分泌系统的作用

2002 年，有研究报道了西洋参果总皂苷制剂对大鼠垂体催乳素（PRL）和阿黑皮素原（POMC）基因表达的影响，结果表明，西洋参果总皂苷对大鼠垂体的 PRL、POMC 基因的表达及血浆激素和促肾上腺皮质激素（adreno-cortico-tropic-hormone，ACTH）的水平可以产生显著的影响；也有研究证明西洋参中特有成分拟人参皂苷 F11 能够预防由去氧麻黄碱引起的神经障碍，并证明部分西洋参皂苷具有神经保护作用。

2.3.8 其他药理作用

西洋参不同部位（茎叶、果实）除具有上述活性外，还具有止吐、抗惊厥、抗疲劳、抗应激、提升认知能力、稳定情绪、预防冠心病等作用，此外，近代研究也表明，西洋参提取物（CVT-E002）有预防急性呼吸道疾病，以及减弱肌酸激酶的作用，并有减少骨骼肌细胞损伤等诸多药理作用。

2.3.9　小结

随着对西洋参研究的不断深入，对其非传统药用部位的研究也将越来越受到重视，尤其以人参皂苷为主要活性物质的药理作用逐渐被报道。但值得注意的是，西洋参茎叶、果实中除了皂苷类成分还含有黄酮类、多糖等，这可能是协同作用发挥了药效，有待于我们后期进一步研究。另外西洋参茎叶和果实作为潜在的天然药物，更具有药效强、毒副作用小等优点。但其确切的化学成分、药理活性以及发挥药效的物质基础仍待于进一步探讨。

肝肾损伤保护等主要药理学研究现状

随着现代经济日益发展，人们的生活方式逐渐改变，由现代生活及外界环境引起的健康问题日益增多，尤其在药物滥用、饮食习惯、外界环境刺激等方面体现得最为显著，由此引发的药物性损伤等病理学变化，严重影响了人们的日常生活，因此寻求行之有效、疗效显著的天然活性成分是当代药理学研究的关键问题。本章将针对现代较为常见的药源性肝肾损伤进行总结，以期从发病机理方面寻求中医药治疗的关键靶点，为现代药理学研究增添新的内容。

3.1 对乙酰基氨基酚致肝损伤的研究进展

对乙酰氨基酚（acetaminophen，APAP），是现代生活中治疗风热感冒的常见药物，其化学名为 N-(4-羟基苯基)乙酰胺，白色结晶粉末，能溶于乙醇、丙酮和热水，而难溶于水，分子结构式如图 1-3-1 所示。它是非那西丁的主要代谢产物，属乙酰苯胺衍生物。APAP 在安全剂量下是一种解热、镇痛药物，有研究发现，APAP 过量会引起肌体的毒副作用，并发现这一现象会随着剂量的增加而增加，如肝毒性、肾毒性、血液系统毒性、耳毒性、过敏反应等，其中 APAP 致肝毒性最为严重。

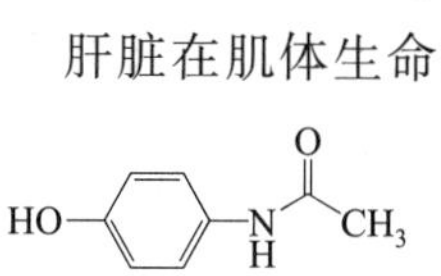

肝脏在肌体生命活动中发挥着重要作用，是人体最大的解毒器官，通常起到生物合成、转化及解毒等作用，不仅参与蛋白质、脂类及糖类等物质的代谢，也参与药物及毒物等的体内代谢过程。同时，肝脏也是各种致病因子或疾病经常侵袭的器官，如异常代谢、药物、微生物等均可造成肝脏损

图 1-3-1 APAP 分子结构

伤。肝病是指发生在肝脏的病变，是世界上最严重的健康问题之一，已证实多数肝损伤常伴有炎症反应，肝纤维化、肝硬化、肝衰竭以及癌变，这些疾病是最常见的肝病进展形式及转归。诱发肝损伤的原因很多，在这其中化学性肝损伤是指一些药物如对乙酰氨基酚和化学毒物（乙醇和 CCl_4 等）会引发肝细胞损伤，临床上表现出肝功能异常，严重时会导致肝功能衰竭；另外是免疫性肝损伤，免疫反应在病毒导致的肝损伤和自身免疫性肝炎的发病机制中担任着重要的角色，细胞因子是肌体防御系统内的主要组成部分，但产生过多却可损伤肝细胞。TNF-α 是迄今为止所发现的直接杀伤肿瘤作用最强的生物活性因子之一，由激活的单核巨噬细胞（Kuffer 细胞）产生，可诱导氧自由基（OFR）的产生，是参与肝细胞损伤过程中的重要细胞因子，免疫性肝损伤主要是脂多糖（LPS）诱导的肝损伤。

药物性肝损伤已成为急性肝功能衰竭（ALF）的主要原因，其中 APAP 是最主要的致病因子，在美国由于过量服用 APAP 导致的急性肝损伤病例超过 78000 例，每年会有 500 起的死亡案例。此外 APAP 引起的肝毒性是最常见的急性肝衰竭的病因，约占发病率的 50%。目前，尽管对于 APAP 肝损伤的体内、体外模型研究较多，但对其作用机制和临床治疗靶点均具有很多争议，因此本部分将对 APAP 肝毒性作用机制的研究进展进行总结。

3.1.1　APAP 诱导肝损伤潜在的机制

3.1.1.1　APAP 诱导肝细胞毒性机制

APAP 是一种使用广泛的止痛药和退热药，APAP 过量可导致急性肝损伤。在治疗剂量下，约 85% 的治疗剂经历 Ⅱ 期缀合硫酸化和葡糖醛酸化的代谢物并从尿中排泄。这些反应分别由 UDP-葡萄糖醛酸基转移酶（UGTs）和磺基转移酶（SULTs）催化。只有一小部分（4%）未改变的 APAP 在尿液中排出。多达 10% 的 APAP 通过肝细胞色素 P450（CYP）途径（主要由 CYP2E1 负责）进入有毒的活性代谢产物 N-乙酰对氨基苯酚（NAPQI），进行 Ⅰ 期氧化。这种代谢物可以消耗肝脏 GSH 并修饰细胞蛋白，导致氧化应激、线粒体损伤和小叶中心性坏死。目前，在 APAP 中毒中，N-乙酰半胱氨酸（NAC）是公认的解毒剂。但是，NAC 有延迟治疗效果的缺陷（>10h）。

肝毒性的一个机制是产生有毒的自由基，例如由过氧化物和一氧化氮在线粒体中反应形成硝基络氨酸加合物过氧硝酸盐，足量的 GSH 不仅可以提供 NAC 作为循环的能量底物，也可以有效地清除有毒的自由基和过氧硝酸盐。线粒体是细胞呼吸和代谢的关键部位，活性氧与过氧硝酸盐结合会造成线粒体 DNA 的损伤，直接干预或导致 ATP 合成的停止。以前许多的动物模型研究还表明了在低磷状态下会加剧 APAP 肝毒性的发病率和死亡率，然而最新的研究表明，血清中高浓度的磷酸盐会使 APAP 的肝毒性更加严重。已有报道表明，在 48~72h 内磷酸盐的水平大于 3.7mg/L 时，急性肝衰竭的死亡率会更高，由此可以看出血清内磷酸盐的指标很重要，因此磷酸盐可以作为 APAP 肝毒性研究的指标之一。

3.1.1.2　APAP 引发的氧化应激

活性氧（ROS）与氧化应激密切相关。也与许多疾病过程有关，包括肝损伤、肾损伤、心脏疾病、神经退行性疾病、糖尿病、肺部疾病以及癌症。因此，维持 ROS 的产生与抗氧化酶如 SOD、过氧化氢酶（CAT）和谷胱甘肽过氧化物酶（GSH-Px）的平衡是非常重要的。因此在此过程中，也能够产生 ROS，并导致脂质过氧化和肝损伤，氧化应激是评估药物诱导组织损伤的重要机制。细胞色素 P450 介导的微粒体药物代谢可以产生 ROS。细胞色素 P450、P2E1 介导的 ROS 产生已被认为在 APAP 诱导的肝损伤中起重要作用，由于 APAP 在微粒体中也被 P450 酶代谢，所以认为 P450 介导的 APAP 代谢在 APAP 肝毒性中产生 ROS，导致随后的脂质过氧化和肝损伤。脂质过氧化（LPO）一直是 ROS 诱导的细胞死亡和肝脏损伤的常见机制。脂质过氧化过程的常见诱发剂是 HO^- 和 HOO^-，可以通过 Fenton 反应产生。此外，LPO 可能由过氧亚硝酸盐和血红素依赖性脂质过氧化物分解引起，从脂质分子中提取 H，产生自由基，并引发自由基链式反应，引发大量的过氧化反应，最终严重破坏细胞膜的完整性并破坏膜结合酶的功能，甚至损害核 DNA。当 LPO 的含量在受伤组织中增加时，通常情况下 LPO 参与细胞损伤的病理生理过程，最后导致肝损伤，由此证明了 LPO 导致细胞的氧化损伤。

3.1.1.3　APAP 引发的细胞凋亡和坏死

细胞凋亡和坏死是细胞死亡的两种主要类型，细胞凋亡的特征是膜不对称、细胞收缩、caspase 活化、DNA 片段化、染色质浓缩以及细胞内容物不释放。坏死是细胞过早死亡，坏死表现为膜完整性膨胀，细胞质肿胀，线粒体肿胀和钙化，细胞器崩解和细胞溶解。近年来的研究结果表明，死亡细胞可以通过电子显微镜，通过单细胞中的特定形态学，通过流式细胞术磷脂酰丝氨酸外部化，通过 DNA 梯度检测 DNA 片段化，通过末端脱氧核苷酸转移酶 dUTP 缺口末端标记（TUNEL）测定，通过促凋亡 Bcl-2 家族成员 Bax 易位至线粒体，通过组蛋白 ELISA 以及线粒体细胞色素 c 释放来评价药物对肝保护作用。

大量实验数据表明，APAP 会引起细胞死亡，这是 APAP 诱导的体内肝细胞杀伤的主要模式。根据原代肝细胞的数据显示，APAP 暴露后两种细胞杀伤模式均可在体外主导。当 APAP 引起大量的 ATP 消耗时，引发 ATP 消耗依赖性坏死细胞杀伤。由于补充果糖和甘氨酸可阻止 ATP 消耗，caspase 依赖性细胞凋亡反应增强，坏死被阻断。因此，APAP 毒性是坏死凋亡的典型例子，其中坏死和凋亡代表相同线粒体死亡途径的替代结果。

3.1.1.4　APAP 引发的细胞炎症反应

大量的细胞坏死导致了细胞内容物的释放，使血清中转氨酶指标急剧增加。近年来的研究表明，这些细胞物质可以识别并激活受体，例如 TLRs 受体。细胞会释放一些损害性的分子物质，包括 HMGB1 蛋白、核 DNA 片段、线粒体 tDNA、热休克蛋白和透明质酸等，这些有害的分子物质可以激活巨噬细胞中的 TLRs 受体，诱导炎症细胞因子转录，触发白细胞介素（IL）和其他细胞因子（pro-IL-1β 和 pro-Il-18）的释放，引发炎症反应。细胞因子的生成和中性粒细胞的释放会加剧肝脏的损伤，因此严重的细胞坏死会诱发一系列的炎症反应。在 APAP 患者的血清中会检测到有毒的分子物质如细胞核 DNA 碎片，线粒体 tDNA 和 HMGB1 与 GPT 和 GOT 的时间进程相类似。研究发现，血清中有毒物质的检测比 GPT 和 GOT 的检测能更好地预测肝毒性的发生，在 APAP 患者的血清中我们能发现 IL-6 和 IL-8 的水平明显升高，因此我们说 APAP 能够诱发肝细胞炎症反应。

3.1.1.5　APAP 致肝损伤研究展望

APAP 的过量摄入导致的肝细胞毒性一直是困扰人类健康至关重要的问题，APAP 作为一个廉价的退烧和止痛的处方药，很容易被人们得到，因此在美国仍有近一半的急性肝衰竭病例是由于过量服用 APAP 而引起的，因此开发 APAP 诱导的肝损伤保护剂是十分有价值的。人参、西洋参茎叶以及果实作为非传统用药部位，皂苷含量很高，具有很好的药理活性研究价值。

3.1.2　中药以及天然药物防治 APAP 诱导肝损伤的研究进展

中药和天然药物在治疗 APAP 诱导的肝损伤方面展现出较大的优势，根据近几年来科研学者对其治疗肝损伤的实验成果研究说明其具有广阔的应用前景，国内外相关文献根据单味中药、中药复方，以及有效部位、天然产物单体报道了其对肝损伤的保护作用。

西洋参茎叶和果实作为西洋参地上部位丰富的资源，且人参皂苷含量高于传统药用部位根及根茎。从表 1-3-1 可以看出，近年来，人参皂苷在治疗药物诱导的肝损伤方面研究已成为热点，并在治疗肝损伤方面具有很好的效果。

表 1-3-1   中药治疗 APAP 诱导肝毒性的方案

类别	举例
单味中药	三醇型人参皂苷、黑参、乌骨藤、关黄柏、虎眼万年青、补血草、北柴胡、高山红景天、绿茶
中药复方	益甘宁颗粒、小柴胡冲剂、五酯片
天然产物单体	Rg3、Rg5、人参果花青素、木犀草素、咖啡酸、黄芩苷、橙皮苷、红没药醇、虫草多酚、姜黄素、萝卜硫素、柴胡皂苷-D、芍药醇

3.1.3   APAP 致肝损伤研究展望

① 中药及其天然药物有效成分可以通过改善肌体的氧化应激、炎症反应和凋亡相关介素来保护肝细胞抵抗肝损伤。这些报道为提供有效的保肝药物奠定了物质基础，但是，中药的物质基础是有效化合物群，尤其是中药复方，含有大量的化合物，其治疗是一个整体协同的过程。因此对其物质基础研究，不能仅仅针对一个或几个有效成分，需要在整体性上进行阐述，否则就脱离了中医理论的支持。

② 由于不同药物作用的靶点不同，根据实验研究找出药物作用的最关键靶点，并协同作用于其他靶点，这一问题是亟待解决的。因此，可以开展药物中不同成分对关键靶点的作用，对关键靶点与其他靶点的协同作用等研究，以便更清楚阐明药物作用机制。

③ 肝细胞损伤的分子机制和中药以及天然药物有效成分的科学研究将推动新药的开发和临床应用。但是，目前的情况我们没能使临床前的研究与临床上的应用达到平衡。在日后的研究中，我们需要重视基础研究与临床应用的结合，考虑更多的治疗剂型，发挥中药在治疗肝损伤上的显著优势，并开展更多安全、有效、廉价易得的潜在保肝药。

3.2   顺铂致急性肾损伤的研究进展

顺铂（cisplatin），全名顺式-1,2-二氯二氨合铂，它是一种临床抗肿瘤药物，在大多数化疗方案中用于实体或血液肿瘤的治疗。临床试验发现，随着顺铂给药剂量的增加相应的副作用不断产生，包括肾毒性、耳毒性、神经毒性和高催吐风险等，其中肾毒性是顺铂最常见的不良反应。1965 年生物物理学家 Barnett

Rosenberg 意外发现了顺铂的抗肿瘤特性，同时发现肾毒性是高达 20％的药物患者的显著限制因素。尽管大多数烷化抗肿瘤药物仅对快速生长细胞造成 DNA 损伤，但顺铂还可能对近端肾小管的相对静止的细胞造成相当大的损害。

顺铂的肾毒性主要归因于肾中高浓度顺铂的累积。顺铂主要由肾脏排泄，胆汁和肠道排泄很少。然而，在肾脏排泄过程中，药物在肾脏中积聚，甚至无毒的血液也可能达到肾脏中的毒性水平。研究发现，肾小管上皮细胞中的顺铂浓度是血液中的五倍，毒性效应主要发生在近端小管，特别是在肾小管上皮细胞的 S3 区段，肾小球和远端小管随后受到影响。

顺铂肾毒性的病理生理学已经被研究了近三十年，最近的研究试图了解肾毒性的分子机制。顺铂诱导的肾小管损伤的病理生理机制是复杂的，并涉及许多相互关联的因素，例如由膜运输介导的顺铂积聚转化为肾毒素、DNA 损伤、线粒体功能障碍、氧化应激、炎症反应、信号转导体的激活以及细胞内信使和凋亡途径的激活。

3.2.1　顺铂致肾毒性的可能机制

3.2.1.1　顺铂诱导脂质过氧化

顺铂进入肌体内后，活性氧（ROS）的产生、抗氧化系统的失衡，以及脂质过氧化产物的累积已经被认为是顺铂诱导肾毒性的主要机制。这些机制通过线粒体损伤，包括过氧化物阴离子（O_2），过氧化氢（H_2O_2）和羟基自由基（OH）刺激 ROS 的产生而引起氧化代谢的激活。此外，它们也可能损害抗氧化剂防御机制如谷胱甘肽还原酶（GSH）、超氧化物歧化酶（SOD）和过氧化氢酶（CAT）等进而发生氧化应激损伤。

3.2.1.2　顺铂诱导炎症反应

顺铂刺激肌体炎症发生时会产生多种细胞因子，其中肿瘤坏死因子（TNF）和白细胞介素（IL）是其最主要的细胞因子，TNF 细胞根据产生情况不同分为 TNF-α 和 TNF-β。目前，顺铂导致肾损伤的研究主要集中在 TNF-α。顺铂注射后，小鼠体内的 TNF-α 水平显著升高，而在敲除相关基因或者使用 TNF-α 拮抗剂后发现肾毒性得到了缓解。此外，由 TNF-α 诱导而产生的活性氧簇（ROS）可以激活核因子激活的 B 细胞的 κ-轻链增强（NF-κB），转录因子 NF-κB 可以通过上调多种炎症因子的表达，如 TNF-α、IL-1、IL-6 等，从而加重体内炎症反应。同时，TNF-α 与 NF-κB 还可以在增强顺铂对 c-Jun 氨基末端激酶（JNK）的活化中起到协同作用，而 ROS 也可以激活半胱天冬酶

（caspase）、B淋巴细胞瘤-2（Bcl-2）、丝裂原激活的蛋白激酶（mitogen-activated protein kinase，MAPK）和NF-κB等家族蛋白，实现顺铂的肾损伤途径。

3.2.1.3 顺铂诱导细胞凋亡

顺铂进入肌体后可导致线粒体途径的细胞凋亡。在线粒体凋亡中，促凋亡蛋白Bax的表达增加，而抗凋亡蛋白Bcl-2的表达降低，它们被认为是肾小管细胞凋亡的两个重要成员。此外，顺铂肾毒性导致细胞凋亡的另一个中心机制是通过激活半胱天冬酶（caspase）而产生促凋亡效应。而caspase-3是导致细胞凋亡、细胞骨架分解以及与其有关的细胞变化的基本凋亡调节因子。

同时，顺铂注射后产生的ROS也激活了坏死和凋亡的一系列下游蛋白，尤其是MAPK家族蛋白。MAPK家族由三种主要的丝氨酸/苏氨酸激酶蛋白组成，包括JNK MAPK、ERK MAPK和p38 MAPK，它们均与细胞增殖、分化、炎症、细胞凋亡和细胞死亡有着密切的联系。

3.2.1.4 顺铂诱导细胞自噬

自噬是一种高度保守的大量蛋白质降解途径，涉及长寿命蛋白质、受损细胞器和易聚集蛋白质的周转。在肌体受到药物和外界刺激时，部分细胞质和细胞器被吞没在称为自噬体的双膜囊泡中，这种自噬体与溶酶体融合，导致各种溶酶体水解酶对螯合物质进行降解，降解之后生成氨基酸，然后再循环用于大分子合成。虽然在生理条件下发生的低水平的组成型自噬实现了细胞内稳态功能，如蛋白质和细胞器周转，但自噬在各种病理条件下会上调以去除受损的细胞质成分，从而防止疾病状态。

3.2.1.5 其他

除上述几种机制外，其中DNA损伤、线粒体功能障碍、硝化应激等也成为常见的诱导机制，在顺铂急性肾损伤中发挥重要的作用。

3.2.2 顺铂肾毒性研究现状

顺铂所致的肾毒性已成为当前临床化疗中急需解决的问题，对其防护措施的探究也是近年来科研工作的热点。先前学者根据不同的靶标和分子作用机制的差异，对不同的基因、制剂和信号靶点进行深入研究，例如研究发现，有机阳离子转运体2（OCT 2）-SLC22A2（亦称为：溶质载体家族22）及其抑制剂西咪替丁等基因会常参与到顺铂肾脏的转运过程中。在目前的临床治疗上，常用于缓解顺铂诱导肾毒性的方法很多，比如输注高渗盐水、应用利尿剂和采用水化疗法等。在此基础上通过调整给药时间、给药的速度以及给药途径等对顺铂肾毒性起到一定的肾脏保护作用。近年来，许多学者们也报道了一些中药类人参皂苷 CK、Rg3、Rg5 等对防护顺铂所致肾毒性显现出较好的疗效，而不会影响顺铂的抗肿瘤活性（表 1-3-2）。

表 1-3-2　目前中药对顺铂肾毒性的治疗方案

类别	举例
单味中药	当归、黄芪、灵芝、西洋参
中药复方	琼玉膏、十全大补汤、加味黄连阿胶汤、五苓散
中药成分	灵芝多糖、灯盏花素、白藜芦醇、姜黄素

3.2.3　顺铂肾毒性的前景展望

临床试验已经证明顺铂导致的肾毒性的可能相关机制是多元的。目前，我们通过干预动物模型以及单纯针对某一方向采取治疗只产生了部分保护的效果，其潜在的治疗目标还应兼顾各个方向的相关机制并采取综合措施或联合用药。其次，还需进一步明确不同机制在顺铂肾毒性中的作用，综合考察其防护措施的有效性，最终确立具有较好临床意义的防护措施，既达到有效的肾毒性防护作用，又不降低顺铂抗癌活性，能真正在一定程度上为顺铂肾毒性防护措施的研究开辟新的思路。随着近年来对顺铂肾毒性潜在机制的研究逐渐深入，顺铂在肾上皮细胞中的转运、细胞核和线粒体 DNA 损伤、多种途径激活细胞死亡以及强烈炎症反应的发生等方面机制比较明确。然而，多种途径如何联合诱发一个显著的肾脏损伤仍然在很大程度上是未知的。尽管有潜在的治疗靶点，但在动物模型中的干预仅对肾脏毒性产生部分保护。此外，此类干预措施对顺铂化疗有效性的影响尚未得到充分的研究。因此，应开辟新的途径来加强顺铂在基础癌症治疗方面的作用。在临床试验上提出新的有效的联合预防策略，以针对各种与顺铂肾毒性相关的分子机制是当前研究的关键问题。

基于上述研究进展，立足于传统中医药理论，聚焦具有潜在开发价值的人参、西洋参非传统药用部位，本书结合团队多年的研究结果，针对人参、西洋参传统非药用部位的综合开发利用以及对现代主要的药理作用进行深入探究，尤其在人参花蕾中进行丙二酰基人参皂苷的成分挖掘和结构解析，人参、西洋参非传统药用部位有效成分的工业化提取，人参热裂解皂苷 Rg3、Rk1 和 Rg5 的高效定向转化以及人参、西洋参非传统药用部位对药源性肝肾损伤的保护作用方面取得了创新性进展，以期为人参、西洋参非传统药用部位的深度开发提供科学依据。

第 2 篇

人参、西洋参非传统药用部位
综合开发与利用

随着中医药事业的蓬勃发展，人参和西洋参作为我国中药的代表性药用植物，因其具有多重生物活性，现已用于饲料添加剂、中兽药、日化用品以及功能性食品进而导致人参、西洋参药用植物资源利用较多，而其非传统药用部位往往被废弃，大量研究表明，药用植物非传统药用部位常具有与药用部位类似的化学基础，具有较好的生物活性，有极大的开发潜力和良好的应用前景。

众所周知，人参根及根茎一般需 4～5 年方可用于临床使用，而人参茎叶、花蕾、果实则每年均可采收，若对非传统药用部位进行充分利用，并进行精细加工，可大幅度提高人参、西洋参产业的附加值。目前人参、西洋参非传统药用部位主要应用于皂苷类等成分的提取原料，也可制成茶饮、酒饮、化妆品、保健品及药品开发等诸多方面。其中药品及保健品剂型主要为胶囊、颗粒、口服液等。二者作为我国种植面积最广、应用最为广泛，极具市场价值的名贵中草药，其花蕾、果实和茎叶等非传统药用部位蕴含着丰富的化学成分，具备较强的药用价值。但由于人参、西洋参地上部分多年来一直不受重视，不仅未产生应有的价值，反而为农户种植带来了处理负担，加强人参、西洋参非传统药用部位的综合开发利用，可有效增加其资源利用率，减少副产物的浪费，而且产量稳定，能扩大收益、增加特色农产品的附加值，同时更能促进中药产业的良性可持续性发展。

本部分基于当前人参、西洋参非传统药用部位的研究背景，并结合人参不同部位的成分分类以及生物学特点，秉持高效、经济、可持续的原则，人参、西洋参非传统药用部位的开发思路如图 2-1 所示。但值得注意的是，二者非传统药用部位的化学成分复杂，且各含量差异较大，结构类型多样，进一步导致生物活性差别明显。所以对二者茎叶、花蕾、果实等非传统药用部位的化学成分、药理作用和开发利用情况仍有待进一步探讨。同时，也有必要对人参、西洋参不同部位化学成分的空间分布进行深入探究，利用基因组学、蛋白质组学、代谢组学和转录组学之间的多学科合作来研究人参不同部位化学成分的生理功能。注重人参和西洋参药用植物资源高效开发利用的研究，必将为人参非传统药用部位的深度开发及药用新途径提供新的思路。加强人参、西洋参非传统药用部位的高效开发利用，完善人参花蕾中的丙二酰基人参皂苷进行高效提取及结构解析，能进一步丰富二者非传统药用部位的活性成分，为人参原生皂苷的研究提供理论依据；同时依据皂苷转化原理，实现了人参热裂解皂苷的高效定向转化，为人参稀有皂苷的产业化制备提供新工艺，为后续人参、西洋参非传统药用部位的活性探究提供物质基础。

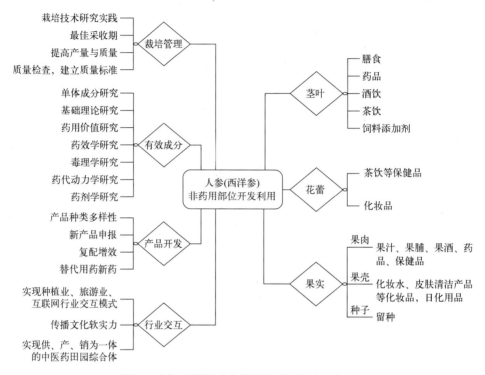

图 2-1 人参、西洋参非传统药用部位的综合开发利用

更为重要的是，人参、西洋参作为传统中草药已应用多年，但对其非传统药用部位的研究尚处于起步阶段，除加强有效成分的提取分离以及药理作用探索等方面外，还要坚持中西医结合、中西药并用，注重产量及质量，致力于产品开发，将人参、西洋参非传统药用部位与其他中药配伍使用，实现复配增效。同时，加强基础理论研究，着手构建非传统药用部位的药用价值及药效学研究、毒理学研究、药代动力学研究、药剂学研究，加强质量检查、建立质量标准等多角度、全方位的研究体系。更要加强栽培技术与管理，实现种植业、旅游业、互联网行业交互模式，传播文化软实力，推动乡村振兴，销售以人参非用药部位制成的食品、文创品、日化用品等，实现供、产、销为一体的中医药田园综合体。

1

人参、西洋参非传统药用部位有效成分的工业化提取工艺流程

人参非传统药用部位（茎叶、花蕾、果实）每年均可采收，资源较为丰富，同时价格与人参根相比，更为经济。加强非传统药用部位的开发利用，其高效提取工艺是工业化制备有效成分的关键，同时也是对其精细加工的首要条件。本章将根据人参、西洋参非传统药用部位的生物学特点，以西洋参果实为例，对其皂苷类成分进行工业化提取，并利用萃取、大孔树脂吸附进行纯化，通过优选十种大孔吸附树脂的吸附容量及西洋参果总皂苷的吸附量，从而获得高纯度的总皂苷，为人参、西洋参非传统药用部位中人参皂苷的分离和纯化提供相关的理论依据，以期为人参、西洋参非传统药用部位的综合开发利用提供物质基础。

1.1 实验材料

实验所用的西洋参果，采自吉林省抚松县，并经吉林农业大学王英平教授鉴定为西洋参（*Panax quinquefolius* L.）的果实；

有机溶剂：乙腈为上海麦克林生化科技股份有限公司色谱纯；其他试剂为北京化工厂的分析纯；

LSA-10 型，LSA-30 型大孔吸附树脂：西安蓝晓科技新材料股份有限公司；

D-101 和 DA-201，天津市海光化工有限公司；

D4020 和 D101C，南开大学化工厂；

XDA-5，西安保赛天恒生物技术股份有限公司；

HPD-300，HPD-500 和 HPD-600，沧州宝恩吸附材料科技有限公司；

Sephadex LH-20，上海前尘生物科技有限公司；

柱色谱用硅胶及薄层色谱用硅胶，青岛海洋化工厂；

高效液相色谱仪，日本岛津 HPLC 色谱仪；

大型旋转蒸发仪，Heidolph；小型旋转蒸发仪，BUCHI；

真空抽滤泵，天津市医疗器械二厂。

1.2　实验方法

1.2.1　西洋参果提取

西洋参果渣（去籽后）25kg，以 70％乙醇浸提三次，浸提液浓缩至相对密度 1.14 后，水提醇沉过滤，滤液浓缩后再次以蒸馏水溶解，过滤出水不溶部分，浓缩至相对密度 1.14 备用，其提取工艺流程如图 2-1-1 所示。

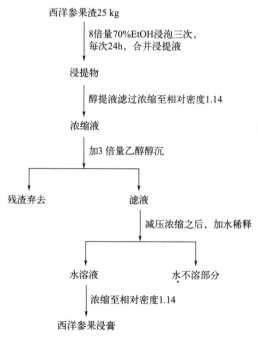

图 2-1-1　西洋参果有效成分提取流程图

1.2.2　西洋参果浸膏分离前处理

将上述制得的西洋参果浸膏，作为分离样品，分别按下述操作进行前处理：

（1）树脂柱体积的测定　取 1.0kg D301R 型弱极性阴离子树脂加入 1L 蒸馏水，装入下部用脱脂棉塞住的玻璃柱内，待水面与玻璃柱树脂面平齐时，用夹子夹住玻璃柱乳胶管，流出液倒入量筒内测量体积，经过测定柱体积为 500mL。

（2）树脂柱活化除杂　用 3％HCl 处理 3～4h，用蒸馏水冲洗至中性，再用 3％NaOH 处理 3～4h，用蒸馏水冲洗至中性。

（3）脱色　西洋参果由于含有大量的色素，对皂苷成分分离影响很大，本研究组已通过前期试验，认为 D301R 型大孔树脂对西洋参果溶液中人参皂苷保留率最高，最佳条件为温度 40℃、pH 5.30 和流速 1BV/h，西洋参果溶液为 10mg/mL，其脱色率为 84.26％±1.56％，皂苷保留率为 88.75％±1.86％。因此，本章在此基础上进行操作，最大限度去除色素的干扰，合并洗脱液和冲洗液，旋转蒸发仪浓缩，低温干燥得到脱色后西洋参总苷 1.40kg。

（4）萃取　将除色后的样品 1.40kg 用蒸馏水在烧杯中溶解，加入 1∶1 体积石油醚萃取，反复萃取 3 次，石油醚萃取溶液装入旋瓶内，旋转蒸发仪回收石油醚。

水层加入 1∶1 体积乙酸乙酯萃取，反复萃取 3 次，乙酸乙酯萃取溶液装入旋瓶内，旋转蒸发仪回收乙酸乙酯。

1.2.3　大孔树脂富集人参皂苷

1.2.3.1　大孔树脂吸附容量和总皂苷得率的考察

大孔吸附树脂预处理：大孔吸附树脂用 5％的盐酸溶液浸泡 2～4h，然后用蒸馏水洗至中性；再用 5％的氢氧化钠溶液浸泡 4h，然后用蒸馏水洗至中性备用。

吸附容量的确定：分别称取 10 种大孔吸附树脂各 25g，用蒸馏水装柱，装入下端用棉花塞好的直径×长度（2cm×40cm）的玻璃柱中，用水冲洗至大孔吸附树脂完全沉降后，待水面降至大孔吸附树脂面时，各加入约 40.0mL（西洋参果总皂苷浓度为 51.09mg/mL）已脱色的西洋参果浸膏溶液，吸附 2h

后，过柱流出液重吸附一次，静置吸附 12h，过量部分单独放置。用蒸馏水洗脱，收集洗脱液 50mL 一份，滤速 1.5mL/min，至流出液无色。每柱收集约 10 份洗脱液，分别减压浓缩，并定容至 20mL。按西洋参果提取液总皂苷测定方法测定总皂苷含量，计算吸附量。重复实验，每柱加入 56.0mL 西洋参果浸膏溶液，其他方法同上（表 2-1-1）。

表 2-1-1　大孔吸附树脂吸附西洋参果总皂苷容量

树脂型号	上样液中总皂苷含量/mg	过柱液总皂苷含量/mg	树脂吸附量/mg	吸附容量/(mg/g)	70%乙醇洗脱总皂苷量/%
LSA-10	2029.02	378.79	1650.23	66.01	1320.18
	2864.12	1192.56	1671.56	66.86	1350.23
D-101C	2029.12	386.80	1642.32	65.69	1312.35
	2864.12	1195.41	1668.71	66.75	1335.62
D-101	2029.02	394.24	1640.78	65.63	1319.62
	2864.12	1203.58	1666.54	66.66	1346.01
LSA-30	2029.02	418.11	1600.91	64.04	1264.72
	2864.12	1237.55	1626.57	65.06	1289.91
HPD-300	2029.02	438.19	1599.83	63.99	1311.86
	2864.12	1243.21	1620.91	64.84	1335.04
D4020	2029.02	526.02	1503.00	60.12	1277.55
	2864.12	1333.89	1530.23	61.21	1300.37
DA-201	2029.02	552.02	1477.00	59.08	1280.10
	2864.12	1359.97	1504.15	60.17	1300.86
HPD-500	2029.02	598.52	1430.50	57.22	1173.01
	2864.12	1399.77	1464.35	58.57	1200.90
HPD-600	2029.02	650.77	1378.25	55.13	1186.25
	2864.12	1451.13	1412.99	56.52	1198.98
XDA-5	2029.02	727.77	1301.25	52.05	1040.83
	2864.12	1528.97	1335.15	53.41	1065.25

1.2.3.2　不同吸附时间大孔吸附树脂吸附容量的测定

取 5 根处理过的 LSA-10 大孔吸附树脂柱（每根柱 25g 树脂）上样，样品均为 40mL 西洋参果样品液（西洋参总皂苷浓度为 51.09mg/mL），吸附时间分别为 2h、4h、7h、10h、12h，而后分别以蒸馏水洗脱，收集洗脱液并定容。步骤同 1.2.3.1 大孔树脂吸附容量和总皂苷得率的考察。结果见表 2-1-2。

表 2-1-2　不同吸附时间对大孔吸附树脂吸附西洋参果总皂苷容量的影响

时间 /h	进样量 /mg	蒸馏水洗脱液中 总皂苷含量/mg	吸附量 /mg	吸附容量 /(mg/g)
2	2043.6	402.26	1641.34	65.65
4	2043.6	406.04	1637.56	65.50
7	2043.6	390.69	1652.91	66.12
10	2043.6	395.62	1650.98	66.04
12	2043.6	392.44	1651.16	66.05

1.2.3.3　不同比例洗脱液对西洋参果总皂苷洗脱的影响

在上述研究确定树脂吸附及吸附容量的基础上，取 LSA-10 大孔树脂按上述操作加入西洋参果样品液，静置 8h 后，分别用 3 个柱体积洗脱液洗脱，洗脱液分别为水、10％乙醇溶液、15％乙醇溶液……100％乙醇溶液，分别收集洗脱液旋转至蒸发仪浓缩，定容至 25mL 容量瓶中，将不同比例的洗脱液分别进高效液相色谱分析得到色谱图如图 2-1-2。

从色谱图可以看出水洗脱和 25％乙醇洗脱未见皂苷成分，乙醇浓度大于75％，色谱图也没有明显二醇组皂苷和三醇组皂苷成分。因此，选择 30％～75％的乙醇为西洋参果总皂苷的洗脱液。

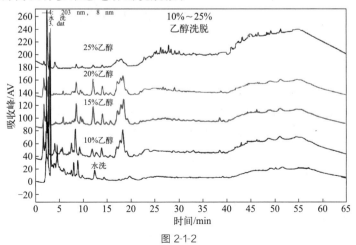

图 2-1-2

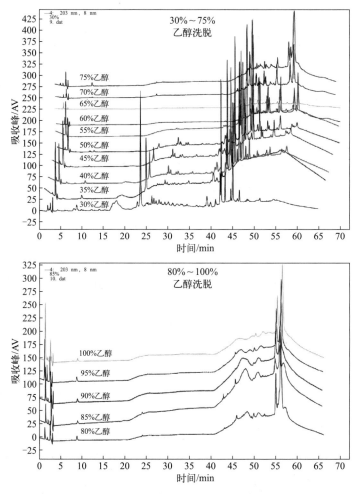

图 2-1-2　不同乙醇洗脱液的 HPLC 分析

1.3　小结

通过 10 种大孔吸附树脂对西洋参果总皂苷吸附量的考察，由表 2-1-1 可以看出 LSA-10 大孔吸附树脂吸附量最大，依次是 D101C、D-101、LSA-30、HPD-300、D4020、DA-201、HPD-500、HPD-600、XDA-5。再通过不同吸附时间对大孔吸附树脂吸附西洋参果总皂苷容量的考察，由表 2-1-2 可以看出在 2~12h，树脂吸附总皂苷量为 65.50~66.12mg/g，在 7h 达到最大吸附，而且随时间延长吸附量变化不大，所以确定大孔吸附树脂吸附时间为 7h。再结合 HPLC 分析不同乙醇洗脱液中总皂苷的流出情况，其中乙醇比例为 30％～75％时，总皂苷流出情况最为明显，故选取 30％～75％作为西洋参果总皂苷溶出的洗脱液，并根据需要选择合适的洗脱液。该研究为人参、西洋参非传统药用部位的工业化提取提供理论参考，也为后续人参、西洋参非传统药用部位的综合开发利用提供物质基础和技术支撑。

人参花蕾中丙二酰基人参皂苷的
提取分离和结构鉴定

由于丙二酰基人参皂苷的不稳定性，其单体化合物的分离纯化非常困难，对该类化合物的研究相对缓慢。常规的提取分离方法往往依赖于加热进行提取和浓缩，这些分离过程会造成丙二酰基人参皂苷的降解变性，因此在分离提纯单体的过程中必须控制好温度和溶剂 pH 值等条件。传统的纯化方法采用水饱和正丁醇萃取来分离中性人参皂苷和丙二酰基人参皂苷，丙二酰基人参皂苷保留在水中，而中性人参皂苷集中在正丁醇相中。本论文通过研究，修正了前人关于此操作的论述：水饱和正丁醇萃取会造成丙二酰基人参皂苷含量的损失，经过三次萃取后，大部分丙二酰基人参皂苷在水相中的保留率低于 40%，并不是大部分保留在水中。

实验前期通过对人参各部位材料进行检测分析发现，人参花蕾中的中性人参皂苷和丙二酰基人参皂苷的含量显著高于根、茎、叶、果实等部位，因此本文选取人参鲜花蕾作为实验材料，采用现代分离纯化手段，利用高效液相色谱-质谱联用对每一步获得的组分进行检测分析，共分离得到了 15 种化合物，鉴定了其中的 12 种。分别为：丙二酰基人参皂苷 Re、Rb1、Rb2、Rc、Rd；人参皂苷 Ro、Rg1、Re、Rb1、Rb2、Rc、Rd。并首次对它们的 ^{1}H-NMR 和 ^{13}C-NMR 数据进行了完全归属，补充了丙二酰基人参皂苷类化合物的氢谱数据，并结合 2D NMR 技术（HSQC、HMBC、^{1}H-^{1}H COSY、NOESY）对文献中个别碳谱数据进行了一些修正。

2.1　仪器与实验材料

2.1.1　主要实验仪器

2.1.1.1　质谱测定

Agilent 1200 Series 型高效液相色谱仪和 6310 Ion Trap LC/MS（美国安捷伦）：G1322A 脱气机；G1311A 四元泵；G1329A 自动进样器；G1316A 柱温箱；G1315D 二极管阵列检测器；Agilent TC-C_{18} 色谱柱，250mm×4.6mm，5μm；电喷雾离子阱质谱仪（Agilent 6310）；

高分辨率质谱仪：Q-Exactive 质谱仪（Thermo Scientific，Bremen，Germany）；

核磁测定：Bruker AV600（600MHz）超导核磁共振仪；

红外光谱：Bruker Vertex 70 FT-IR 光谱仪；

熔点检测：WRX-4 型显微熔点仪（未校正），上海易测仪器设备有限公司；

高效液相色谱仪（日本岛津 10Avp）：LC-10ATvp 型液相色谱泵，SIL-10ADvp 型自动进样器；CTO-Avp 型色谱柱恒温箱，CLASS-VP 色谱工作站，SPD-M10Avp 二极管阵列检测器；色谱柱：Hypersil ODS 柱（5μm，4.6mm×250mm）；

制备液相色谱仪：Varian 半制备柱，Varian C_{18}-A 10μm（100mm×250mm）；PS-218 二元泵，prostar 325 紫外检测器。

2.1.1.2　其他仪器

EYELA DRC-1100 冷冻干燥机，EYELA 东京理化器械株式会社；

HH-6 数显恒温水浴锅，常州澳华仪器有限公司；

101-1 电热恒温鼓风干燥箱，上海路达实验仪器有限公司；

R300 旋转蒸发器，上海申生科技有限公司；

SK8200H 超声波清洗仪，上海科导超声仪器有限公司；

电子分析天平，梅特勒 TOLEDO；

YFLC-AI-580 YAMAZEN 全自动中压制备色谱系统，硅胶柱（Hi-Flash 柱，硅胶：40μm，26mm×150mm 柱，YAMAZEN 株式会社）。

2.1.2　试剂与实验材料

试剂与实验材料见表 2-2-1。

表 2-2-1　试剂与实验材料

名称	级别/型号	生产厂家
大孔树脂	AB-8	青岛海洋化工厂
甲醇	分析纯	北京化工厂
乙腈	色谱纯	美国赛默飞世尔科技公司
正丁醇	分析纯	美国赛默飞世尔科技公司
二氯甲烷	分析纯	北京化工厂
乙醇	分析纯	北京化工厂
石油醚	分析纯	北京化工厂
乙酸乙酯	分析纯	北京化工厂
硫酸	分析纯	北京化工厂
乙酸	分析纯	北京化工厂
吡啶	分析纯	北京化工厂
柱色谱硅胶	Hi-Flash 柱[$40\mu m$, i. d. 26mm(内径)$\times$150mm 柱]	北京化工厂 YAMAZEN 株式会社
正相薄层色谱板	Kieselgel 60 F_{254}	德国 Merck 公司
反相薄层硅胶板	Silica gel 60 RP-18 F_{254}S	德国 Merck 公司

2.1.3　药材

鲜人参于 2012 年 9 月采自吉林省抚松县，鲜花蕾于 2013 年 5 月采自吉林省抚松县，经吉林农业大学王英平教授鉴定为五加科（Araliaceae）人参属植物人参（*Panax ginseng* C. A. Meyer）。

2.2　人参皂苷在正丁醇/水两相的分配关系

2.2.1　样品溶液制备

取鲜人参须根 4.0g，粉碎后用 80％甲醇渗滤提取，提取液于 40℃减压浓缩至干，然后用适量蒸馏水溶解并定容到 100mL 容量瓶中作为粗提液，从粗提液中取 30mL，用水饱和正丁醇萃取（1∶1，V/V）三次，上述萃取实验重复三次，从每次萃取操作的水相中吸取 1mL 留样和正丁醇相以及粗提液作为待测样品，过 0.25μm 微孔滤膜后进高效液相色谱-质谱联用仪进行检测分析。

2.2.2　色谱条件

流动相 A 为 2.5mmol/L 乙酸铵水溶液，B 为 90％乙腈水溶液（含 2.5mmol/L 乙酸铵），流速 1mL/min，柱温 35℃，进样体积 5μL。洗脱条件：0～4min，17.5％B；4～9min，17.5％～28.9％B；9～19min，28.9％～40％B；19～24min，40％B；24～34min，40％～53％B；34～38min，53％B。

质谱条件：ESI 源；负离子模式；雾化气压力 25psi（1psi＝6894.757Pa）；

干燥气流量 8L/min；干燥气温度 350℃。

2.2.3 结果

2.2.3.1 不同结构类型皂苷 W/O（水/油）分配比例

图 2-2-1 所示为不同人参皂苷的反相色谱保留时间及其 W/O 的关系图。从图中可以看出人参皂苷在反相色谱上保留时间与 W/O 没有显著的依赖性关系，不同人参皂苷在两相中的分配比例有较大的差异。丙二酰基人参皂苷在水中的分配比例远高于正丁醇，最高达 12 倍。中性人参皂苷在正丁醇中分配比例大于水中的比例：齐墩果酸型人参皂苷 Ro 最高；其次为原人参二醇型皂苷；原人参三醇型皂苷的分配比例最小，水中分配比例最小的人参皂苷 Rf 和 Rg2 在水中的分配比例约为正丁醇中的 1%。

与三醇型人参皂苷相比，二醇型人参皂苷虽然在反相色谱中的保留时间较大，但是在水相中的分配比例远大于相应保留时间的三醇型人参皂苷。这种现象的原因可能与分子间作用力的类型不同有关。反相色谱中，分子与固定相的作用力与分子中的疏水结构有关，三醇型人参皂苷的苷元部分比二醇型皂苷多

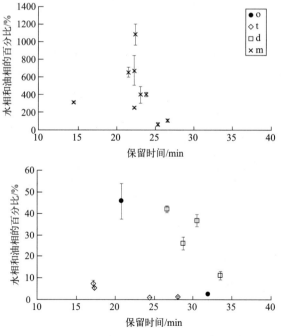

图 2-2-1 不同人参皂苷 W/O 分配比例（n=3）

W/O 为化合物经等体积水饱和正丁醇萃取后在水相和油相中分配的百分比。o 代表齐墩果酸型人参皂苷类物质，t 代表三醇型人参皂苷类物质，d 代表二醇型人参皂苷类物质，m 代表丙二酰基人参皂苷类物质

一个羟基，因此疏水性降低，保留时间较小。而 W/O 与分子中亲水基团的数目相关，人参皂苷 Rb1、Rb2、Rc 和 Rb3 结构上均有 4 个糖的结构单元，因此在水中的分配比例较大。Re 只含 3 个糖结构单元，而且有一个亲水性较低的鼠李糖，因此在水中的分配比例与同样含有 3 个糖的结构单元的人参皂苷 Rd 接近。Ro 含有 3 个糖结构单元，但是含有一个亲水的羧基，因此在水中的分配比例与含有四个糖单元的人参皂苷 Rb1 接近。姜状三七皂苷 R1 含有 2 个糖单元，其在水中的分配比例与人参皂苷 Rg1 接近。

2.2.3.2　相同结构类型皂苷 W/O 分配比例比较

人参皂苷在 W/O 两相中的分配比例与保留时间无相关性，但是相同结构类型人参皂苷的 W/O 分配比例与该化合物的色谱保留时间呈明显的负相关。二醇型丙二酰基人参皂苷 W/O 与保留时间之间呈负指数相关，相关系数达0.758，二醇型皂苷和三醇型皂苷的 W/O 与保留时间之间的负指数相关系数分别为 0.776 和 0.876。由于检测到的化合物数量较少，三醇型丙二酰基人参皂苷和齐墩果酸型人参皂苷无法计算。

2.2.3.3　三次萃取后水相和正丁醇相中的皂苷含量比例

经过三次萃取得到的正丁醇相和水相中人参皂苷占总量的百分比如表 2-2-2 所示。与传统观点不同的是，虽然丙二酰基人参皂苷在水相中的分配比例高于正丁醇相，但是经过三次正丁醇萃取后，大部分的丙二酰基人参皂苷在水相中的含量低于总量的 40%，因此采用正丁醇萃取的方法实现中性人参皂苷和丙二酰基人参皂苷分离的回收率非常低。经过三次萃取后，中性人参皂苷几乎全部被分配到正丁醇相。

表 2-2-2　三次萃取得到的正丁醇相和水相中人参皂苷占总量的百分比 (n＝3)

成分	正丁醇/%	水/%①	成分	正丁醇/%	水/%①
M-Re	61.2±2.02	29.3±1.82	Ro	91.0±4.56	ND
M-Rb1	36.1±1.87	36.6±8.61	Re	98.4±4.58	ND
M-Rc	57.9±5.79	3.2±1.35	Rg1	101.0±4.42	ND
M-Ra1	24.9±1.97	61.5±13.43	Rf	102.3±1.57	ND
M-Rb2	51.0±2.10	18.5±9.70	Rb1	99.7±1.78	2.5±0.91
M-Rd	79.3±2.33	1.4±0.29	Rc	103.7±2.93	1.4±0.67
M-Rd is	81.4±6.68	6.4±1.34	Rb2	100.0±2.96	2.4±0.85
			Rd	106.6±2.85	0.2±0.09

① 最后一次萃取后，水溶液中人参皂苷含量较低，数据存在一定的误差，有些皂苷的最终回收率不是 100%；ND，未检出。

注：M-Re (malonyl-ginsenoside Re，丙二酰基人参皂苷 Re)；M-Rb1 (malonyl-ginsenoside Rb1，丙二酰基人参皂苷 Rb1)，下同。

2.2.4　讨论

综上所述，不同人参皂苷在正丁醇和水两相中的分配比例有很大的差异；其中丙二酰基人参皂苷在水中的分配比例大于其在正丁醇中的分配比例，中性人参皂苷在水中的分配比例小于其在正丁醇中的分配比例。与人参皂苷类物质在反相色谱中的保留规律不同，人参皂苷在水中的分配比例与其结构中所含有的亲水基团的数目有关，结构中糖单元和羧基的数目越多，其在水中的分配比例越大。经过三次水饱和正丁醇萃取，中性人参皂苷基本上全部转移到正丁醇相；虽然丙二酰基人参皂苷在正丁醇中的分配比例小于其在水中的分配比例，但经过三次萃取后，大部分丙二酰基人参皂苷在水相中的保留率低于 40%。

2.3　化合物的分离、纯化、鉴定

2.3.1　概述

利用醇提水沉、萃取、大孔树脂柱吸附等方法进行提取富集；利用中压硅胶柱色谱、制备高效液相色谱等分离方法；利用过滤、重结晶等纯化方法，从人参（*Panax ginseng*）花蕾中分离纯化得到了 15 种化合物，并通过理化性质分析和波谱（IR、MS、^{13}C MNR、^{1}H NMR 等）数据鉴定其中的 12 种，包括 5 种丙二酰基人参皂苷和 7 种中性人参皂苷。

2.3.2　提取与富集

（1）提取　人参花蕾（鲜重）2.0kg，冻干后装柱以 20 倍柱体积甲醇进行渗漉提取，合并提取液，40℃下减压浓缩至无醇味后低温（−10℃）放置过夜沉降叶绿素；

（2）萃取　低温放置后的上清液通过石油醚萃取 3~4 次以进一步去除叶绿素；

（3）富集　将步骤（2）萃取液的下层（HPLC/MS 图见图 2-2-2）加入大孔吸附树脂柱 AB-8 上吸附，先以水洗脱掉提取液中少量的糖、无机盐、色素等杂质，以 30% 乙醇洗脱，所得洗脱液经高效液相色谱-质谱联仪检测结果（图 2-2-3、图 2-2-4）分为 A、B 两组分；再以 60% 乙醇洗脱得组分 C（227g），最后以 100% 乙醇洗柱。

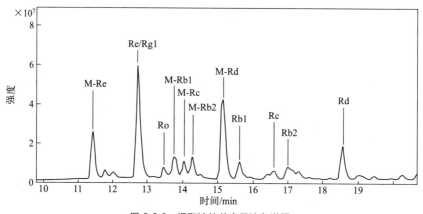

图 2-2-2　提取液的总离子流色谱图

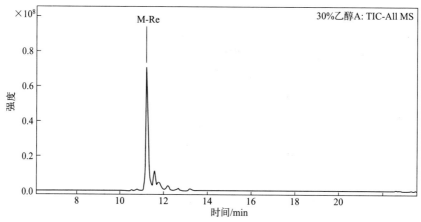

图 2-2-3　组分 A 的总离子流色谱图

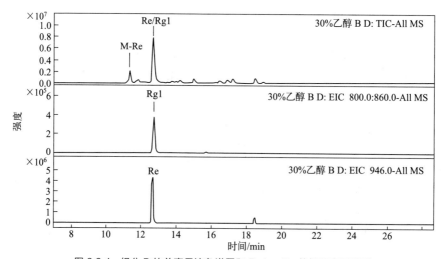

图 2-2-4　组分 B 的总离子流色谱图和 Rg1、 Re 的提取离子流图

2.3.3   分离纯化

① 将提取得到的组分 A 利用中压硅胶柱色谱进行初步纯化，以 CH_2Cl_2-MeOH-H_2O [(3∶1∶0.1)～(2∶1∶0.1)～(1∶1∶0.1)]进行洗脱，得三个组分：A1、A2、A3，组分 A2 继续利用制备液相色谱以 30% 乙腈进行恒梯度洗脱，制备得到化合物 1；

② 将组分 B 以溶剂系统甲醇-水 [(1∶1)～(3∶2)～(4∶1)]为洗脱液，经 ODS C_{18} 柱色谱得到组分 B1、B2、B3，组分 B2 继续以 CH_2Cl_2-MeOH [(5∶1)～(4∶1)]为洗脱溶剂利用低压硅胶柱色谱分离得到化合物 7、8；

③ 组分 C 以 CH_2Cl_2-MeOH [(3∶1)～(2∶1)～(2∶3)]为溶剂进行梯度洗脱，利用中压硅胶柱色谱进行分组，根据高效液相色谱-质谱联仪检测结果（图 2-2-5、图 2-2-6）分成三组分 C1、C2、C3；

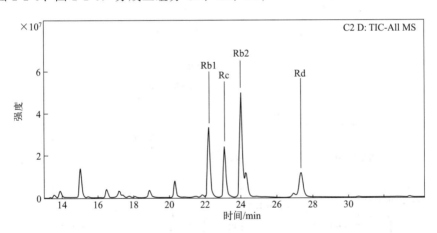

图 2-2-5   组分 C2 的总离子流色谱图

④ 组分 C2 以 60%～80% 甲醇为洗脱溶剂，用 ODS C_{18} 进行分离纯化得到化合物 9、10、11、12；

⑤ 组分 C3 利用制备液相色谱以 29%～34% 乙腈进行梯度洗脱，分离得到化合物 2、3、4、5、6（以上分离流程见图 2-2-7）。

2.3.4   人参皂苷的结构鉴定

2.3.4.1   化合物 1 的结构鉴定

白色粉末，易溶于甲醇、水，熔点 170.4～171.3℃。TLC 检测，以 10%

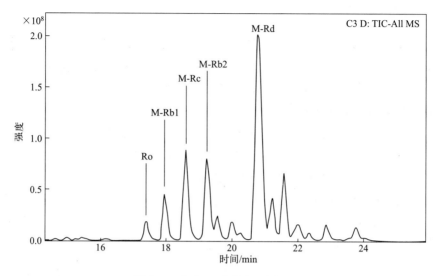

图 2-2-6　组分 C3 的总离子流色谱图

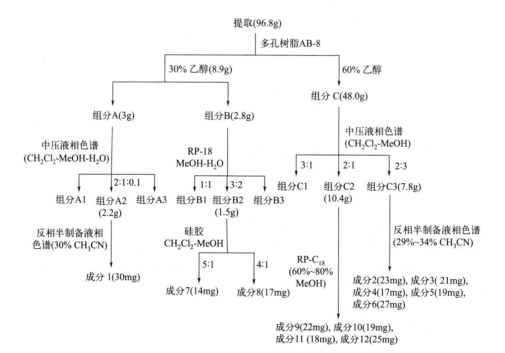

图 2-2-7　人参花蕾提取液分离流程图

CH₃CN—乙腈；CH₂Cl₂-MeOH-H₂O—二氯甲烷-甲醇-水

硫酸乙醇溶液显色，105℃下加热呈紫红色。乙酸酐-浓硫酸（Liebermann-Burchard）反应呈阳性，α-萘酚反应阳性，可推断该化合物为三萜皂苷类。ESI-MS 给出如下碎片离子峰 m/z 1031.4 $[M-H]^-$，987.6 $[M-H-CO_2]^-$，945.4 $[M-COCH_2COOH]^-$，927.8 $[M-COCH_2COOH-H_2O]^-$，783.7 $[M-COCH_2COOH-glu]^-$，637.5 $[M-COCH_2COOH-rha-glu]^-$，475.3 $[M-COCH_2COOH-rha-2glu]^-$（表 2-2-3），推测其分子量为 1032。进一步由 HRESIMS $[M+Na]^+$：m/z 1055.5391 $[M+Na]^+$（$C_{51}H_{84}NaO_{21}$，1055.5397）可以推断其分子式为 $C_{51}H_{84}O_{21}$，IR 吸收峰：3403cm^{-1}（羟基），1730cm^{-1}（羰基），1599cm^{-1}（双键），1385cm^{-1}（甲基），1077cm^{-1}（O-糖苷键）。

表 2-2-3　化合物 1 的 HPLC-MS 数据归属

m/z	碎片归属	m/z	碎片归属
1031.4	$[M-H]^-$	783.7	$[M-COCH_2COOH-glu]^-$
987.6	$[M-H-CO_2]^-$	637.5	$[M-COCH_2COOH-rha-glu]^-$
945.4	$[M-COCH_2COOH]^-$	475.3	$[M-COCH_2COOH-rha-2glu]^-$
927.8	$[M-COCH_2COOH-H_2O]^-$		

化合物 1 的 ^1H NMR（600MHz，C_5D_5N）中可以见到八个甲基信号：$[\delta_H$ 0.93（6H，s），H-19；H-30；1.15（3H，s），H-18；1.33（3H，s），H-29；1.53（3H，s），H-27；1.54（3H，s），H-21；1.63（3H，s），H-26；2.07（3H，s），H-28]；一个双键质子：$[\delta_H$ 5.28（1H，t），H-24]；三个糖端基质子：$[\delta_H$ 5.22（1H，d，$J=6.8$），H-1$'$；6.4（1H，brs），H-1$''$；5.04（1H，d，$J=7.7$），H-1$'''$]。^{13}C NMR：两个羰基碳：C-M1（δ_C 169.308）、C-M3（δ_C 171.075）；一个双键：C-24（δ_C 126.501）、C-25（δ_C 131.495）；三个糖端基碳信号：C-1$'$（δ_C 102.340）、C-1$''$（δ_C 102.340）、C-1$'''$（δ_C 98.471）。据上，可以初步推断化合物 1 为带有一个双键、一个丙二酰基的达玛烷型四环三萜三糖苷。进一步通过 HMBC 谱可以观察到如下耦合关系：H-1$'$（δ_H5.22，d，$J=6.8$Hz）和 C-6（δ_C75.122），H-1$''$（δ_H 6.4，brs）和 C-2$'$（δ_C 79.083），H-1$'''$（δ_H5.04，d，$J=7.7$Hz）和 C-20（δ_C83.925），C20-glc-H-6$'''$（δ_H4.71，4.98）和 C-M1（δ_C169.308）、C-4$'''$（δ_C71.942）（图 2-2-8、图 2-2-9）。由此可以推断出丙二酰基连接在 C-20 位末端糖的 C-6$'''$位。化合物 1 的 ^1H NMR 和 ^{13}C NMR 归属见表 2-2-4。

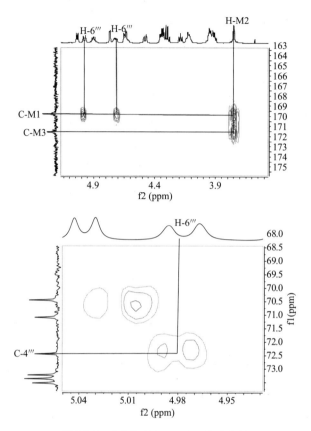

图 2-2-8　化合物 1 的 HMBC 局部放大图

f1—二维核磁共振 C 谱的化学位移；f2—二维核磁共振 H 谱的化学位移

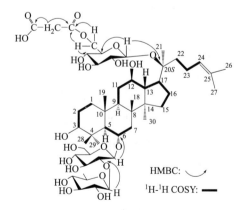

图 2-2-9　化合物 1 主要的 HMBC 和 ^{1}H-^{1}H COSY 耦合关系图

表 2-2-4 化合物 1 的 ^{1}H NMR 和 ^{13}C NMR（600MHz，150MHz in C_5D_5N）

位置	δ_C	δ_H	位置	δ_C	δ_H
1	39.859	0.93,1.63	29	17.951	1.33(s)
2	28.202	1.74,1.83	30	17.769	0.93(s)
3	78.880	3.43(dd,4.6,11.5)	6-O-glucopyranosyl		
4	40.448		1′	102.340	5.22(d,6.8)
5	61.297	1.36(d,10.7)	2′	79.083	4.35
6	75.122	4.65	3′	79.850	4.29
7	46.388	1.96,2.22	4′	73.026	4.19
8	41.652		5′	78.756	3.92
9	50.027	1.48	6′	63.538	4.33,4.47
10	40.117		2′-O-rhamnosyl		
11	31.372	1.47,2.02	1″	102.340	6.46(brs)
12	70.593	4.11	2″	72.867	4.77(brs)
13	49.520	1.92	3″	72.729	4.64
14	51.937		4″	74.607	4.30
15	31.166	0.84,1.44	5″	69.951	4.90(dt,6.2,9.3)
16	27.153	1.21,1.74	6″	19.206	1.74(d,6.1)
17	51.873	2.46	20-O-glucopyranosyl		
18	17.742	1.15(s)	1‴	98.471	5.04(d,7.7)
19	18.087	0.93(s)	2‴	75.434	3.93
20	83.925		3‴	79.443	4.13
21	22.483	1.54(s)	4‴	71.942	3.95
22	36.513	1.73,2.32	5‴	75.389	3.96
23	23.468	2.30,2.49	6‴	65.755	4.71(dd,5.6,11.1)，4.98(d,5.6)
24	126.501	5.28(t-like)			
25	131.495		malonyl		
26	26.257	1.63(s)	M1	169.308	
27	18.272	1.63(s)	M2	44.401	3.75
28	32.662	2.07(s)	M3	171.075	

进一步比较化合物 1 与已知成分人参皂苷 Re 的 ^{13}C NMR 和 ^{1}H NMR 谱，发现其比 Re 多了一组丙二酰基官能团（δ_H 3.75，δ_C 169.308，δ_C 44.401，δ_C 171.075），其他数据基本吻合。C-20 位末端葡萄糖的 C-6‴ 向低场位移至 65.755，C-5‴ 向高场位移至 75.389；C-20 位末端葡萄糖 H-5‴ 的化学位移值为 δ_H3.96，H-6‴ 为 δ_H4.71（dd，5.6，11.1）和 4.98（d，5.6）。

它是一个新的化合物，结构为：6-[O-α-L-鼠李糖-(1→2)-β-D-吡喃葡萄糖基]-20-O-(6-O-丙二酰基-吡喃葡萄糖基)-20(S)-原人参三醇 {(20S)-protopanax-atriol-6-[O-α-L-rhamnopyranosyl-(1 → 2)-β -D-glucopyranosyl]-20-O-(6-O-malo-nyl)-β-D-glucopyranoside}，因结构中比人参皂苷 Re 多了一个丙二酰基，因此，命名为丙二酰基人参皂苷 Re（malonyl ginsenoside-Re，图 2-2-10）。

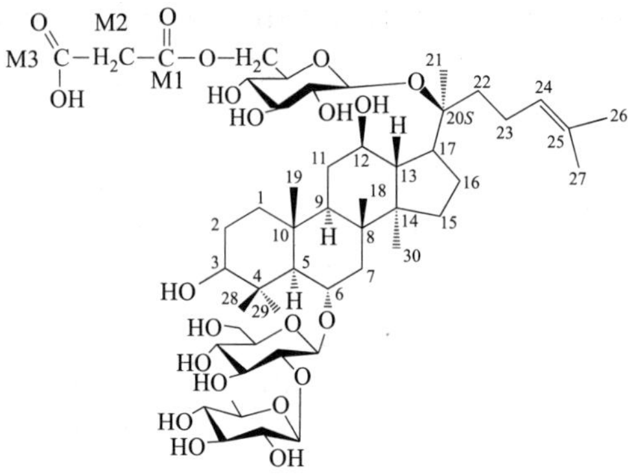

图 2-2-10　化合物 1 化学结构

2.3.4.2　化合物 2 的结构鉴定

　　白色粉末，易溶于甲醇、水，熔点 188.4～189.8℃。乙酸酐-浓硫酸反应阳性、α-萘酚反应阳性。薄层色谱（TLC）检测，以 10％硫酸乙醇溶液显色，105℃下加热呈紫红色。可推断该化合物为三萜皂苷类。ESI-MS 给出如下碎片离子峰 m/z 1193.4 ［M-H］⁻，1149.5 ［M-H-CO₂］⁻，1107.4 ［M-COCH₂COOH］⁻，1089.5 ［M-COCH₂COOH-H₂O］⁻，945.5 ［M-COCH₂COOH-glu］⁻，783.2 ［M-COCH₂COOH-2glu］⁻，621.1 ［M-COCH₂COOH-3glu］⁻，459.3 ［M-COCH₂COOH-4glu］⁻（表 2-2-5），推测其分子量为 1194。进一步由 HRESIMS ［M＋Na］⁺：m/z 1217.5921 ［M＋Na］⁺（$C_{57}H_{94}NaO_{26}$，1217.5925）可以推断其分子式为 $C_{57}H_{94}O_{26}$。

表 2-2-5　化合物 2 的 HPLC-MS 数据归属

m/z	碎片归属	m/z	碎片归属
1193.4	［M-H］⁻	945.5	［M-COCH₂COOH-glu］⁻
1149.5	［M-H-CO₂］⁻	783.2	［M-COCH₂COOH-2glu］⁻
1107.4	［M-COCH₂COOH］⁻	621.1	［M-COCH₂COOH-3glu］⁻
1089.5	［M-COCH₂COOH-H₂O］⁻	459.3	［M-COCH₂COOH-4glu］⁻

　　化合物 2 的 ¹H NMR（600MHz，C₅D₅N）中可以见到八个甲基信号：［δ_H 0.79（3H，s），H-19；δ_H 0.94（3H，s），H-30；0.93（3H，s），H-18；1.14（3H，s），H-29；1.63（3H，s），H-27；1.58（3H，s），H-21；1.63（3H，s），H-26；1.32（3H，s），H-28］；一个双键质子：［δ_H 5.29（1H，t），H-24］；四个糖端基质子：［δ_H 4.88（1H，d，$J＝7.7$），H-1′；

5.28 (d, 7.3), H-1″; 5.11 (1H, d, $J=7.8$), H-1‴; 5.08 (d, 7.7), H‴″]。^{13}C NMR：两个羰基碳：C-M1 (δ_C 169.385)、C-M3 (δ_C 171.039)；一个双键 C-24 (δ_C 126.438)、C-25 (δ_C 131.506)；四个糖端基碳信号：C-1′ (δ_C 105.350)、C-1″ (δ_C 106.586)、C-1‴ (δ_C 98.555)、C-1‴″ (δ_C 105.832)。据上，可以初步推断化合物 2 为带有一个双键、一个丙二酰基的达玛烷型四环三萜四糖苷。进一步通过 HMBC 谱可以观察到如下耦合关系：H-1′ (δ_H 4.88, d, $J=7.7$ Hz) 和 C-3 (δ_C 89.735)，H-1″ (δ_H 5.28, d, 7.3) 和 C-2′ (δ_C 84.641)，H-1‴ (δ_H 5.11, d, $J=7.8$ Hz) 和 C-20 (δ_C 83.918)，H-1‴″ (δ_H 5.08, d, $J=7.7$ Hz) 和 C-6‴，C3-glc-H-6″ (δ_H 4.97) 和 C-M1 (δ_C 169.385)、C-4″ (δ_C 71.864)（图 2-2-11）。由此可以推断出丙二酰基连接在 C-3 位末端糖的 C-6″位（化合物 2 的 ^{1}H NMR 和 ^{13}C NMR 归属见表 2-2-6）。

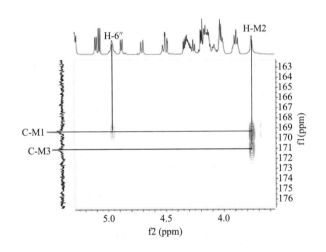

图 2-2-11　化合物 2 的 HMBC 谱局部放大图

f1—二维核磁共振 C 谱的化学位移；f2—二维核磁共振 H 谱的化学位移

　　进一步比较化合物 2 与已知成分人参皂苷 Rb1 的 ^{13}C NMR 和 ^{1}H NMR 谱，发现其比 Rb1 多了一组丙二酰基官能团（δ_H 3.76，δ_C 169.385，δ_C 44.176，δ_C 171.039），其他数据基本吻合。C-3 位末端葡萄糖的 C-6″向低场位移至 65.624，C-5″向高场位移至 75.867；C-3 位末端葡萄糖 H-5″的化学位移值为 δ_H 4.03，H-6″为 δ_H 4.97，其他核磁数据与文献报道相吻合，因此，推断化合物 2 为丙二酰基人参皂苷 Rb$_1$。

表 2-2-6　化合物 **2** 的 ^{1}H NMR 和 ^{13}C NMR（600 MHz，150MHz in C_5D_5N）

位置	δ_C	δ_H	位置	δ_C	δ_H
				3-*O*-glucopyranosyl	
1	39.679	0.73,1.51	1′	105.350	4.88(d,7.7)
2	27.087	1.80,2.16	2′	84.641	4.13
3	89.735	3.24(dd,4.3,11.8)	3′	78.549	4.15
4	40.209		4′	72.162	4.01
5	56.945	0.67	5′	78.268	3.90
6	18.910	1.47,1.36	6′	63.270	4.33,4.51
7	35.604	1.13,1.45		2′-*O*-glucopyranosyl	
8	40.500		1″	106.586	5.28(d,7.3)
9	50.688	1.33	2″	77.187	4.02
10	37.381		3″	79.720	4.15
11	31.276	1.53,1.96	4″	71.864	4.20
12	70.689	4.30	5″	75.867	4.03
13	49.969	1.97	6″	65.624	4.97
14	52.090			20-*O*-glucopyranosyl	
15	31.162	0.96,1.53	1‴	98.555	5.11(d,7.8)
16	27.253	1.36,1.81	2‴	75.330	3.90
17	51.852	2.56	3‴	78.862	4.27
18	16.475	0.94(s)	4‴	71.459	4.04
19	16.757	0.81(s)	5‴	77.530	4.09
20	83.918		6‴	70.622	4.19,4.70
21	22.867	1.58(s)		6‴-*O*-glucopyranosyl	
22	36.644	1.81,2.37	1⁗	105.832	5.08(d,7.7)
23	23.674	2.37,2.55	2⁗	75.725	4.03
24	126.438	5.29(t-like)	3⁗	78.813	4.17
25	131.506		4⁗	72.056	4.26
26	26.261	1.63(s)	5⁗	78.945	4.16
27	18.412	1.63(s)	6⁗	63.270	4.33,4.50
28	28.515	1.32(s)	malonyl		
29	16.977	1.14(s)	M1	169.308	
30	17.875	0.92(s)	M2	44.401	3.76(s)
			M3	171.075	

　　化合物 **2** 的结构为：3-*O*-[6-*O*-丙二酰基-吡喃葡萄糖基（1→2）-β-D-吡喃葡萄糖基]20-*O*-[β-D-吡喃葡萄糖基（1→6）-β-D-吡喃葡萄糖基]-20（S）-原人参二醇 {20（S）-protopanaxadiol-3-*O*-[6-*O*-malonyl-glucopyranosyl（1→2）-β-D-glucopyranosyl]-20-*O*-[β-D-glucopyranosyl（1→6）-β-D-glucopyra-noside]}，因结构中比人参皂苷 Rb1 多了一个丙二酰基，因此，命名为丙二酰基人参皂苷 Rb1（malonyl ginsenoside Rb1，图 2-2-12）。

2.3.4.3　化合物 3 的结构鉴定

　　白色粉末，易溶于甲醇、水，熔点 166.4～167.6℃。乙酸酐-浓硫酸反应

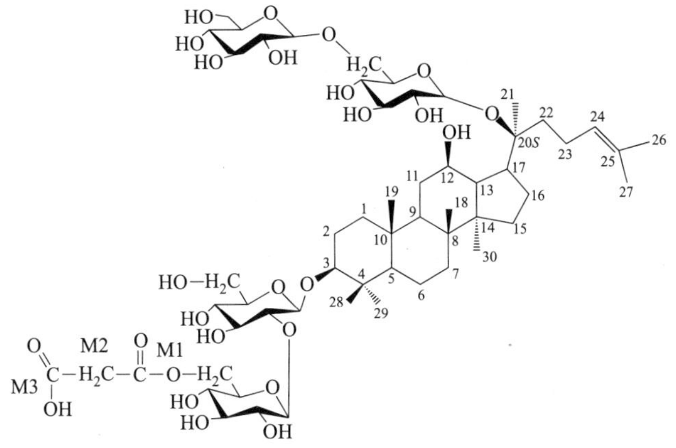

图 2-2-12　化合物 2 化学结构

阳性，α-萘酚反应阳性。薄层色谱检测，以 10％硫酸-乙醇溶液显色，105℃下加热呈紫红色。可推断该化合物为三萜皂苷类。ESI-MS 给出如下碎片离子峰 m/z　1163.4　[M-H]$^-$，1119.2　[M-H-CO$_2$]$^-$，1077.1　[M-COCH$_2$COOH]$^-$，1059.1　[M-COCH$_2$COOH-H$_2$O]$^-$，945.2　[M-COCH$_2$COOH-ara(p)]$^-$，783.2 [M-COCH$_2$COOH-ara(p)-glu]$^-$，621.0 [M-COCH$_2$COOH-ara(p)-2glu]$^-$，459.4 [M-COCH$_2$COOH-ara(p)-3glu]$^-$（表 2-2-7），推测其分子量为 1164。进一步由 HRESIMS [M＋Na]$^+$：m/z 1187.5826 [M＋Na]$^+$（C$_{56}$H$_{92}$NaO$_{25}$，1187.5820）可以推断其分子式为 C$_{56}$H$_{92}$O$_{25}$。

表 2-2-7　化合物 3 的 HPLC-MS 数据归属

m/z	碎片归属	m/z	碎片归属
1163.4	[M-H]$^-$	945.2	[M-COCH$_2$COOH-ara(p)]$^-$
1119.2	[M-H-CO$_2$]$^-$	783.2	[M-COCH$_2$COOH-ara(p)-glu]$^-$
1077.1	[M-COCH$_2$COOH]$^-$	621.0	[M-COCH$_2$COOH-ara(p)-2glu]$^-$
1059.1	[M-COCH$_2$COOH-H$_2$O]$^-$	459.4	[M-COCH$_2$COOH-ara(p)-3glu]$^-$

化合物 3 的 ^{1}H NMR（600 MHz，C$_5$D$_5$N）中可以见到八个甲基信号：[δ_H 0.79（3H，s），H-19；δ_H 0.91（3H，s），H-30；0.93（3H，s），H-18；1.12（3H，s），H-29；1.61（3H，s），H-27；1.59（3H，s），H-21；1.67（3H，s），H-26；1.30（3H，s），H-28]；一个双键质子：[δ_H 5.28

(1H，t-like)，H-24]；四个糖端基质子：$[\delta_H 4.87$（1H，d，$J=7.6$），H-1′；5.27（d，7.63），H-1″；5.10（1H，d，$J=7.7$），H-1‴；4.96（d，5.94），H‴‴]。^{13}C NMR：两个羰基碳：C-M1（$\delta_C 169.72$）、C-M3（$\delta_C 171.403$）；一个双键碳：C-24（$\delta_C 126.406$）、C-25（$\delta_C 131.552$）；四个糖端基碳信号：C-1′（$\delta_C 105.337$）、C-1″（$\delta_C 106.535$）、C-1‴（$\delta_C 98.592$）、C-1‴‴（$\delta_C 105.109$）。据上，可以初步推断化合物 3 为带有一个双键、一个丙二酰基的达玛烷型四环三萜四糖苷。进一步通过 HMBC 谱可以观察到如下耦合关系：H-1′（$\delta_H 4.87$，d，$J=7.6$Hz）和 C-3（$\delta_C 89.707$），H-1″（$\delta_H 5.27$，d，7.63）和 C-2′（$\delta_C 84.507$），H-1‴（$\delta_H 5.10$，d，$J=7.7$Hz）和 C-20（$\delta_C 83.954$），H-1‴‴（$\delta_H 4.96$，d，$J=5.94$Hz）和 C-6‴（$\delta_C 69.671$），C3-glc-H-6″（$\delta_H 4.96$）和 C-M1（$\delta_C 169.72$）、C-4″（$\delta_C 71.843$）（图 2-2-13）。由此可以推断出丙二酰基连接在 C-3 位末端糖的 C-6″位（化合物 3 的 ^{1}H NMR 和 ^{13}C NMR 归属见表 2-2-8）。

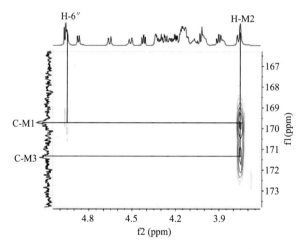

图 2-2-13 化合物 3 的 HMBC 谱局部放大图

f1—二维核磁共振 C 谱的化学位移；f2—二维核磁共振 H 谱的化学位移

进一步比较化合物 3 与已知成分人参皂苷 Rb2 的 ^{13}C NMR 和 ^{1}H NMR 谱，发现其比 Rb2 多了一组丙二酰基官能团（$\delta_H 3.75$，$\delta_C 169.72$，$\delta_C 44.624$，$\delta_C 171.403$），其他核磁数据基本吻合。C-3 位末端葡萄糖的 C-6″向低场位移至 65.495，C-5″向高场位移至 75.874；C-3 位末端葡萄糖 H-5″的化学位移值为 $\delta_H 4.02$，H-6″为 $\delta_H 4.96$，其他核磁数据与文献报道相吻合，因此，推断化合物 3 为丙二酰基人参皂苷 Rb2。

表 2-2-8 化合物 3 的 ^{1}H NMR 和 ^{13}C NMR (600 MHz, 150MHz in C_5D_5N)

位置	δ_C	δ_H	位置	δ_C	δ_H
1	39.654	0.71,1.52	3-O-glucopyranosyl		
2	27.105	1.81,2.16	1'	105.337	4.87(d,7.6)
3	89.707	3.23(dd,4.3,11.8)	2'	84.507	4.13
4	40.187		3'	78.523	4.23
5	56.927	0.66	4'	72.263	4.01
6	18.898	1.34,1.46	5'	78.210	3.86
7	35.596	1.20,1.45	6'	63.238	4.32,4.51
8	40.485		2'-O-glucopyranosyl		
9	50.666	1.32	1''	106.535	5.27(d,7.63)
10	37.370		2''	77.196	4.03
11	31.229	1.52,1.95	3''	79.650	4.13
12	70.657	4.11	4''	71.843	4.21
13	49.926	1.94	5''	75.874	4.02
14	51.858		6''	65.495	4.96
15	31.154	0.96,1.52	20-O-glucopyranosyl		
16	27.244	1.34,1.80	1'''	98.592	5.10(d,7.7)
17	52.130	2.54	2'''	75.365	3.89
18	16.463	0.93(s)	3'''	78.910	4.26
19	16.747	0.79(s)	4'''	71.444	4.13
20	83.954		5'''	77.196	3.98
21	22.788	1.59(s)	6'''	69.671	4.21,4.65
22	36.617	1.80,2.35	6'''-O-arabinopyranosyl		
23	23.668	2.35,2.54	1''''	105.109	4.96(d,5.94)
24	126.406	5.28(t-like)	2''''	72.602	4.42
25	131.552		3''''	74.587	4.19
26	26.246	1.61(s)	4''''	69.046	4.34
27	18.333	1.63(s)	5''''	66.072	4.27,3.77
28	28.510	1.31(s)	malonyl		
29	16.977	1.12(s)	M1	169.72	
30	17.847	0.91(s)	M2	44.624	3.75
			M3	171.403	

化合物 3 的结构为：3-O-[6-O-丙二酰基-吡喃葡萄糖基 (1→2)-β-D-吡喃葡萄糖基] 20-O-[β-D-吡喃阿拉伯糖基 (1→6)-β-D-吡喃葡萄糖基]-20 (S)-原人参二醇 {20(S)-protopanaxadiol-3-O-[6-O-malonyl-glucopyranosyl (1→2)-β-D-glucopyranosyl]-20-O-[β-D-arabinopyranosyl (1→6)-β-D-glucopyranoside]}，该结构比人参皂苷 Rb2 多了一个丙二酰基，因此，命名为丙二酰基人参皂苷 Rb2 (malonyl ginsenoside Rb2，图 2-2-14)。

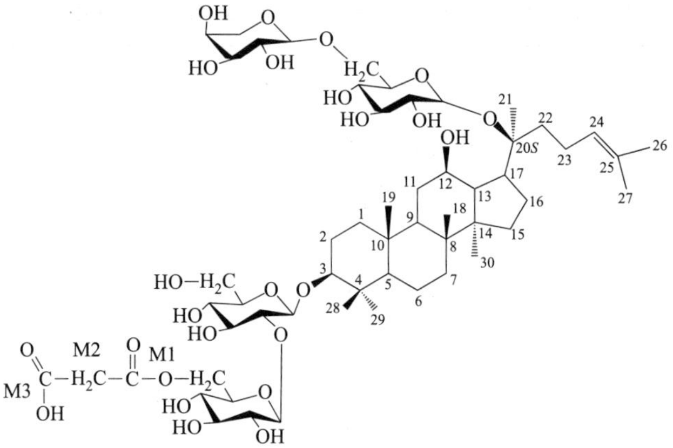

图 2-2-14　化合物 3 化学结构

2.3.4.4　化合物 4 的结构鉴定

白色粉末，易溶于甲醇、水，熔点 150～152℃。乙酸酐-浓硫酸反应阳性，α-萘酚反应阳性。薄层色谱检测，以 10％硫酸乙醇溶液显色，105℃下加热呈紫红色。可推断该化合物为三萜皂苷类。ESI-MS 给出如下碎片离子峰 m/z 1163.4 $[M-H]^-$，1119.7 $[M-H-CO_2]^-$，1077.4 $[M-COCH_2COOH]^-$，1059.3 $[M-COCH_2COOH-H_2O]^-$，945.2 $[M-COCH_2COOH-ara（f）]^-$，783.3 $[M-COCH_2COOH-ara(f)-glu]^-$，621.2 $[M-COCH_2COOH-ara(f)-2glu]^-$，459.1 $[M-COCH_2COOH-ara(f)-3glu]^-$（表 2-2-9），推测其分子量为 1164。进一步由 HRESIMS $[M+Na]^+$：m/z 1187.5822 $[M+Na]^+$（$C_{56}H_{92}NaO_{25}$，1187.5820）可以推断其分子式为 $C_{56}H_{92}O_{25}$。

表 2-2-9　化合物 4 的 HPLC-MS 数据归属

m/z	碎片归属	m/z	碎片归属
1163.4	$[M-H]^-$	945.2	$[M-COCH_2COOH-ara(f)]^-$
1119.7	$[M-H-CO_2]^-$	783.3	$[M-COCH_2COOH-ara(f)-glu]^-$
1077.4	$[M-COCH_2COOH]^-$	621.2	$[M-COCH_2COOH-ara(f)-2glu]^-$
1059.3	$[M-COCH_2COOH-H_2O]^-$	459.1	$[M-COCH_2COOH-ara(f)-3glu]^-$

化合物 4 的 ^1H NMR（600 MHz，C_5D_5N）中可以见到八个甲基信号：$[\delta_H$ 0.79（3H，s），H-19；δ_H 0.92（3H，s），H-30；0.92（3H，s），H-18；1.11（3H，s），H-29；1.63（3H，s），H-27；1.61（3H，s），H-21；

1.59（3H，s），H-26；1.30（3H，s），H-28］；一个双键质子：［δ_H 5.28（1H，t-like），H-24］；四个糖端基质子：［δ_H 4.87（1H，d，$J=7.6$），H-1′；5.27（d，7.63），H-1″；5.11（1H，d，$J=7.7$），H-1‴；5.64（d，1.4），H-1⁗］。^{13}C NMR：两个羰基碳：C-M1（δ_C 169.651）、C-M3（δ_C 171.276）；一个双键：C-24（δ_C 126.484）、C-25（δ_C 131.468）；四个糖端基碳信号：C-1′（δ_C 105.342）、C-1″（δ_C 106.531）、C-1‴（δ_C 98.565）、C-1⁗（δ_C 110.587）。据上，可以初步推断化合物 4 为带有一个双键、一个丙二酰基的达玛烷型四环三萜四糖苷。进一步通过 HMBC 谱可以观察到如下耦合关系：H-1′（δ_H4.87，d，$J=7.6$Hz）和 C-3（δ_C 89.713），H-1″（δ_H5.27，d，7.63）和 C-2′（δ_C84.512），H-1‴（δ_H5.11，d，$J=7.7$Hz）和 C-20（δ_C83.807），H-1⁗（δ_H5.64，d，$J=1.4$Hz）和 C-6‴（δ_C68.934），C3-glc-H-6″（δ_H4.95）和 C-M1（δ_C169.651）、C-4″（δ_C71.826）（图 2-2-15）。由此可以推断出丙二酰基是连接在 C-3 位末端糖的 C-6″位（化合物 4 的^{1}H NMR 和^{13}C NMR 归属见表 2-2-10）。

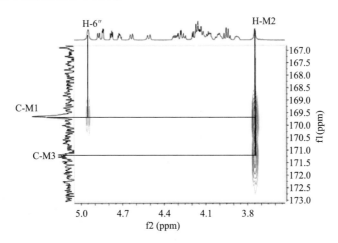

图 2-2-15　化合物 4 的 HMBC 谱局部放大图

f1—二维核磁共振 C 谱的化学位移；f2—二维核磁共振 H 谱的化学位移

　　进一步比较化合物 4 与已知成分人参皂苷 Rc 的^{13}C NMR 和^{1}H NMR 谱，发现其比 Rc 多了一组丙二酰基官能团（δ_H 3.75，δ_C 169.651，δ_C 44.486，δ_C 171.276），其他数据基本吻合。C-3 位末端葡萄糖的 C-6″向低场位移至 65.523，C-5″向高场位移至 75.867；C-3 位末端葡萄糖 H-5″的化学位移值为 δ_H4.00，H-6″为 δ_H4.95，其他核磁数据与文献报道相吻合，因此，推断化合物 4 为丙二酰基人参皂苷 Rc。

表 2-2-10　化合物 4 的 ^{1}H NMR 和 ^{13}C NMR（600MHz，150MHz in C_5D_5N）

位置	δ_C	δ_H	位置	δ_C	δ_H
1	39.637	0.70,1.50	3-O-glucopyranosyl		
2	27.082	1.81,2.16	1'	105.342	4.87(d,7.6)
3	89.713	3.22(dd,4.3,11.7)	2'	84.512	4.14
4	40.193		3'	78.532	4.16
5	56.924	0.65	4'	72.556	3.95
6	18.903	1.46,1.34	5'	78.215	4.26
7	35.579	1.14,1.43	6'	63.227	4.30,4.51
8	40.474		2'-O-glucopyranosyl		
9	50.645	1.33	1″	106.531	5.27(d,7.63)
10	37.365		2″	77.185	4.07
11	31.233	1.48,1.95	3″	79.684	4.16
12	70.716	4.16	4″	71.826	4.26
13	49.885	1.95	5″	75.867	4.00
14	51.867		6″	65.523	4.95
15	31.153	0.96,1.34	20-O-glucopyranosyl		
16	27.244	1.34,1.80	1‴	98.565	5.11(d,7.7)
17	52.114	2.52	2‴	75.500	3.94
18	16.434	0.92(s)	3‴	78.906	3.87
19	16.746	0.79(s)	4‴	71.451	4.13
20	83.807		5‴	77.005	4.09
21	22.822	1.61(s)	6‴	68.934	4.00,4.63
22	36.590	1.80,2.34	6‴-O-arabinofuranosyl		
23	23.629	2.34,2.53	1⁗	110.587	5.64(d,1.4)
24	126.484	5.28(t-like)	2⁗	83.858	4.84
25	131.468		3⁗	79.288	4.77
26	26.243	1.61(s)	4⁗	86.464	4.72
27	18.325	1.64(s)	5⁗	63.098	4.17,4.27,4.33
28	28.511	1.31(s)	malonyl		
29	16.974	1.11(s)	M1	169.651	
30	17.824	0.92(s)	M2	44.486	3.75(s)
			M3	171.276	

　　化合物 4 的结构为：3-O-[6-O-丙二酰基-吡喃葡萄糖基（1→2）-β-D-吡喃葡萄糖基]-20-O-[β-D-呋喃阿拉伯糖基（1→6）-β-D-吡喃葡萄糖基]-20(S)-原人参二醇 {20(S)-protopanaxadiol-3-O-[6-O-malonyl-glucopyranosyl（1→2）-β-D-glucopyranosyl]-20-O-[β-D-arabinofuranosyl（1→6）-β-D-glucopyrano-side]}，结构中比人参皂苷 Rc 多了一个丙二酰基，因此，命名为丙二酰基人参皂苷 Rc（malonyl ginsenoside Rc，图 2-2-16）。

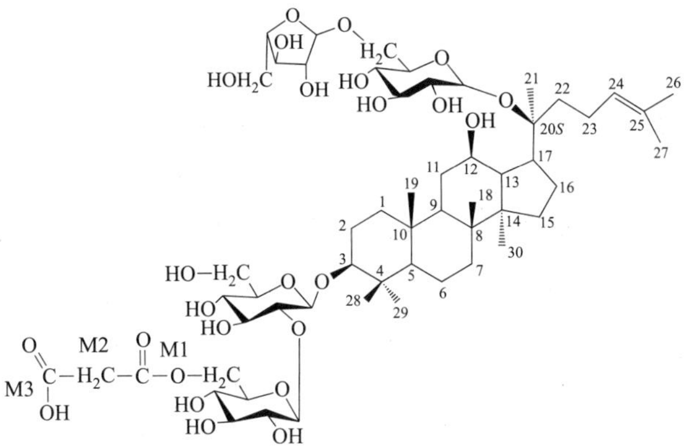

图 2-2-16　化合物 4 化学结构

2.3.4.5　化合物 5 的结构鉴定

白色粉末，易溶于甲醇、水，熔点 158.3～160.1℃。乙酸酐-浓硫酸反应阳性，α-萘酚反应阳性，薄层色谱检测，以 10％硫酸-乙醇溶液显色，105℃下加热呈紫红色。可推断该化合物为三萜皂苷类。ESI-MS 给出如下碎片离子峰 m/z 1031.5 [M-H]$^-$，987.4 [M-H-CO$_2$]$^-$，945.4 [M-COCH$_2$COOH]$^-$，927.3 [M-COCH$_2$COOH-H$_2$O]$^-$，783.3 [M-COCH$_2$COOH-glu]$^-$，621.2 [M-COCH$_2$COOH-2glu]$^-$，459.0 [M-COCH$_2$COOH-3glu]$^-$ （表 2-2-11），推测其分子量为 1032。进一步由 HRESIMS [M＋Na]$^+$：m/z 1055.5400 [M＋Na]$^+$ （C$_{51}$H$_{84}$NaO$_{21}$，1055.5397）可以推断其分子式为 C$_{51}$H$_{84}$O$_{21}$。

表 2-2-11　化合物 5 的 HPLC-MS 数据归属

m/z	碎片归属	m/z	碎片归属
1031.5	[M-H]$^-$	783.3	[M-COCH$_2$COOH-glu]$^-$
987.4	[M-H-CO$_2$]$^-$	621.2	[M-COCH$_2$COOH-2glu]$^-$
945.4	[M-COCH$_2$COOH]$^-$	459.0	[M-COCH$_2$COOH-3glu]$^-$
927.3	[M-COCH$_2$COOH-H$_2$O]$^-$		

化合物 5 的 ^{1}H NMR （600 MHz，C$_5$D$_5$N）中可以见到八个甲基信号：[δ_H 0.79 （3H，s），H-19；δ_H 0.93 （3H，s），H-30；0.93 （3H，s），H-18；1.11 （3H，s），H-29；1.59 （3H，s），H-27；1.59 （3H，s），H-21；1.59 （3H，s），H-26；1.30 （3H，s），H-28]；一个双键质子：[δ_H 5.21

（1H，t-like），H-24]；三个糖端基质子：[δ_H 4.86（1H，d，$J=7.6$），H-1′；5.27（d，7.6），H-1″；5.16（1H，d，$J=7.7$），H-1‴]。^{13}C NMR：两个羧基碳：C-M1（δ_C 169.761）、C-M3（δ_C 171.398）；一个双键 C-24（δ_C 126.408）、C-25（δ_C 131.376）；三个糖端基碳信号：C-1′（δ_C 105.342）、C-1″（δ_C 106.483）、C-1‴（δ_C 98.734）。据上，可以初步推断化合物 5 为带有一个双键、一个丙二酰基的达玛烷型四环三萜三糖苷。进一步通过 HMBC 谱可以观察到如下耦合关系：H-1′（δ_H 4.86，d，$J=7.6$Hz）和 C-3（δ_C 89.716），H-1″（δ_H 5.27，d，7.6）和 C-2′（δ_C 84.419），H-1‴（δ_H 5.16，d，$J=7.7$Hz）和 C-20（δ_C 83.783），C3-glc-H-6″（δ_H 4.94）和 C-M1（δ_C 169.761）、C-4″（δ_C 71.803）（图 2-2-17），由此可以推断出丙二酰基连接在 C-3 位末端糖的 C-6″位（化合物 4 的 ^{1}H NMR 和 ^{13}C NMR 归属见表 2-2-12）。

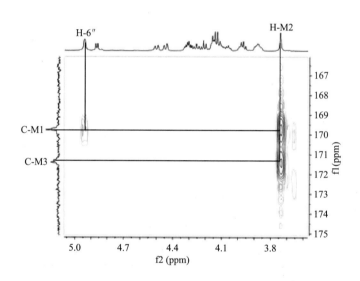

图 2-2-17　化合物 5 的 HMBC 谱局部放大图

f1—二维核磁共振 C 谱的化学位移；f2—二维核磁共振 H 谱的化学位移

　　进一步比较化合物 5 与已知成分人参皂苷 Rd 的 ^{13}C NMR 和 ^{1}H NMR 谱，发现其比 Rd 多了一组丙二酰基官能团（δ_H 3.74，δ_C 169.761，δ_C 44.801，δ_C 171.398），其他数据基本吻合。C-3 位末端葡萄糖的 C-6″向低场位移至 65.432，C-5″向高场位移至 75.860；C-20 位末端葡萄糖 H-5″的化学位移值为 δ_H 4.00，H-6″为 δ_H 4.95，其他核磁数据与文献报道相吻合。因此，推断化合物 5 为丙二酰基人参皂苷 Rd。

表 2-2-12 化合物 5 的 ^{1}H NMR 和 ^{13}C NMR（600MHz，150MHz in C_5D_5N）

位置	δ_C	δ_H	位置	δ_C	δ_H
1	39.645	0.71,1.49	29	16.978	1.11(s)
2	27.239	1.79,2.13	30	17.828	0.91(s)
3	89.716	3.23(dd,4.3,11.5)	3-O-glucopyranosyl		
4	40.190		1'	105.342	4.86(d,7.6)
5	56.922	0.66	2'	84.419	4.12
6	18.905	1.47,1.36	3'	78.501	4.27
7	35.599	1.14,1.43	4'	72.026	4.12
8	40.487		5'	78.170	3.85
9	50.649	1.34	6'	63.261	4.29,4.43
10	37.367		2'-O-glucopyranosyl		
11	31.335	1.52,1.94	1''	106.483	5.27(d,7.6)
12	70.683	4.10	2''	77.179	4.06
13	49.914	1.94	3''	79.670	4.15
14	51.890		4''	71.803	4.18
15	31.227	0.97,1.53	5''	75.860	3.98
16	27.110	1.34,1.79	6''	65.432	4.94
17	52.117	2.52	20-O-glucopyranosyl		
18	16.427	0.93(s)	1'''	98.734	5.16(d,7.7)
19	16.760	0.79(s)	2'''	75.596	3.97
20	83.783		3'''	78.869	3.88
21	22.851	1.59(s)	4'''	71.431	3.98
22	36.571	1.80,2.34	5'''	78.729	3.88
23	23.691	2.22,2.46	6'''	63.192	4.44,4.51
24	126.408	5.21(t,6.9)			
25	131.376		malonyl		
26	26.225	1.57(s)	M1	169.761	
27	18.232	1.59(s)	M2	44.801	3.74
28	28.512	1.30(s)	M3	171.398	

化合物 5 的结构为：3-O-[6-O-丙二酰基-吡喃葡萄糖基（1→2)-β-D-吡喃葡萄糖基]20-O-(β-D-吡喃葡萄糖基)-20(S)-原人参二醇｛20(S)-protopanaxadiol-3-O-[6-O-malonyl-glucopyranosyl（1→2)-β-D-glucopyranosyl]-20-O-(β-D-glucopyranoside)｝，结构中比人参皂苷 Rd 多了一个丙二酰基，因此，命名为丙二酰基人参皂苷 Rd（malonyl ginsenoside Rd）（图 2-2-18）。

2.3.4.6 化合物 6 的结构鉴定

白色粉末，易溶于甲醇水。熔点为 240～241℃。乙酸酐-浓硫酸反应阳性、α-萘酚反应阳性。薄层色谱检测，以 10%硫酸-乙醇溶液显色，105℃下加

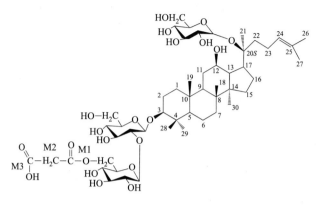

图 2-2-18　化合物 5 化学结构

热呈紫红色。可推断该化合物为三萜皂苷类。将化合物 6 与人参皂苷 Ro 标准品共薄层色谱，以三种不同展开剂展开（正丁醇：冰乙酸：水＝4：1：5；正丁醇：乙酸乙酯：甲醇：水＝4：2：1：1；氯仿：甲醇：水＝65：35：10），化合物 6 与人参皂苷 Ro 的颜色、R_f 值均一致，与 Ro 混合熔点不降低，初步判定化合物 6 为人参皂苷 Ro。

由 LC-MS 谱中 m/z 955.1 [M-H]$^-$，可知它的分子量为 956，与人参皂苷 Ro 相一致。ESI-MS 给出如下碎片离子峰：m/z 955.1 [M-H]$^-$、793.3 [M-H-glu]$^-$、632.2 [M-H-2glu]$^-$、613.2 [M-H-2glu-H$_2$O]$^-$、569.3 [M-H-2glu-H$_2$O-CO$_2$]$^-$、455.2 [M-H-2glu-176]$^-$（176 为失去一分子葡萄糖醛酸）（质谱图见图 2-2-19、图 2-2-20）。

综上，化合物 6 鉴定为人参皂苷 Ro，命名为：28-(β-D-glucopyranosyloxy)-28-oxoolean-12-en-3β-yl-2-O-β-D-glucopyranosyl-β-D-glucopyranosiduronic acid（图 2-2-21）。

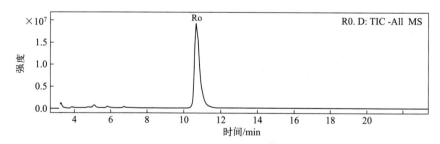

图 2-2-19　化合物 6 的 HPLC-MS 图

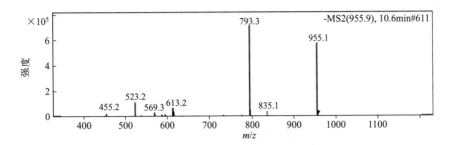

图 2-2-20 化合物 6 的 HPLC-MS/MS 图

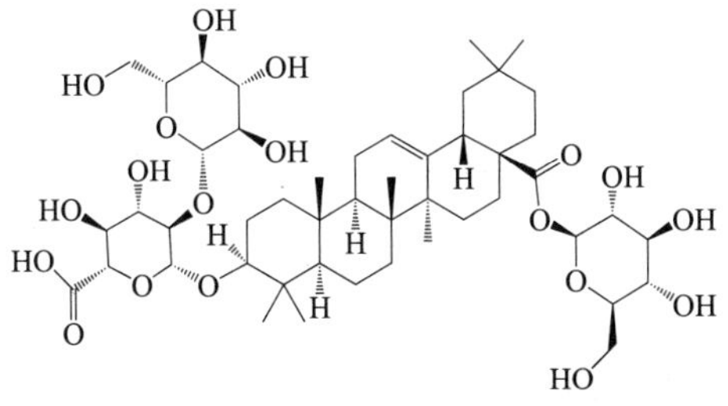

图 2-2-21 化合物 6 化学结构

2.3.4.7 化合物 7 的结构鉴定

白色粉末,易溶于甲醇、乙醇,熔点为 194～196℃。乙酸酐-浓硫酸反应阳性,α-萘酚反应阳性,薄层色谱检测,以 10％硫酸乙醇溶液显色,105℃下加热呈紫红色。将化合物 7 与人参皂苷 Rg1 共薄层色谱,以三种不同展开剂展开(正丁醇:冰乙酸:水=4:1:5;正丁醇:乙酸乙酯:甲醇:水=4:2:1:1;氯仿:甲醇:水=65:35:10),两者的颜色、R_f 值均相同,初步判定化合物 7 为人参皂苷 Rg1。

由 LC-MS 谱中 m/z 799.6 [M-H]$^-$,可知它的分子量为 800,与人参皂苷 Rg1 相一致。ESI-MS 给出如下碎片离子峰 m/z 799.6 [M-H]$^-$、637.2 [M-H-glu]$^-$、475.2 [M-H-2glu]$^-$(图 2-2-22、图 2-2-23)。

综上,化合物 7 鉴定为人参皂苷 Rg1,命名为:6-O-β-D-吡喃葡萄糖基-20-O-吡喃葡萄糖基-20(S)-原人参三醇 [(20S)-Protopanaxatriol-6-(O-β-D-glucopyranosyl)-20-O-β-D-glucopyranoside](图 2-2-24)。

2.3.4.8 化合物 8 的结构鉴定

白色粉末,易溶于甲醇、乙醇、水,熔点:201～203℃。乙酸酐-浓硫酸

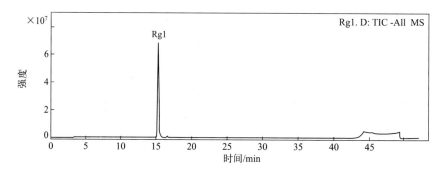

图 2-2-22　化合物 7 的 HPLC-MS 图

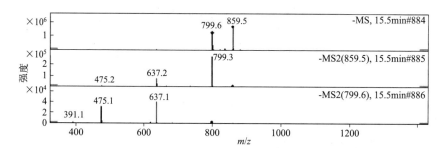

图 2-2-23　化合物 7 的 HPLC-MS/MS 图

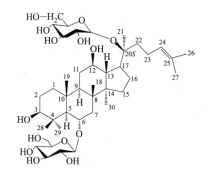

图 2-2-24　化合物 7 化学结构

反应阳性，α-萘酚反应阳性，薄层色谱检测，以 10％硫酸-乙醇溶液显色，105℃下加热呈紫红色。将化合物 8 与人参皂苷 Re 共薄层色谱，以三种不同展开剂展开（正丁醇：冰乙酸：水＝4：1：5；正丁醇：乙酸乙酯：甲醇：水＝4：2：1：1；氯仿：甲醇：水＝65：35：10），两者的颜色、R_f 值均相同，初步判定化合物 8 为人参皂苷 Re。

由 ESI-MS 谱中 m/z 945.7 [M-H]⁻，可知它的分子量为 946，与人参皂

苷 Re 相一致。ESI-MS 给出如下碎片离子峰 m/z 945.2 [M-H]$^-$、783.2 [M-H-glu]$^-$、475.2 [M-H-glu-rha]$^-$、475.1 [M-H-2glu-rha]$^-$（图 2-2-25、图 2-2-26）。

综上，化合物 8 鉴定为人参皂苷 Re，命名为：6-[*O*-α-L-鼠李糖-(1→2)-β-D-吡喃葡萄糖基]-20-*O*-吡喃葡萄糖基-20(*S*)-原人参三醇 {(20*S*)-protopanaxatriol-6-[*O*-α-L-rhamnopyranosyl-(1→2)-β-D-glucopyranosyl]-20-*O*-β-D-glucopyranoside}（图 2-2-27）。

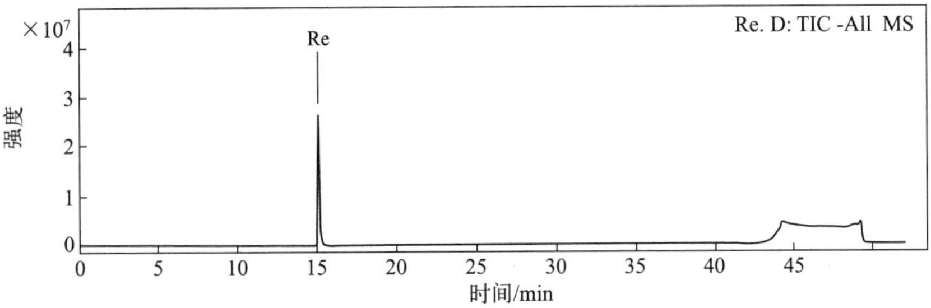

图 2-2-25 化合物 8 的 HPLC-MS 图

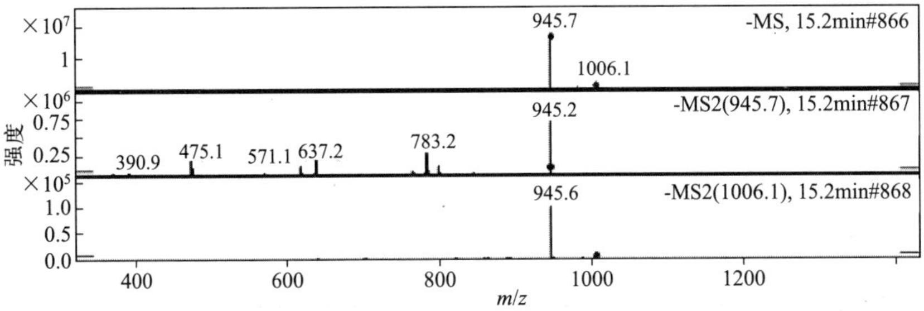

图 2-2-26 化合物 8 的 HPLC-MS/MS 图

2.3.4.9 化合物 9 的结构鉴定

白色粉末，易溶于甲醇、乙醇，熔点：197.2～199.0℃。乙酸酐-浓硫酸反应阳性，α-萘酚反应阳性。薄层色谱检测，以 10%硫酸-乙醇溶液显色，105℃下加热呈紫红色。将化合物 9 与人参皂苷 Rb1 共薄层色谱，以三种不同展开剂展开（正丁醇∶冰乙酸∶水=4∶1∶5；正丁醇∶乙酸乙酯∶甲醇∶水=4∶2∶1∶1；氯仿∶甲醇∶水=65∶35∶10），两者的颜色、R_f 值均相同，初步判定化合物 9 为人参皂苷 Rb1。

由 ESI-MS 谱中 m/z 1107.5 [M-H]$^-$，可知它的分子量为 1108，与人参

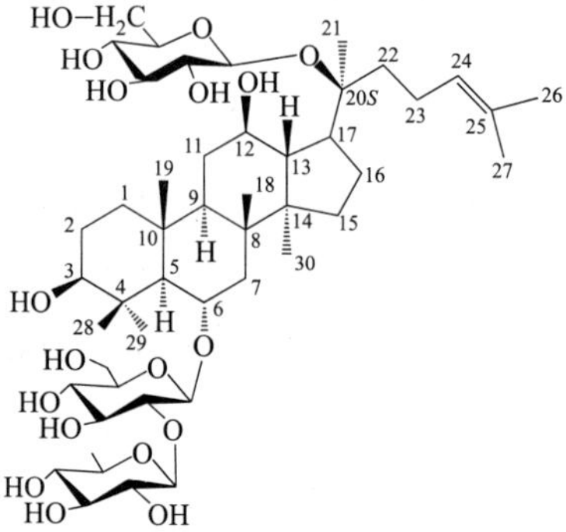

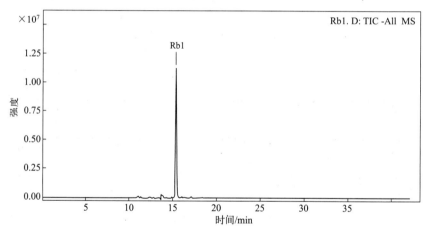

图 2-2-27　化合物 8 化学结构

皂苷 Rb1 相一致。ESI-MS 给出如下碎片离子峰 m/z 945.2 ［M-H-glu］⁻、783.3 ［M-H-2glu］⁻、621.2 ［M-H-3glu］⁻、459.1 ［M-H-4glu］⁻（图 2-2-28、图 2-2-29）。

图 2-2-28　化合物 9 的 HPLC-MS 图

综上，化合物 9 鉴定为人参皂苷 Rb1，命名为：3-O-［吡喃葡萄糖基（1→2)-β-D-吡喃葡萄糖基]-20-O-[β-D-吡喃葡萄糖基（1→6)-β-D-吡喃葡萄糖基]-20(S)-原人参二醇 ｛20(S)-protopanaxadiol-3-O-[glucopyranosyl（1→2)-β-D-glucopyranosyl]-20-O-[β-D-glucopyranosyl（1→6)-β-D-glucopyranside]｝（图 2-2-30)。

2.3.4.10　化合物 10 的结构鉴定

白色粉末，易溶于甲醇、乙醇，熔点：201.6～203.1℃。乙酸酐-浓硫酸

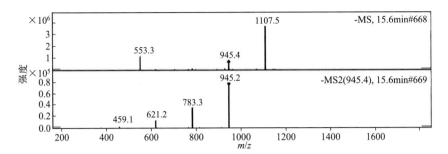

图 2-2-29　化合物 9 的 HPLC-MS/MS 图

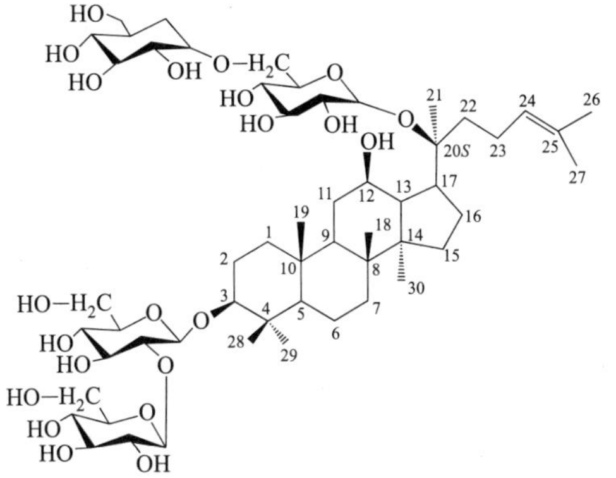

图 2-2-30　化合物 9 化学结构

反应阳性，α-萘酚反应阳性，薄层色谱检测，以 10% 硫酸-乙醇溶液显色，105℃下加热呈紫红色。将化合物 10 与人参皂苷 Rb2 共薄层色谱，以三种不同展开剂展开（正丁醇：冰乙酸：水＝4：1：5；正丁醇：乙酸乙酯：甲醇：水＝4：2：1：1；氯仿：甲醇：水＝65：35：10），两者的颜色、R_f 值均相同，初步判定化合物 10 为人参皂苷 Rb2。

由 ESI-MS 谱中 m/z 1077.7 [M-H]$^-$，可知它的分子量为 1078，与人参皂苷 Rb2 相一致。ESI-MS 给出如下碎片离子峰 m/z 1077.2 [M-H]$^-$、945.3 [M-H-ara(p)]$^-$、783.2 [M-H-glu-ara(p)]$^-$、621.1 [M-H-2glu-ara(p)]$^-$、459.1 [M-H-3glu-ara(p)]$^-$（图 2-2-31、图 2-2-32）。

综上，化合物 10 鉴定为人参皂苷 Rb2，命名为：3-O-[吡喃葡萄糖基(1→2)-β-D-吡喃葡萄糖基]-20-O-[β-D-吡喃阿拉伯糖基（1→6)-β-D-吡喃葡萄糖基]-20(S)-原人参二醇 {20(S)-protopanaxadiol-3-O-[glucopyranosyl(1→2)-β-D-glucopyranosyl]-20-O-[β-D-arabinopyranosyl（1→6)-β-D-glucopyranoside]}（图 2-2-33）。

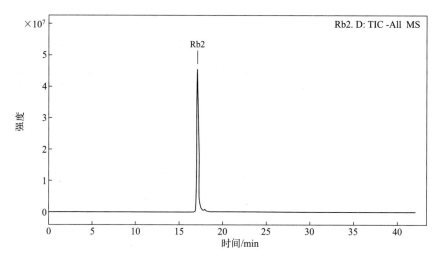

图 2-2-31　化合物 10 的 HPLC-MS 图

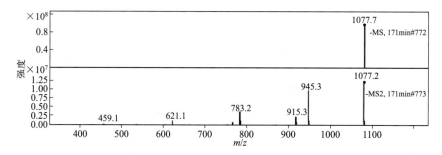

图 2-2-32　化合物 10 的 HPLC-MS/MS 图

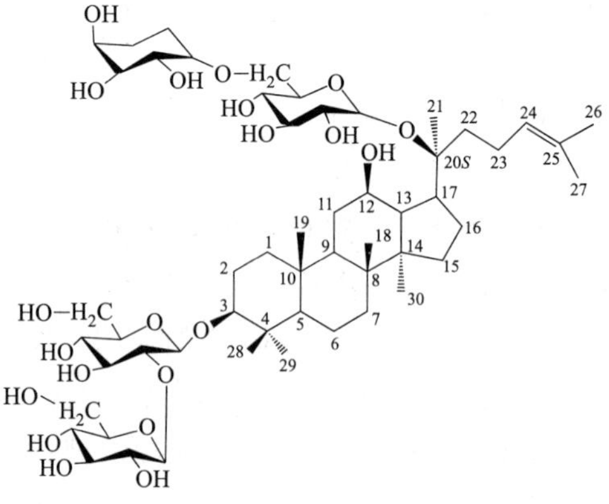

图 2-2-33　化合物 10 化学结构

2.3.4.11　化合物 11 的结构鉴定

白色粉末，易溶于甲醇、乙醇，熔点：$198.4\sim200.0℃$。乙酸酐-浓硫酸反应阳性，$α$-萘酚反应阳性。薄层色谱检测，以 10% 硫酸-乙醇溶液显色，105℃ 下加热呈紫红色。将化合物 11 与人参皂苷 Rc 共薄层色谱，以三种不同展开剂展开（正丁醇：冰乙酸：水＝4∶1∶5；正丁醇：乙酸乙酯：甲醇：水＝4∶2∶1∶1；氯仿：甲醇：水＝65∶35∶10），两者的颜色、R_f 值均相同，初步判定化合物 11 为人参皂苷 Rc。

由 ESI-MS 谱中 m/z 1077.6 $[M-H]^-$，可知它的分子量为 1078，与人参皂苷 Rc 相一致。ESI-MS 给出如下碎片离子峰 m/z 1077.2 $[M-H]^-$、945.2 $[M-H-ara（f）]^-$、783.3 $[M-H-glu-ara（f）]^-$、621.1 $[M-H-2glu-ara（f）]^-$、459.2 $[M-H-3glu-ara（f）]^-$（图 2-2-34、图 2-2-35）。

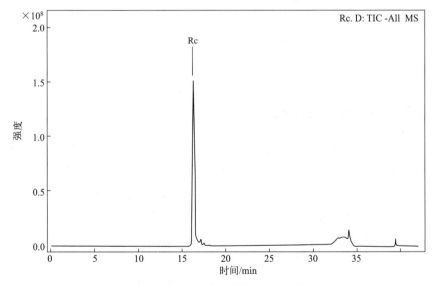

图 2-2-34　化合物 11 的 HPLC-MS 图

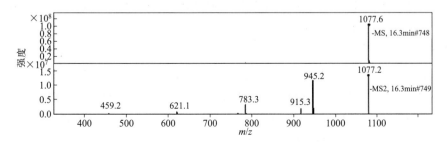

图 2-2-35　化合物 11 的 HPLC-MS/MS 图

综上，化合物 11 鉴定为人参皂苷 Rc，命名为：3-O-[吡喃葡萄糖基（1→2)-$β$-D-吡喃葡萄糖基]-20-O-[$β$-D-呋喃阿拉伯糖基（1→6)-$β$-D-吡喃葡萄糖基]-20（S)-原人参二醇 {20(S)-protopanaxadiol-3—O-[glucopyranosyl（1→2)-$β$-D-glucopyranosyl]-20—O-[$β$-D-arabinofuranosyl（1→6)-$β$-D-glucopyranoside]} （图 2-2-36）。

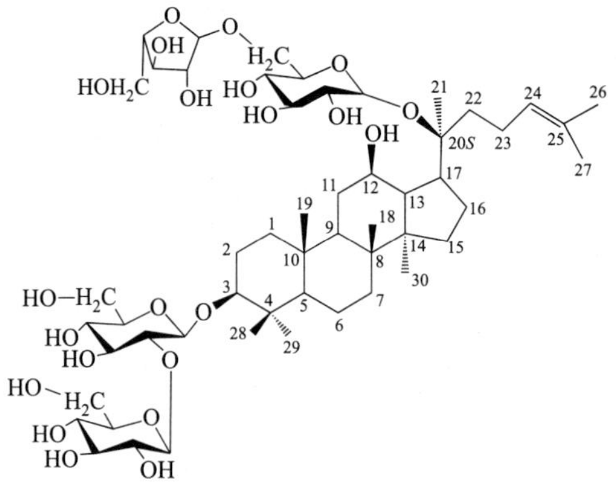

图 2-2-36 化合物 11 化学结构

2. 3. 4. 12 化合物 12 的结构鉴定

白色粉末，易溶于甲醇、乙醇，熔点：202～204℃。乙酸酐-浓硫酸反应阳性，$α$-萘酚反应阳性。薄层色谱检测，以 10％硫酸-乙醇溶液显色，105℃下加热呈紫红色。将化合物 12 与人参皂苷 Rd 共薄层色谱，以三种不同展开剂展开（正丁醇：冰乙酸：水＝4：1：5；正丁醇：乙酸乙酯：甲醇：水＝4：2：1：1；氯仿：甲醇：水＝65：35：10)，两者的颜色、R_f 值均相同，初步判定化合物 12 为人参皂苷 Rd。

由 ESI-MS 谱中 m/z 945.7 [M-H]$^-$，可知它的分子量为 946，与人参皂苷 Rd 相一致。ESI-MS 给出如下碎片离子峰 m/z 945.2 [M-H]$^-$、783.3 [M-H-glu]$^-$、621.2 [M-H-2glu]$^-$、459.1 [M-H-3glu]$^-$（图 2-2-37、图 2-2-38)。

综上，化合物 12 鉴定为人参皂苷 Rd，命名为：3-O-[吡喃葡萄糖基（1→2)-$β$-D-吡喃葡萄糖基]-20-O-($β$-D-吡喃葡萄糖基)-20(S)-原人参二醇 {20(S)-protopanaxadiol-3-O-[glucopyranosyl（1→2)-$β$-D-glucopyranosyl]-20-O-($β$-D-glucopyranoside)} （图 2-2-39）。

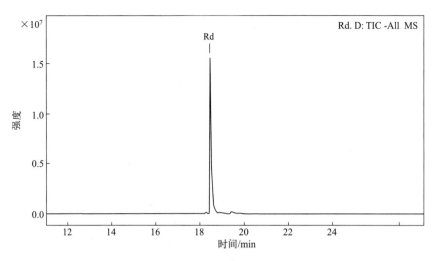

图 2-2-37 化合物 12 的 HPLC-MS 图

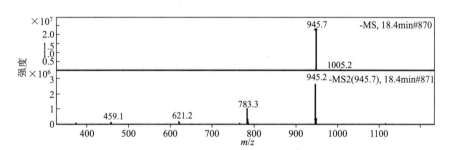

图 2-2-38 化合物 12 的 HPLC-MS/MS 图

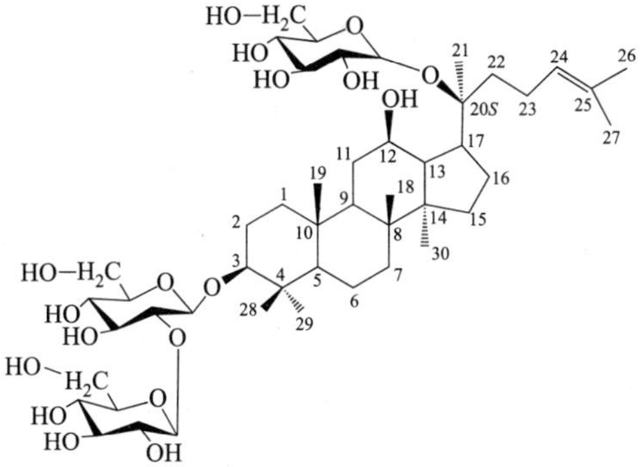

图 2-2-39 化合物 12 化学结构

2.4　小结与讨论

（1）通过对人参皂苷在正丁醇/水两相分配关系的研究发现，虽然丙二酰基人参皂苷在水相中的分配比例高于正丁醇相，但是经过三次正丁醇萃取后，大部分的丙二酰基人参皂苷在水相中的含量低于总量的 40％；而中性人参皂苷则全部被转移到正丁醇相。因此水饱和正丁醇萃取适于提取分离中性人参皂苷和 Ro，而对于丙二酰基人参皂苷，会造成其含量的损失。

（2）本论文对人参鲜花蕾进行提取分离并鉴定了所得的 12 个化合物，其中化合物 1～5 均为丙二酰基人参皂苷，化合物 6 为人参皂苷 Ro，它们同属于酸性人参皂苷（其单体 TLC 图见 2-2-40）；化合物 7～12 属于中性人参皂苷。

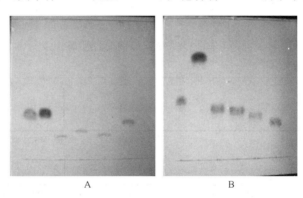

图 2-2-40　化合物 1～6 的 TLC 检查图（彩图）

A、B 两图分别为正相 Kieselgel 60 F_{254}（展开剂为正丁醇：冰乙酸：水＝4：1：5）

和反相 60 RP-18 F_{254}S（展开剂为甲醇：水＝3：2）的 TLC 图，从左至右依次为 Ro，

M-Re，M-Rb1，M-Rc，M-Rb2，M-Rd

丙二酰基人参皂苷作为鲜参植物体内的原生皂苷，它的含量约占人参总皂苷含量的 35％～60％，但由于在常温状态下不稳定，易发生分解，其单体的分离纯化非常困难，对该类化合物的研究相对较慢，仅报道了丙二酰基人参皂苷混合物（M-Rb1、M-Rc、M-Rb2、M-Rd）治疗糖尿病以及 M-Rb1 的保护神经系统作用，对于其他丙二酰基人参皂苷单体的药理作用尚未研究报道。本研究从人参花蕾中分离得到 5 种丙二酰基人参皂苷，并进行结构解析，极大地丰富了人参非传统药用部位的化学成分组成，为进一步开发以丙二酰基人参皂苷为主的创新药物提供理论和技术支持；丙二酰基人参皂苷的研究对于阐明人参的生物活性和品质有重要意义，但是其药理活性尚不明确，这也将是本研究组未来研究的目标之一。

3

皂苷类成分的制备工艺优化及
转化机理研究

　　基于上述研究，丙二酰基人参皂苷在常温下不稳定，易分解成相应的中性皂苷，即人参皂苷 Rg1、Re、Rb1、Rb2、Rc、Rd 等，也是人参、西洋参中含量较为丰富的基础皂苷，但值得注意的是中性皂苷经处理之后会产生人参次级皂苷。一般来说，人参次级皂苷是人参原有皂苷经过处理后而产生的，这些处理包括常温酸碱水解生物酶和土壤微生物降解，体内肠内菌代谢等。研究表明：人参皂苷经高温水解可以产生次级皂苷，该类皂苷主要是原有皂苷发生脱糖和脱水，此类次级皂苷又叫人参热裂解皂苷，与其他次级皂苷不同，该类皂苷均伴随着 C20 位的脱水及异构化。按人参皂苷的两种主要构型进行分类，人参二醇型皂苷主要热裂解皂苷包括人参皂苷 Rz1、Rk1 和 Rg5 等，人参三醇型皂苷主要热裂解皂苷包括人参皂苷 Rg6、F4 和 Rk3 等。当前，人参产品包括鲜人参（Fresh ginseng）、生晒参（Raw ginseng）、红参（Red ginseng）和黑参（Black ginseng）等四种，其加工过程也是人参皂苷转化的过程。而黑参是近年来出现的一种人参加工品，通常由生晒参进行"九蒸九曝"而制成，因参体呈亮黑色而得名，黑参加工通常是采用"九蒸九曝"这种传统的加工工艺，是受到了地黄、黄精、天南星等传统药材加工的启发而发展起来的，通过反复热处理可有效增强药理作用，减轻副作用，提高稳定性及改变药性。研究表明：蒸制处理后的人参药理活性要强于未被处理过的人参，与生晒参和红参比较，黑参呈现了更强的生物活性，在黑参的反复热处理过程中，产生了一些新的人参皂苷类成分，如人参皂苷 Rk1、Rg5、F4、Rg6、Rk3、Rs3 和 Rs4

等，与原有人参皂苷比较，这些人参皂苷呈现了更强生物活性。

　　基于人参的热加工理论，对人参、西洋参非传统药用部位含有的人参皂苷进行高效提取，并利用皂苷转化原理，以获得活性更高的热裂解皂苷，为进一步工业化制备热裂解皂苷提供理论参考。为深入探究人参、西洋参非传统药用部位皂苷类成分，本部分将对人参、西洋参茎叶提取物中主要成分进行分析，并进一步阐述人身热裂解皂苷转化过程。

3.1　人参、西洋参茎叶提取物的成分分析及热裂解皂苷的制备工艺优化

　　人参、西洋参茎叶提取物是人参非传统药用部位中最具代表性的一类提取物，人参皂苷含量较高，但由于其二醇型皂苷比三醇型皂苷含量高，化学成分及药理活性研究主要围绕二醇型人参皂苷 Rg5 和 Rk1 开展，对三醇型人参热裂解皂苷（Rg6、F4、Rk3、Rh4）等研究较少。为了深入开展三醇型人参皂苷热裂解的化学及药理学研究工作，本研究以人参三醇型皂苷转化过程为依据，以期对人参热裂解皂苷的制备工艺进行优化。

3.1.1　材料与方法

　　人参茎叶皂苷提取物（＞80％，UV），西洋参茎叶皂苷提取物（＞80％，UV），分别由实验室自制；三七茎叶皂苷提取物（＞80％，UV；Rb3＞10.0％，HPLC）由西安武本生物科技有限公司提供。

　　人参皂苷 Rg1，由本实验分离制备，HPLC 鉴定其纯度＞95％，用于本实验的高温热裂解研究。

　　人参皂苷系列标准品，购自吉林大学，HPLC 标定其纯度均＞98.5％。

　　BXM-30R 型立式压力蒸汽灭菌器，上海博讯实业有限公司医疗设备厂。

　　Shimadzu LC-20A 高效液相色谱仪，日本岛津公司。

　　Hypersil ODS2 色谱柱（250mm×4.6mm，5μm），大连依利特有限公司。

　　EYELA-DPE 2110 系列旋转蒸发仪，日本东京理化器械株式会社。

　　Sartorius BP211D 型电子分析天平，德国赛多利斯公司。

　　KQ-250DB 型数控超声波清洗器，昆山超声波仪器有限公司。

　　娃哈哈纯净水，杭州娃哈哈集团。

　　色谱乙腈，美国 Tedia 公司。

　　其他化学试剂，分析纯，北京化工厂。

3.1.1.1 利用 HPLC 分析人参皂苷提取物中 Rk1 和 Rg5 含量

以实验室自制的人参茎叶皂苷、西洋参茎叶皂苷以及市售的总皂苷和三七茎叶皂苷提取物为样品，对其所含有的 Rk1 和 Rg5 含量进行分析。

3.1.1.2 样品溶液的制备

分别准确称取人参茎叶皂苷、西洋参茎叶皂苷、三七茎叶皂苷各 1.0g，置于 10mL 容量瓶中，用甲醇定容，摇匀，过 0.45μm 滤膜，即得供试品溶液，待进 HPLC 分析。

3.1.1.3 色谱条件

采用 Hypersil ODS 2 色谱柱（250mm×4.6mm，5μm），流动相为乙腈/水，流速 1.0mL/min，柱温 30℃，检测波长 203nm，梯度洗脱流程见表 2-3-1。

表 2-3-1　HPLC 检测人参皂苷色谱条件

项目	时间/min					
	0～30	30～37	37～45	45～60	60～75	75～80
梯度(CH₃CN 含量)/%	30～40	40～50	50～51	51～55	55～90	90～30
柱温/℃	30					
流速/(mL/min)	1					
检测波长/nm	203					

3.1.1.4 方法学考察

HPLC 色谱检测 Rk1 和 Rg5 含量，经方法学考察，线性关系良好，重复性、精密度、稳定性及加样回收率实验符合要求。

3.1.1.5 LC/MS 分析西洋参茎叶中热裂解皂苷

以西洋参茎叶皂苷为原料，进行高温热裂解，产物进行 LC/MS 分析，确定主要的人参皂苷转化物。

3.1.1.6 样品溶液的制备

分别准确称取西洋参茎叶皂苷 1.0g，置于三角瓶中，准确加入一定量水作溶剂，超声助溶后，置于高压灭菌锅中，设定温度为 120℃，时间为 3h。反应结束后，自然降至室温后，取出三角瓶，用甲醇定容至一定体积，摇匀，过 $0.45\mu m$ 滤膜，即得供试品溶液，待进 LC/MS 分析。

3.1.1.7 质谱条件

采用 ESI 电喷雾质谱，负离子模式（—），喷雾电压：4.0kV，m/z 范围：400~2000，分辨率：FS 60000。

3.1.1.8 人参皂苷 Rg1 的高温热裂解研究

3.1.1.8.1 样品溶液的制备

准确称取 200mg 人参皂苷 Rg1 置于三角瓶中，准确加入一定量水作溶剂，摇匀后置于高压灭菌锅中，设定温度为 120℃，时间为 3h。反应结束后，自然降至室温后，取出三角瓶，用甲醇定容至一定体积，摇匀，过 $0.45\mu m$ 滤膜，即得供试品溶液，待进 HPLC 分析。

3.1.1.8.2 色谱条件

同 3.1.1.3。

3.1.1.8.3 质谱条件

同 3.1.1.7。

3.1.1.9 响应曲面法实验设计

以人参皂苷 Rg1 为样本，进一步利用响应曲面法（response surface methodology，RSM）优化人参皂苷热裂解的最佳反应条件，方法如下。

3.1.1.9.1 实验设计

首先，利用单因素实验确定人参热裂解皂苷制备的三个变量，即 X_1（酸浓度）、X_2（反应温度）和 X_3（反应时间）。以人参皂苷 Rh4 和 Rk3 的生成量之和作为考察指标，根据软件并利用三因素三水平的 Box-Behnken Design（BBD）设计评价最优的人参热裂解皂苷制备变量组合。

根据三因素三水平的变量组合，软件拟合二元多次回归方程，确定回归系数，非线性的数学模型用如下公式表示：

$$Y = \beta_0 + \sum_{j=1}^{k} \beta_j X_j + \sum_{j=1}^{k} \beta_{jj} X_j^2 + \sum \sum_{i<j} \beta_{ij} X_i Y_j \qquad (2\text{-}1\text{-}1)$$

式中，Y 为响应值，即人参热裂解皂苷 Rh4 和 Rk3 生成量之和；β_0，β_j，β_{jj} 和 β_{ij} 分别为三个变量的交互、线性、平方及交互回归系数；X_i，X_j 为编码值，根据 Design Expert（Trial Version 7.1.6，Stat-Ease Inc.，Minneapolis，MN）软件来评估每一个变量点的响应值及最优的变量组合，即最优的人参热裂解皂苷制备条件组合。

二元多次回归方程模型的拟合度以 R^2 表示。F-test 和 p 值用来检查回归系数的显著性，每次实验重复三次，测定的值用平均值±SD 表示。

3.1.1.9.2　人参热裂解皂苷 Rh4 和 Rk3 的测定

人参皂苷 Rg1 高温处理后产生的人参皂苷 Rh4 和 Rk3 采用 HPLC-UV 法测定，色谱条件同上，用外标法计算人参热裂解皂苷 Rh4 和 Rk3 的含量，重复 3 次测定，取平均值。

3.1.1.9.3　数据处理

RSM 所获得的数据均通过 Design Expert 软件（Trial Version 7.1.6）的 ANO-VA 分析。模型拟合度的相关系数用 F-test 和 p-value 来检验，其中 $p < 0.0001$ 被认为拟合度好，所有实验重复 3 次，取平均值，数据用"平均值±SD"表示。

3.1.2　结果

3.1.2.1　不同人参皂苷提取物中人参皂苷 Rk1 和 Rg5 的含量分析

由于二醇型人参皂苷比三醇型人参皂苷含量丰富，所以人参皂苷 Rk1 和 Rg5 含量较高，它们也是研究较多的二醇型人参热裂解皂苷，现代药理学研究表明：二者具有较好的抗肿瘤、抗炎、改善胰岛素抵抗等活性。

人参皂苷提取物是经过提取、浓缩及干燥等一系列过程后得到的，该过程不可避免地经过热处理，一定会产生部分热裂解人参皂苷，因此有必要对不同的人参皂苷提取物进行人参热裂解皂苷的检测。人参皂苷主要存在于五加科的3 种植物（人参、西洋参和三七）中。目前市场上的人参皂苷提取物主要从上述 3 种植物的茎叶获得，所以本研究对人参茎叶总皂苷、西洋参茎叶总皂苷和三七茎叶总皂苷进行检测。结果表明：上述 3 种样品中不同程度地存在人参热裂解皂苷，主要是由于提取过程中的热处理而产生，分析结果如表 2-3-2，其3 种提取物的 HPLC 分析如图 2-3-1～图 2-3-3。

表 2-3-2　三种人参皂苷提取物中人参皂苷 Rk1 和 Rg5 含量

单位：mg/g

样品来源	人参皂苷 Rk1 含量	人参皂苷 Rg5 含量
人参茎叶总皂苷	7.8	9.6
西洋参茎叶总皂苷	12.1	13.5
三七茎叶总皂苷	5.6	6.9

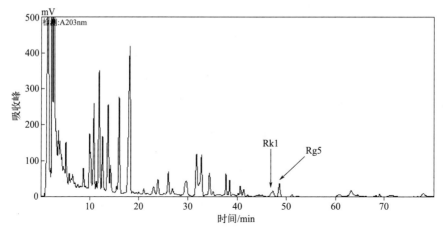

图 2-3-1   人参茎叶总皂苷的 HPLC 图

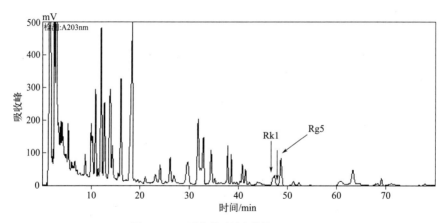

图 2-3-2   西洋参茎叶总皂苷的 HPLC 图

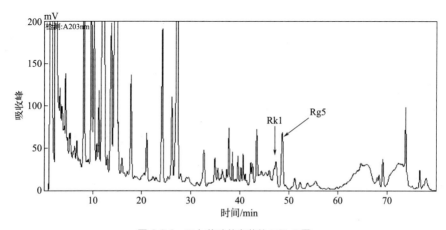

图 2-3-3   三七茎叶总皂苷的 HPLC 图

3.1.2.2　LC/MS 分析西洋参茎叶皂苷中的热裂解人参皂苷

采用 LC/MS 方法分析西洋参茎叶热裂解后的人参皂苷，结果表明：西洋参茎叶皂苷经高温热裂解反应后，产生大量的热裂解皂苷，主要包括人参皂苷 Rg6、F4、Rk3、Rh4、Rs3、Rk1、Rg5、Rs4、Rs5 等，尚含有人参皂苷 Rg3、Rg2、Rh1 等成分。此外，发现西洋参特有的拟人参皂苷 F11（pseudo-ginsenoside F11）对应的 m/z 为 799.4。MS 对应的分子离子峰主要包括 [M-H]⁻ 和 [M-H＋HCOOH]⁻ 两种，[M-H＋HCOOH]⁻ 为由于流动相中添加甲酸后而形成的分子离子峰，该分子离子峰有助于结合 [M-H]⁻ 解析化合物结构。例如，西洋参茎叶皂苷中的二醇型人参皂苷和三醇型人参皂苷均可以产生 [M-H＋HCOOH]⁻，而丙二酰基人参皂苷和乙酰化的人参皂苷并不产生此加合物，这样有利于进一步区分上述皂苷类成分。此外，部分分子离子峰出现 [2M-H]⁻，如人参皂苷 Rh1、Rk3 和 Rh4 等，具体结果见图 2-3-4。

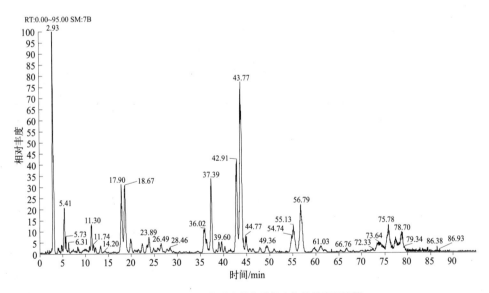

图 2-3-4　西洋参茎叶皂苷热裂解产物的总离子流图

为了缩短分析时间，本文所采用的色谱条件不能将人参皂苷 Rg1 和 Re 进行有效分离，但结合 LC/MS 分析，并不影响结果的判定。通过 LC/MS 分析含有 Rg6/F4/Rk1/Rg5，Rk3/Rh4，20(S)-Rg3/20(R)-Rg3，20(S)-Rs3/20(R)-Rs3，Rk2/Rh3 和 Rs5/Rs4 等异构体皂苷，可以通过它们的色谱进行识别。总之，人参热裂解皂苷的产生主要经历了脱糖和脱水等过程，具体结果如表 2-3-3 和图 2-3-5～图 2-3-17。

表 2-3-3　西洋参茎叶皂苷热裂解产物的 LC/ESI-MS 分析

序号	保留时间/min	名称	分子式	[M-H]⁻	[M-H+HCOOH]⁻	[2M-H]⁻
1	5.41	Rf2	$C_{44}H_{72}O_{12}$	801.5	847.3	—
2	17.90	20(S)-Rg2	$C_{42}H_{72}O_{13}$	783.5	829.1	
3	18.67	20(R)-Rg2	$C_{42}H_{72}O_{13}$	783.4	829.3	
4	19.84	20(S)-Rh1	$C_{36}H_{62}O_9$	637.3	683.4	1275.2
5	22.32	20(S)-Rf2	$C_{42}H_{74}O_{14}$	801.5	847.1	
6	23.89	20(R)-Rf2	$C_{42}H_{74}O_{14}$	801.4	847.4	
7	26.49	24(S)-pseudo F11	$C_{42}H_{72}O_{14}$	799.4	845.2	
8	36.02	Rg6	$C_{42}H_{70}O_{12}$	765.4	811.4	
9	36.45	F2	$C_{42}H_{70}O_{13}$	783.4	829.1	
10	37.39	F4	$C_{42}H_{70}O_{12}$	765.5	811.2	
11	39.01	Rk3+Rh4	$C_{36}H_{60}O_8$	619.4	665.2	1239.5
12	42.91	20(S)-Rg3	$C_{42}H_{72}O_{13}$	783.5	829.3	1567.4
13	43.77	20(R)-Rg3	$C_{42}H_{72}O_{13}$	783.4	829.2	1567.5
14	47.57	20(S)-Rs3	$C_{44}H_{74}O_{14}$	825.4	871.1	
15	49.36	20(R)-Rs3	$C_{44}H_{74}O_{14}$	825.4	871.1	
16	54.71	Rz1	$C_{42}H_{70}O_{12}$	765.4	811.1	
17	55.13	Rk1	$C_{42}H_{70}O_{12}$	765.4	811.1	
18	56.79	Rg5	$C_{42}H_{70}O_{12}$	765.4	811.2	1532.3
19	59.53	20(S)-Rh2	$C_{36}H_{62}O_8$	621.4	667.4	1243.5
20	61.03	20(R)-Rh2	$C_{36}H_{62}O_8$	621.4	667.4	1243.5
21	66.05	Rs5	$C_{44}H_{72}O_{13}$	807.4	853.1	
22	66.76	Rs4	$C_{44}H_{72}O_{13}$	807.4	853.1	

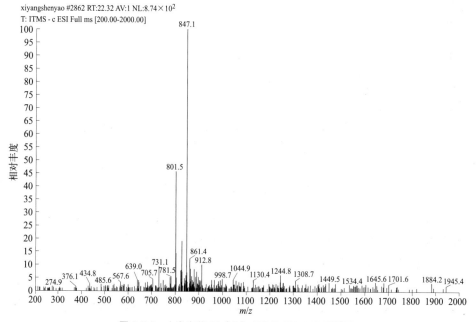

图 2-3-5　人参皂苷 20（S）-Rf2 的 ESI-MS 质谱图

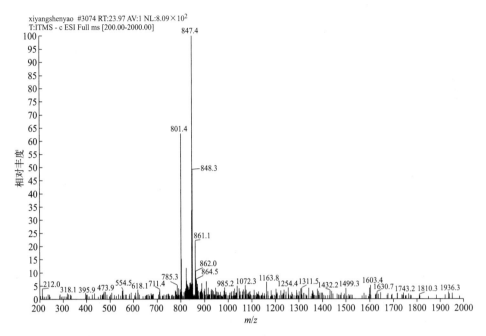

图 2-3-6　人参皂苷 20（R）-Rf2 的 ESI-MS 质谱图

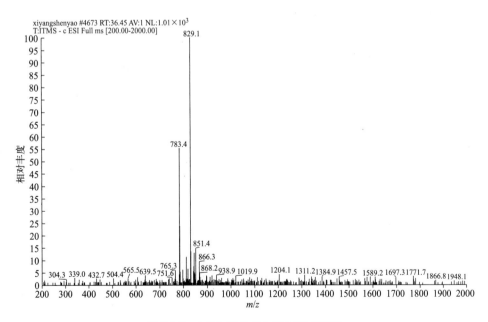

图 2-3-7　人参皂苷 Rg6 的 ESI-MS 质谱图

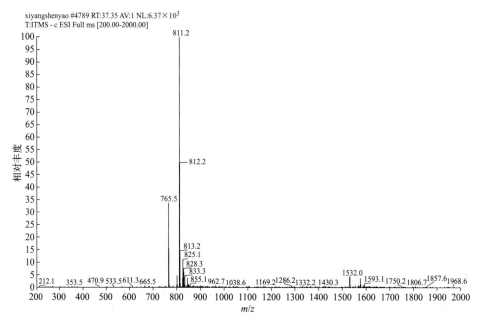

图 2-3-8　人参皂苷 F4 的 ESI-MS 质谱图

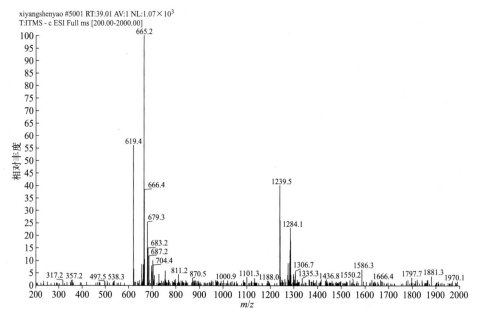

图 2-3-9　人参皂苷 Rk3 的 ESI-MS 质谱图

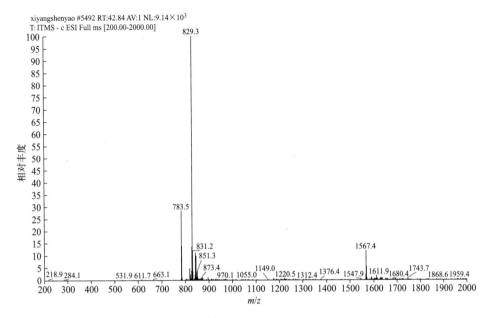

图 2-3-10　人参皂苷 20（S）-Rg3 的 ESI-MS 质谱图

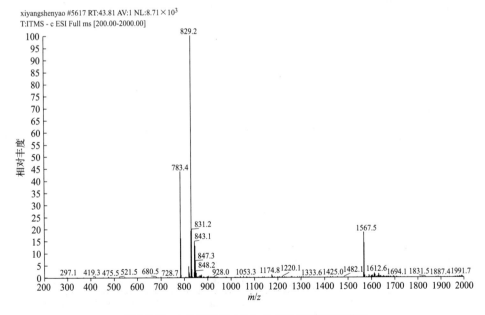

图 2-3-11　人参皂苷 20（R）-Rg3 的 ESI-MS 质谱图

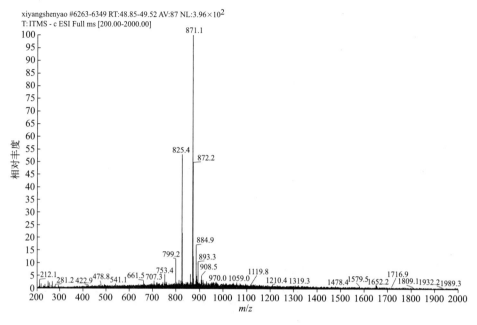

图 2-3-12　人参皂苷 Rs3 的 ESI-MS 质谱图

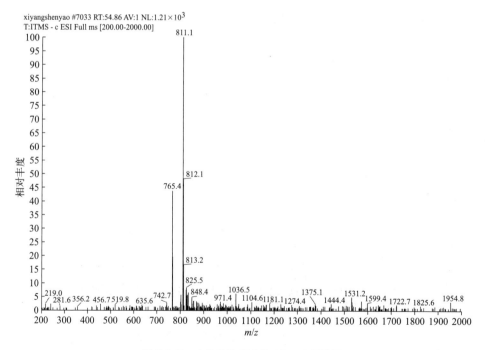

图 2-3-13　人参皂苷 Rk1 的 ESI-MS 质谱图

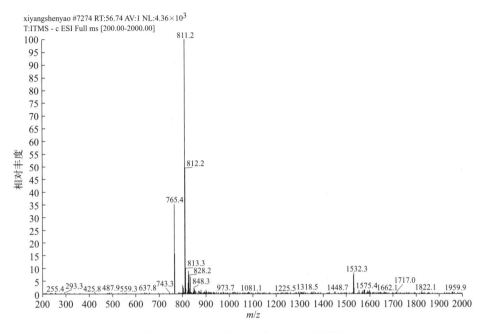

图 2-3-14 人参皂苷 Rg5 的 ESI-MS 质谱图

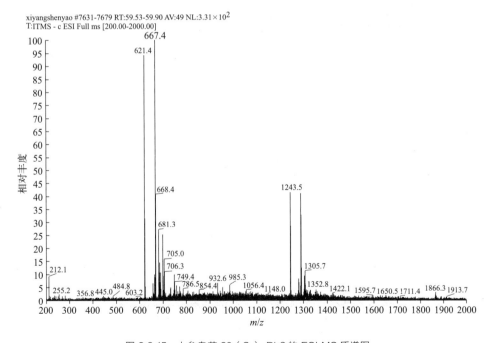

图 2-3-15 人参皂苷 20（S）-Rh2 的 ESI-MS 质谱图

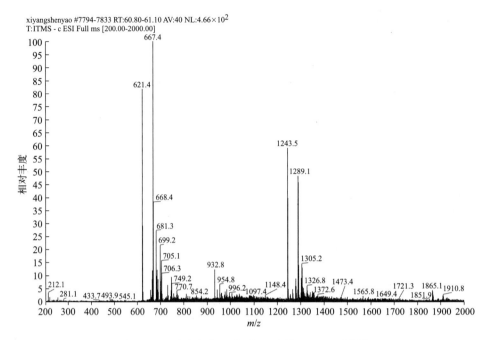

图 2-3-16　人参皂苷 20（R）-Rh2 的 ESI-MS 质谱图

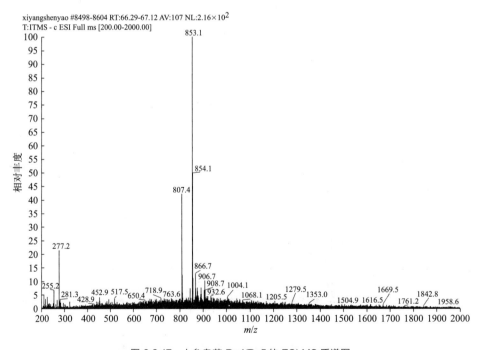

图 2-3-17　人参皂苷 Rs4/Rs5 的 ESI-MS 质谱图

3.1.2.3　LC/MS 分析人参皂苷 Rg1 的热裂解产物

西洋参茎叶总皂苷中三醇型皂苷 Rg1 和 Re 的含量要高于三七茎叶皂苷和人参茎叶皂苷，为了进一步探讨三醇型人参皂苷的热裂解规律。本部分以主要的三醇型皂苷 Rg1 为反应物进行高温热裂解研究（图 2-3-18），进而应用 LC/MS 分析主要生成的热裂解皂苷。

结果表明：LC/MS 分析人参皂苷 Rg1 经高温热裂解主要产生 ［M-H］⁻、［M-H＋HCOOH］⁻ 和 ［2M-H］⁻ 三种分子离子峰，由于流动相中添加甲酸，容易形成 ［M-H＋HCOOH］⁻ 加合物，主要产物包括人参皂苷 20(S)-Rh1、20(R)-Rh1、Rk3 和 Rh4，对于上述两对异构体皂苷，可以根据他们的色谱行为识别和鉴定，即 S 构型皂苷先出峰，Rk3 早于 Rh4 出峰，具体裂解历程如图 2-3-18，结果如图 2-3-19～图 2-3-24 和表 2-3-4。

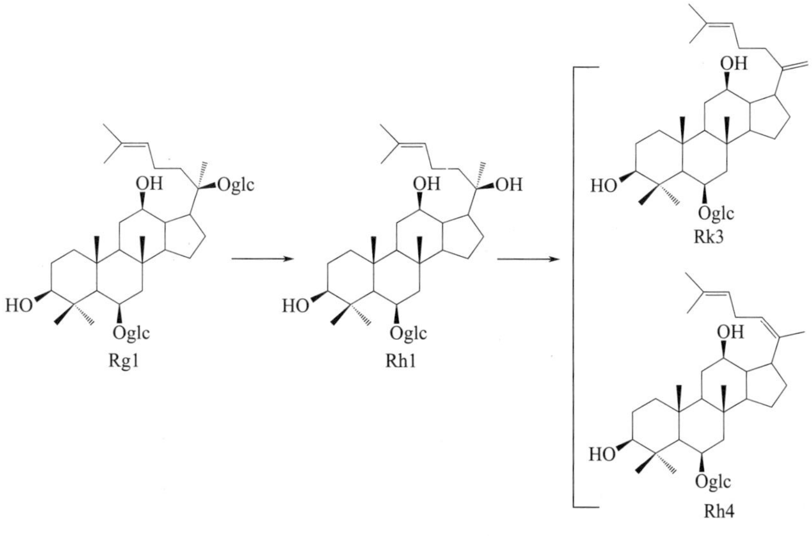

图 2-3-18　人参皂苷 Rg1 热处理后可能发生的热裂解化学成分转化

表 2-3-4　人参皂苷 Rg1 热裂解产物的 LC-ESI-MS 分析

序号	保留时间/min	名称	分子式	［M-H］⁻	［M-H＋HCOOH］⁻	［2M-H］⁻
1	22.77	20(S)-Rh1	$C_{36}H_{62}O_9$	637.4	683.3	1275.5
2	26.91	20(R)-Rh1	$C_{36}H_{62}O_9$	637.4	683.3	1275.5
3	37.68	Rk3	$C_{36}H_{60}O_8$	619.4	665.3	1239.4
4	39.08	Rh4	$C_{36}H_{60}O_8$	619.4	665.3	1239.5

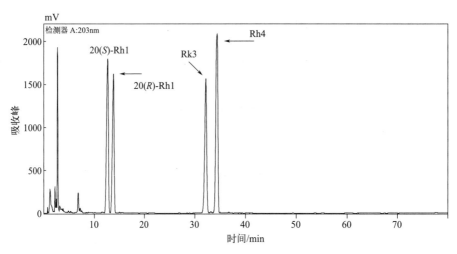

图 2-3-19　人参皂苷 Rg1 的热裂解产物 HPLC 图

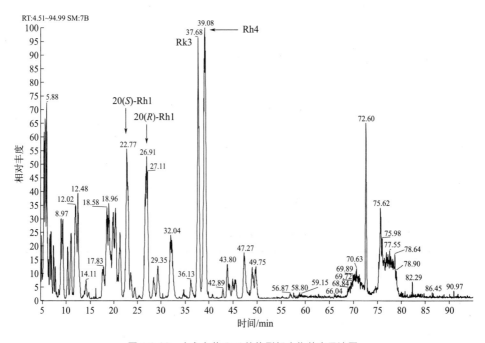

图 2-3-20　人参皂苷 Rg1 的热裂解产物总离子流图

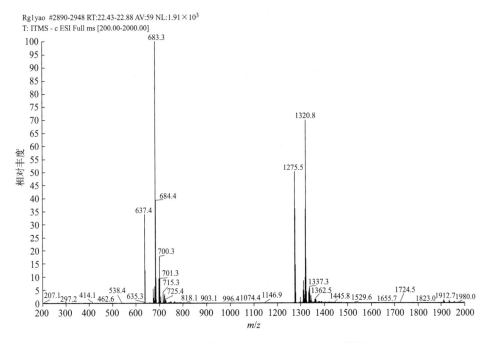

图 2-3-21　人参皂苷 20（S）-Rh1 的 ESI-MS 质谱图

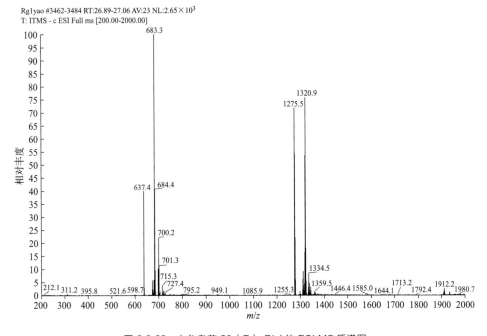

图 2-3-22　人参皂苷 20（R）-Rh1 的 ESI-MS 质谱图

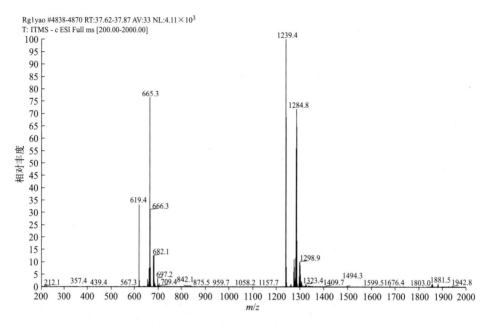

图 2-3-23　人参皂苷 Rk3 的 ESI-MS 质谱图

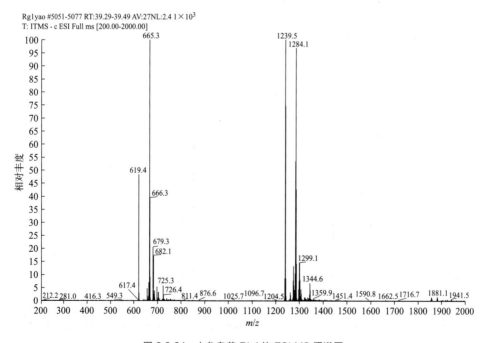

图 2-3-24　人参皂苷 Rh4 的 ESI-MS 质谱图

3.1.2.4 RSM 优化人参皂苷 Rg1 制备 Rk3 和 Rh4

3.1.2.4.1 实验设计

正式试验开始前，根据单因素实验依次考查影响高温热裂解制备人参皂苷 Rk3 和 Rh4 的不同变量，经预实验并结合文献报道，确定考察影响高温热裂解人参皂苷 Rk3 和 Rh4 的 3 个变量即酸浓度（X_1）、裂解温度（X_2）、裂解时间（X_3）。应用 RSM 分析时，以人参皂苷 Rk3 和 Rh4 的制备量（Y）为预测值，通过建立数学模型分析法优化高温热裂解人参皂苷 Rk3 和 Rh4 的最佳因素组合。

简而言之，RSM（response surface methodology）分析采用三因素三水平共 15 个试验点的响应面分析试验。高温热裂解制备人参皂苷 Rk3 和 Rh4 的响应面分析试验因素编码与水平表见表 2-3-5。其中 1～12 组为析因实验，考察各因素对高温热裂解制备人参皂苷 Rk3 和 Rh4 影响；13～15 组为中心实验，用来分析试验操作过程中引起的纯误差。Box-Behnken 实验设计与结果见表 2-3-6。

表 2-3-5 高温热裂解制备人参皂苷 Rk3 和 Rh4 的响应面分析试验因素编码与水平表

因素	代码	水平		
		−1	0	1
A-酸浓度/%	X_1	0.01	0.03	0.05
B-裂解温度/℃	X_2	100	110	120
C-裂解时间/h	X_3	1	2	3

表 2-3-6 高温热裂解制备人参皂苷 Rk3 和 Rh4 的 Box-Behnken 实验设计与结果

序号	未编码的变量级别			Rk3＋Rh4 产率/mg	
	X_1(酸浓度)/%	X_2(裂解温度)/℃	X_3(裂解时间)/h	实际值	预测值
1	0.01	100	2	21.6	29.08
2	0.05	100	2	24.5	26.65
3	0.01	120	2	99.3	97.15
4	0.05	120	2	65.3	57.83
5	0.01	110	1	22.6	21.96
6	0.05	110	1	25.9	30.59
7	0.01	110	3	98.2	93.51
8	0.05	110	3	42.5	43.14

续表

序号	未编码的变量级别			Rk3+Rh4 产率/mg	
	X_1(酸浓度)/%	X_2(裂解温度)/℃	X_3(裂解时间)/h	实际值	预测值
9	0.03	100	1	20.6	13.76
10	0.03	120	1	43.6	46.39
11	0.03	100	3	41.6	38.81
12	0.03	120	3	98.6	105.44
13	0.03	110	2	101	108.02
14	0.03	110	2	110.2	108.02
15	0.03	110	2	110.3	108.02

利用 Design Expert 7.1.6 表 2-3-6 中试验数据进行回归拟合，可以得到一个回归方程。

3.1.2.4.2　响应曲面设计与结果分析

方差分析的结果见表 2-3-7，可知：模型 $p<0.0001$，表示模型高度显著，足以代表响应值（Y）与三个变量（X_1，X_2，X_3）的关系。ANOVA 分析表明决定系数 $R^2=0.9853$，表明计算模型可以解释 98.53% 的实验结果。失拟项（lack of fit）$p=0.0607$，表明差异不显著（$p>0.001$），说明残差（residual）均由随机误差引起。模型 $F=52.13$ 说明模型非常显著。调整决定系数 R^2_{adj}（adjusted determination coefficient）=0.9664，表明模型仅仅不能对 3.36% 的变异进行解释。此外变异系数（coefficient of variation，CV）为 10.32，显示所进行的实验具有准确性和可信性。

表 2-3-7　制备人参皂苷 Rk3 和 Rh4 的实验方差分析结果

来源	SS 平方和	DF 自由度	MS 均方	F 值	p 值	显著性
模型	22628.78	9.00	2514.31	52.13	<0.0001	极显著
残差	337.63	7.00	48.23			
失拟项	274.8	3.00	91.6	5.83	0.0607	不显著
纯误差	62.83	4.00	15.71			

注：SS（sum of squares，平方和）；DF（degree of freedom，自由度）；MS（mean square，均方）。

如表 2-3-8 所示，人参皂苷 Rk3 和 Rh4 的制备量主要受反应温度（X_2）及反应时间（X_3）影响（$p<0.0001$），以及酸浓度（X_1）的影响（$p=0.0038$）。此外，可以看出：除了反应温度（X_2^2），其余的二次方参数（X_1^2 和 X_3^2）均为极显著性（$p<0.0001$）。对于交互项，对 Rk3 和 Rh4 生成量的影响

依次为 X_1X_3、X_1X_2、X_2X_3 交互作用。

表 2-3-8　变量与响应值方差分析

变量	自由度	平方和	均方	F 值	p 值
X_1	1	871.53	871.53	18.07	0.0038
X_2	1	4925.28	4925.28	102.12	<0.0001
X_3	1	3536.41	3536.41	73.32	<0.0001
X_1X_2	1	340.40	340.40	7.06	0.0326
X_1X_3	1	870.25	870.25	18.04	0.0038
X_2X_3	1	289.00	289.00	5.99	0.0442
X_1^2	1	3682.24	3682.24	76.34	<0.0001
X_2^2	1	2796.72	2796.72	57.98	0.0001
X_3^2	1	871.53	871.53	84.69	<0.0001

预测的响应值 Y 可以得到如下二元回归方程：

$$Y = -3510.37 + 10462.75X_1 + 58.86X_2 + 74.24X_3 - 46.13X_1X_2$$
$$-737.50X_1X_3 + 0.85X_2X_3 - 73931.25X_1^2 - 0.26X_2^2 - 31.15X_3^2$$

式中，Y 响应值为人参皂苷 Rk3 和 Rh4 的制备量，mg；X_1，X_2 和 X_3 分别为影响高温热裂解制备 Rk3 和 Rh4 的三个变量，依次为反应温度（X_2）、反应时间（X_3）及酸浓度（X_1）。

3.1.2.4.3　响应曲面分析与优化

将实验获得的 15 组实验数据代入软件，软件会自动分析并作 3D 和 2D 响应曲面图，考察所拟合的响应曲面的形状，分析酸浓度（X_1）、裂解温度（X_2）和裂解时间（X_3）对高温热裂解制备人参皂苷 Rk3 和 Rh4 的影响。一般来讲，等高线的形状可反映出影响实验的各因素的交互效应的强弱：等高线呈现椭圆形，则表示两个因素（变量）交互作用显著，而圆形则表示两个因素（变量）交互作用不显著，具体分析如下：

从软件分析给出的结果不难看出：反应温度（X_2）和反应时间（X_3）对人参皂苷 Rg1 转化制备人参皂苷 Rk3 和 Rh4 影响最大，二者差异极显著（$p<0.0001$）；而酸浓度（X_1）对二者的生成量影响较小，差异不显著（$p=0.0038$）。图 2-3-25 表示反应时间不变时酸浓度与反应温度的相互作用。反应温度对人参皂苷 Rk3 和 Rh4 生成量影响极其显著，与模型方差分析的结果相一致（$p<0.0001$），即高温热裂解过程中反应温度影响至关重要。从 3D 响应曲面图可以看出随着反应温度的升高，人参皂苷 Rk3 和 Rh4 的生成量逐渐增加；与反应时间比较，酸

浓度对人参皂苷 Rk3 和 Rh4 生成量影响较小（$p = 0.0038$）。

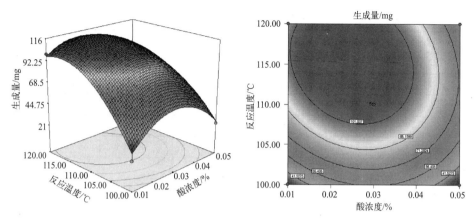

图 2-3-25　反应温度和酸浓度的响应曲面图和等高线（彩图）

图 2-3-26 反映了酸浓度与反应时间的相互作用，通过模型方差分析和等高线性状可以看出，二者相互作用差异显著（$p = 0.0038$），当反应时间达到 2.5h 时，人参皂苷 Rk3 和 Rh4 生成量不再增加，可能由于二者的转化已经达到最大值，而随着酸浓度达到 0.03 时，人参皂苷 Rk3 和 Rh4 生成量达到最大值，此后，随着酸浓度的增加，二者生成量反而下降。图 2-3-27 表示反应时间与反应温度之间的相互作用，二者交互不显著（$p = 0.0442$），2D 等高线呈圆形，在反应温度达到 110℃ 左右的时候，随着反应时间的增加，人参皂苷 Rk3 和 Rh4 生成量逐渐增加，当反应时间为 2h 左右时候，人参皂苷 Rk3 和 Rh4 生成量达到最大值，而后逐渐下降。

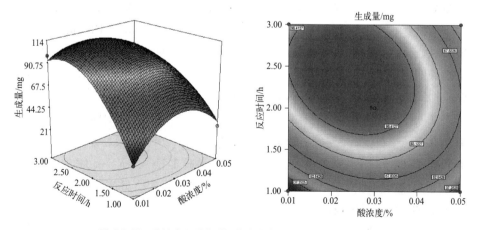

图 2-3-26　酸浓度和反应时间的响应曲面图和等高线（彩图）

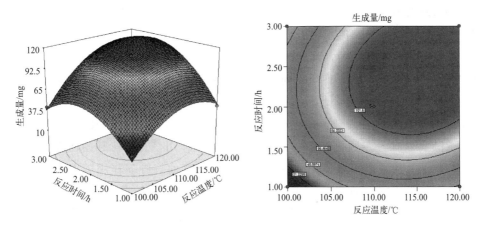

图 2-3-27　反应温度和反应时间的响应曲面图和等高线（彩图）

3.1.2.4.4　验证性实验

根据 Design Expert 软件预测，高温热裂解人参皂苷 Rg1 制备 Rk3 和 Rh4 的最佳工艺参数为：酸浓度为 0.02%，反应温度为 116.4℃，反应时间为 2.22h，在此条件下 Rk3 和 Rh4 之和最大为 123.56mg，得率为 61.78%。

考虑到实际操作的可行性，将 RSM 优化后的制备工艺条件修正为：酸浓度为 0.02%，反应温度为 120℃，反应时间为 2.2h。为验证结果的可靠性，采用上述优化出的 Rk3 和 Rh4 生成量的最佳工艺参数进行 3 次平行实验，根据结果计算 Rk3 和 Rh4 的制备量为 117.6±10.5mg，该数值与模型预测值比较接近（表 2-3-9）。

表 2-3-9　验证性实验结果最优条件下 **Rk3** 和 **Rh4** 生成量的预测值与实测值

条件	X_1/%	X_2/℃	X_3/h	Rk3 和 Rh4 生成量/mg
优化条件	0.02	116.4	2.22	123.56(预测值)
实际条件	0.02	120	2.2	117.6(实测值)

结果表明：利用 RSM 响应面分析法和 BBD 实验设计优化得到的高温热裂解人参皂苷 Rg1 制备 Rk3 和 Rh4 的工艺参数真实可靠，具有实用价值。

3.1.3　讨论

3.1.3.1　人参皂苷提取物中热裂解皂苷

人参的主要化学成分是人参皂苷类，不同人参加工品人参皂苷的结构、组成及含量有较大差异。人参次级皂苷是人参原有皂苷经过处理后产生的，这些处理包括常温酸碱水解、生物酶和土壤微生物降解、体内肠内菌代谢等。研究表明：人参皂苷经高温水解可以产生次级皂苷，该类皂苷主要是由原有皂苷发生脱糖和脱水后产生的，此类次级皂苷又称之为"人参热裂解皂苷"，与其他次级皂苷不同，该类皂苷均伴随着 C20 位的脱水及异构化。按人参皂苷的两种主要构型进行分类，人参二醇型皂苷主要热裂解皂苷包括人参皂苷 Rz1、Rk1 和 Rg5 等，人参三醇型皂苷主要热裂解皂苷包括人参皂苷 Rg6、F4、Rh4 和 Rk3 等。研究表明：人参皂苷具有多种药理作用，其中抗肿瘤活性是人参皂苷的主要药理作用之一；一般而言，人参皂苷的抗肿瘤作用随着糖基的减少，其活性越强，如人参皂苷 Rg3、Rh2、Compound K 等具有较少的糖基，其抗肿瘤作用显著增强，经过热处理后的红参及黑参的抗肿瘤活性明显强于生晒参，主要是因为热处理后的人参皂苷发生脱糖及脱水反应而生成了极性更小的人参皂苷。

　　研究发现：富含人参皂苷的提取物是当前市场上流通的一种形式，主要由非传统入药部位——茎叶生产提取物来满足市场对人参皂苷类制品的需求。人参皂苷提取物主要来自五加科的人参、西洋参和三七。由于茎叶含有大量的叶绿素，故工业上多采用水作提取溶剂，经 2～3 次水煮后，进一步浓缩，再经大孔吸附树脂纯化去除杂质，最后真空干燥。不难看出，人参皂苷提取物的生产过程中经历了多次较长时间的热处理，因此，不可避免产生人参热裂解皂苷。目前，人参皂苷提取物主要采用紫外检测总皂苷含量，或者采用 HPLC 法测定其主要 6 种皂苷含量（人参皂苷 Rg1、Re、Rb1、Rb2、Rc、Rd）等。对热处理过程中产生的热裂解皂苷几乎没有检测标准。人参热裂解皂苷与其他次级皂苷比较（Rg3 和 Rh2 等），在 C20 位存在脱水反应，手性碳消失，化学结构稳定，生物活性较好，因此有必要分析人参皂苷提取物加工过程中产生的热裂解皂苷，为今后深入研究人参提取加工工艺提供理论基础。通过上述研究表明，三种不同人参皂苷提取物存在一定量的人参皂苷 Rk1 和 Rg5 等成分。

3.1.3.2　人参皂苷 Rg1 的热裂解

　　人参皂苷 Rg1 是三醇型皂苷的典型代表，也是人参茎叶和西洋参茎叶的主要成分之一，具有广泛的药理作用，如抗阿尔茨海默病及益智，保护神经，抗肿瘤，通过激活 AMPK 信号通路而增加葡萄糖的利用等。以人参皂苷 Rg1 为反应物，进而采用高温高压处理，对其主要热裂解产物进行分析，阐释三醇型皂苷高温热裂解规律。结果表明：人参皂苷 Rg1 在高温热处理作用下，首先生成人参皂苷 Rh1，随着反应的进行，发生 C20 脱水反应而生成人参皂苷

Rk3 和 Rh4。

Rg1 和 Re 均为三醇型人参皂苷，但由于化学结构的不同，人参皂苷 Re 热裂解产物主要为人参皂苷 Rg6 和 F4（其转化机理如图 2-3-28）。通过人参皂苷 Rg1 的热裂解研究表明：人参三醇型皂苷热裂解速度较快，适合应用单一的三醇型皂苷制备所需要的热裂解皂苷，为研究其生物活性奠定物质基础。

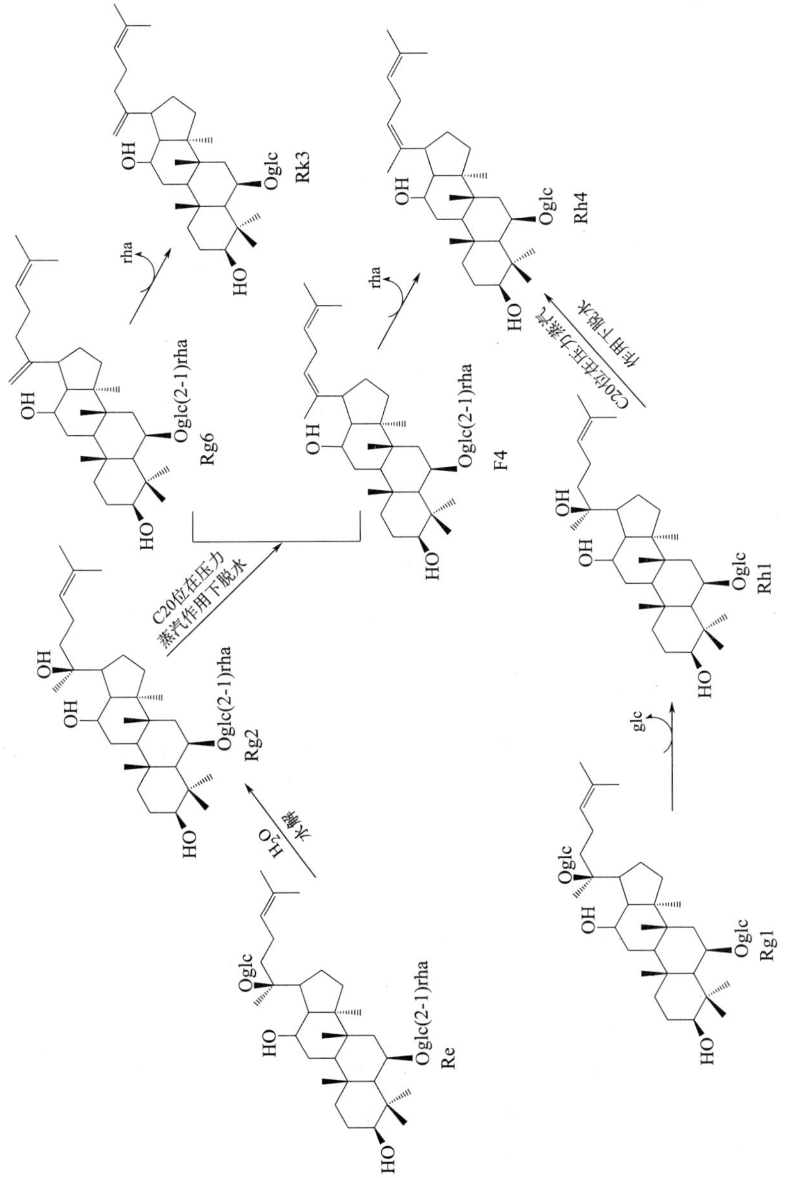

图 2-3-28　人参三醇型皂苷热裂解皂苷转化图解

127

3.1.3.3　RSM 优化人参皂苷 Rh4 和 Rk3 的制备工艺

响应曲面法（response surface methodology，RSM）是近年来发展起来的一种新的多变量统计分析技术，RSM 是一种统计学与数学的集合体，主要是基于多元回归方程对实验数据进行拟合分析。RSM 可以用于多变量的统计学分析当中，可以对几个因素的相互影响作出完美的统计学分析。RSM 的分析目标主要是同时优化多变量而去获得最优的系统表现力。在进行 RSM 分析之前，应该明确实验设计所需要的相关变量，并最大程度地找到每个变量的中心点，从而开展实验设计。

RSM 主要应用在工业设计领域。近年来，由于其出色的表现，已广泛应用于食品、药品、环境等多领域。中药提取和分离制备是一个多变量影响的过程，应用 RSM 分析已经成功解决了多种中药成分的分离、提取及制备工艺。本研究以人参三醇型人参皂苷转化为例，针对人参皂苷热裂解过程中存在多变量共同作用，有必要对其开展 RSM 的工艺优化，以期达到最佳的参数组合。

3.1.4　小结

利用 LC/MS 手段明确了 3 种人参皂苷提取物中主要含有人参热裂解皂苷 Rg6、F4、Rk3、Rh4、Rk1、Rg5；以人参皂苷 Rg1 为研究对象，明确其主要裂解产物包括 Rk3 和 Rh4，并对影响其转化因素进行了响应曲面法分析，得到了最优的工艺制备条件。

3.2　人参茎叶总皂苷的高效利用及热裂解皂苷 Rk1 和 Rg5 的转化机理探究

前期研究已发现三醇型皂苷转化的最佳工艺参数，而人参皂苷 Rk1 和 Rg5 因其加工条件、提取工艺等均是产出影响因素，但两者在原材料中含量甚微，直接提取不仅工作量大且很难获得较好的纯度，由于二者具有许多显著的药理活性，有些甚至比人参其他常见皂苷的活性更好，所以需要建立一种快速稳定的方法来制备 Rk1 和 Rg5。目前关于二者的制备方法并不多见，其中多数依靠热加工来实现。本部分从 Rk1 和 Rg5 转化机制入手，选用二醇组含量丰富的人参茎叶皂苷为原材料，通过高温热裂解制备人参皂苷 Rk1 和 Rg5，以期为获得高纯度 Rk1 和 Rg5 建立一种有效的方法。

3.2.1　仪器、材料与试剂

人参茎叶皂苷纯度＞80％（UV），由实验室自制；

人参皂苷对照品 Rk1 和 Rg5 为自制（根据峰面积归一化法测得其纯度＞98％）；

BXM-30 R 型立式压力蒸汽灭菌器，上海博讯实业有限公司医疗设备厂；

KQ-250DB 型数控超声波清洗器，昆山超声波仪器有限公司；

Shimadzu LC-20A 高效液相色谱仪，日本岛津公司；

EYELA-DPE 2110 系列旋转蒸发仪，日本东京理化器械株式会社；

Sartorius BP211D 型电子分析天平，德国赛多利斯公司；

SZ-93 自动双重纯水蒸馏器，上海亚荣生化仪器厂；

乙腈（色谱纯），美国 Tedia 公司；

甲醇，乙醇（分析纯），北京化工厂；

水为自制双重蒸馏水。

3.2.2　人参皂苷 Rk1 和 Rg5 的制备及优化

3.2.2.1　HPLC 法分析 Rk1 和 Rg5 转化率

3.2.2.1.1　对照品溶液的制备

分别精确称取 2.43mg 和 2.56mg 人参皂苷对照品 Rk1 和 Rg5，置于 10mL 容量瓶中，甲醇溶解并定容，摇匀后过 0.45μm 滤膜，即得 243.0μg/mL 的 Rk1 对照品溶液和 256.0μg/mL Rg5 对照品溶液。

3.2.2.1.2　供试品溶液的制备

精确称取人参茎叶皂苷粉末 300mg 置于试管中，准确加入一定量的溶剂，密封混匀，按预先设计的不同反应条件处理，浓缩至一定量后，用甲醇定容于 100mL 容量瓶中，摇匀，过 0.45μm 滤膜，即得供试品溶液。

3.2.2.1.3　色谱条件

色谱柱为 5C$_{18}$-MS-II柱（250mm×4.6mm，5μm），流动相为乙腈/水，流速为 1.5mL/min，检测波长为 203nm，柱温 40℃，进样量 20μL。图 2-3-29（A）、图 2-3-29（B）分别为人参皂苷 Rk1 和 Rg5 对照品 HPLC 谱图，保留时间分别为 48.57min 和 49.61min。图 2-3-30（A）为原人参茎叶皂苷 HPLC 谱图，保留时间在 16.22min、17.32min、18.58min、18.95min，21.39min 的

色谱峰，分别为原人参皂苷 Rb1、Rc、Rb2、Rb3、Rd。图 2-3-30（B）为高温高压反应后的皂苷 HPLC 谱图，从图中对比可知反应后，原样品中二醇组皂苷含量明显减少，并有 Rk1 和 Rg5 生成。

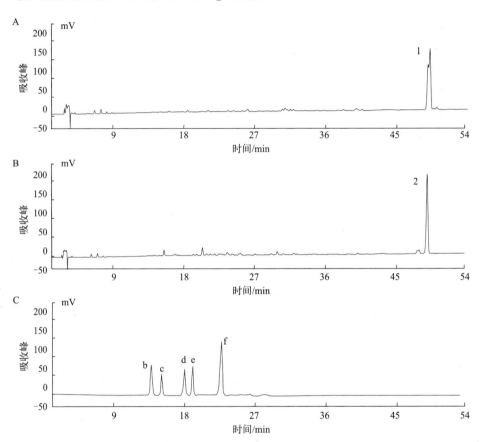

图 2-3-29　人参皂苷 Rk1（A）、 Rg5（B）和二醇组皂苷（C）对照品 HPLC 谱图

3.2.2.1.4　方法学考察

（1）线性关系考察　精密取 0.05mL、0.1mL、0.2mL、0.5mL、1.00mL、2.00mL Rk1 和 Rg5 对照品溶液，分别置于 5mL 量瓶中，色谱纯甲醇定容至刻度，在第 2 篇 "2.1" 小节中的色谱条件下进样 3 次，单次进样量 $20\mu L$。以平均峰面积（Y）对进样质量浓度（X）进行回归分析，求得 Rk1 和 Rg5 的回归方程分别为：

$$Y = 7.9461X + 0.0842, r^2 = 0.9995$$
$$Y = 28.971X + 0.3442, r^2 = 0.9993$$

结果表明，皂苷 Rk1 和 Rg5 在 2.43～97.2mg/mL、2.56～10.24mg/mL

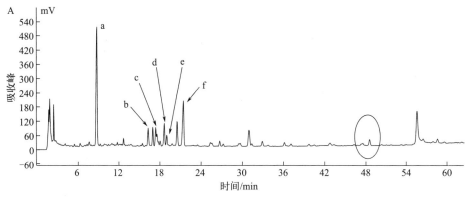

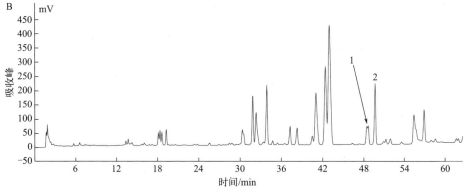

图 2-3-30　人参总皂苷（A）和反应产物（B）HPLC 谱图

a—人参皂苷 Re；b—人参皂苷 Rb1；c—人参皂苷 Rc；d—人参皂苷 Rb2；

e—人参皂苷 Rb3；f—人参皂苷 Rd

1—人参皂苷 Rk1；2—人参皂苷 Rg5

范围内与峰面积呈良好的线性关系。

（2）精密度试验　精密吸取同一批供试品溶液 20μL，注入高效液相色谱仪，重复测定 6 次，记录 Rk1 和 Rg5 峰面积，计算得其 RSD 值为 0.92%。

（3）稳定性试验　精密称取同一供试品溶液，分别于 0h、2h、4h、6h、8h、12h、24h、48h 进样 20μL，记录峰面积，结果皂苷 Rk1 和 Rg5 的峰面积无显著变化，RSD 为 0.35%。结果表明供试品溶液在 48h 内较稳定。

（4）重现性试验　精密吸取供试品 6 份，按照第 2 篇"2.1"小节中色谱条件进行测定，记录峰面积，计算得 RSD 为 2.9%。

（5）加样回收率试验　精密量取样品溶液 0.5mL，设置 6 个平行试验，均加入 0.5mL 的对照品溶液，按照第 2 篇"2.1"小节中样品处理方法处理样品后，进样 20μL 进行测定，根据回归方程计算 Rk1 和 Rg5 的回收率，结果平均回收率为 99.20%，RSD 值为 1.9%。

3.2.2.2　单因素试验

3.2.2.2.1　乙醇体积分数的选择

精确称取人参茎叶皂苷粉末 300mg，分别加入 100mL 含 0.1％甲酸的 10％、30％、50％、70％的乙醇水溶液中，在 0.12MPa 压力下，120℃反应 1h。反应后样品经浓缩，用甲醇定容于 100mL 容量瓶中，进行 HPLC 分析。根据目标产物峰面积，计算其含量。结果见表 2-3-10。可以看出，人参皂苷 Rk1 和 Rg5 的生成量随着醇浓度的升高先显著升高后下降，在醇浓度 50％时呈现最大值。分析是由于增大醇浓度有利于中间难容产物的溶解，保证反应的继续，但继续升高醇浓度，Rk1 和 Rg5 的生成量不再继续增加，可能是因为醇浓度变高后，随着反应中温度的升高，乙醇挥发损失，浓度降低。故乙醇浓度为 70％与 30％时的 Rk1 和 Rg5 生成量基本持平。

表 2-3-10　醇浓度对反应的影响

醇浓度/％	含量/％	
	Rk1	Rg5
10	1.76	3.23
30	6.17	12.19
50	6.52	13.23
70	5.72	11.12

3.2.2.2.2　甲酸体积分数的选择

准确称取人参茎叶皂苷粉末 300mg，分别加入 100mL 0.01％、0.05％、0.10％、0.50％甲酸的 50％乙醇溶液中，在 0.12MPa 压力下，120℃反应 1h。反应后样品经浓缩，用甲醇定容于 100mL 容量瓶中，进行 HPLC 分析，根据目标产物峰面积，计算其含量，结果见表 2-3-11。可以看出，人参皂苷 Rk1 和 Rg5 的生成量在酸浓度 0.05％时呈现最大值，继续升高酸浓度，Rk1 和 Rg5 的生成量反而减少，可能是因为酸浓度过高会导致副反应发生，而影响目标产物的生成。

表 2-3-11　酸浓度对反应的影响

酸浓度/％	含量/％	
	Rk1	Rg5
0.01	1.76	2.53
0.05	6.47	12.29
0.10	5.32	10.23
0.50	0.72	1.15

3.2.2.2.3 反应温度的选择

准确称取人参茎叶皂苷粉末300mg，加入100mL 0.05％甲酸的50％乙醇溶液中（设置4个重复），0.12MPa压力下，分别在100℃、110℃、120℃、130℃反应1h。反应后样品经浓缩，用甲醇定容于100mL容量瓶中，进行HPLC分析，根据目标产物峰面积，计算其含量，结果见表2-3-12。可以看出，人参皂苷Rk1和Rg5的生成量随着温度的升高而逐渐升高，但在120℃和130℃时无明显变化，考虑到实际操作方便和节约，反应温度选择120℃。

表2-3-12　反应温度对反应的影响

温度/℃	含量/%	
	Rk1	Rg5
100	3.66	8.63
110	4.57	9.79
120	6.22	12.26
130	6.31	12.28

3.2.2.2.4 反应时间的选择

准确称取人参茎叶皂苷粉末300mg，加入100mL 0.05％甲酸的50％乙醇溶液中（设置4个重复），0.12MPa压力下，120℃分别反应1h，2h，3h，4h。反应后样品经浓缩，用甲醇定容于100mL容量瓶中，进行HPLC分析，根据目标产物峰面积，计算其含量，结果见表2-3-13。可以看出，在反应1h和2h时，人参皂苷Rk1和Rg5的生成量明显高于反应3h和4h。可能是因为反应时间过长会导致副反应发生。

表2-3-13　反应时间对反应的影响

反应时间/h	含量/%	
	Rk1	Rg5
1	6.56	12.43
2	6.87	12.92
3	2.82	5.76
4	2.41	5.68

3.2.2.3 正交试验分析

精确称取人参茎叶皂苷粉末300mg进行正交试验。根据单因素试验结果，选取醇浓度（A）、酸浓度（B）、反应时间（C）3 个影响稀有皂苷 Rk1 和 Rg5 生成率的主要因素，每个因素选取 3 个水平，进行 L_9（3^4）正交试验确定最佳工艺条件。反应后，浓缩至一定量后用甲醇定容于 100mL 容量瓶中，得供试品溶液，进行 HPLC 分析，通过计算人参皂苷 Rk1 和 Rg5 的含量来比较目标产物的生成率。正交试验设计及结果见表 2-3-14。方差分析结果见表 2-3-15。

由 R 值可知，以反应产物中人参皂苷 Rk1 和 Rg5 的含量和为指标，各因素对 Rk1 和 Rg5 的生成率影响大小顺序依次为 B（酸体积分数）＞A（醇体积分数）＞C（时间）。综上确定最佳提取工艺条件为 $A_2B_2C_2$，即醇浓度 50%，酸浓度 0.05%，反应时间 2h。

表 2-3-14　L_9（3^4）正交试验设计及结果

试验号	A/%	B/%	C/h	含量/%		
				Rk1	Rg5	含量和
1	70(1)	0.1(1)	3(1)	1.61	2.77	4.38
2	70(1)	0.05(2)	2(2)	4.77	7.85	12.62
3	70(1)	0.01(3)	1(3)	0.91	1.35	2.26
4	50(2)	0.1(1)	2(2)	6.98	12.5	19.48
5	50(2)	0.05(2)	1(3)	6.52	12.37	18.89
6	50(2)	0.01(3)	3(1)	0.65	1.22	1.87
7	30(3)	0.1(1)	1(3)	6.26	13.17	19.43
8	30(3)	0.05(2)	3(1)	4.87	9.68	14.55
9	30(3)	0.01(3)	2(2)	2.46	4.25	6.71
K1	6.417	14.427	6.933			
K2	13.413	15.350	12.940			
K3	13.567	3.620	13.523			
R	7.150	11.730	6.590			

表 2-3-15　方差分析

方差来源	偏差平方和	自由度	F 值	显著性
A	100.099	2	14.723	—
B	255.229	2	37.539	—
C	79.848	2	11.744	—
误差	6.800	2		

注：$F_{0.05}$（2，2）=19.0，$F_{0.01}$（2，2）=99.0。

3.2.3 结果

精确称取人参茎叶皂苷粉末 300mg，设置 3 个平行试验，按最佳工艺条件进行验证试验，HPLC 测定最佳工艺条件下 Rk1 和 Rg5 的生成量，计算含量之和。3 次结果分别为 19.85%、19.88%、19.90%，表明工艺稳定可行。

3.2.4 小结

由于具有广泛、显著的药理活性，近年来关于 Rk1 和 Rg5 的制备研究逐渐增多，目前大多数制备方法依赖柠檬酸水解，但柠檬酸具有较强的酸性，大量使用会给后续的纯化带来诸多不便，而单一的采用高温制备，所需时间过长，若能将二者合理结合，制备出 Rk1 和 Rg5，不仅可以降低酸的浓度，以便分离纯化，还可以减少反应时间，提高效率。

本部分采用的含少量甲酸的乙醇溶液溶解人参茎叶皂苷，经高温高压处理，并采用正交试验对人参稀有皂苷的制备工艺进行了优化，得到最佳提取工艺条件为：醇浓度 50%、酸浓度 0.05%、反应时间 2h，经 HPLC 检测出 Rk1 和 Rg5 的生成量，本方法具有操作简单、成本低、绿色环保等优点，为工业化生产 Rk1 和 Rg5 提供了一种可行性较高的方法。

4

二醇组皂苷 Rb1 转化成 Rg5 的条件优化

通过人参茎叶总皂苷利用高温酸转化的原理，明确了热裂解皂苷 Rk1、Rg5 的转化机理，为工业化生产 Rk1 和 Rg5 提供了可行性依据。为进一步探究人参皂苷 Rg5 的工业化生产，本实验将选取人参皂苷中含量最为丰富的二醇组皂苷 Rb1 通过高温酸水解方法，高效制备人参热裂解皂苷 Rg5，并进一步通过正交试验方法，对 Rb1 转化制备 Rg5 的工艺条件进行优化，该工艺反应时间短、易于操作、反应副产物少，可实现人参皂苷的高效定向转化，为人参皂苷的规模化生产以及人参次级皂苷的制备提供理论依据。

4.1 实验仪器与试剂

4.1.1 仪器

MD-mini 型金属浴，Major Science 公司；
e2695 型高效液相色谱仪，Waters 公司；
冷冻干燥机，北京昊诺斯生物科技有限公司；
AL104 型电子分析天平，METTLER TOLEDO 仪器有限公司。

4.1.2 试剂

人参皂苷 Rb1，来自人参茎叶总皂苷，Rg5 标准品由实验室自制（纯度＞98%）；

乙腈（色谱纯），美国 Tedia 公司；

甲醇、乙醇（分析纯），北京化工厂；

娃哈哈纯净水，浙江杭州娃哈哈有限公司。

4.2　实验方法与结果

4.2.1　HPLC 分析

（1）标准品溶液的制备　称取人参皂苷 Rb1 标准品 2.05mg，用甲醇充分溶解定容到 10mL 容量瓶中，摇匀，过 0.45μm 滤膜，制备出 2.05mg/mL 的 Rb1 标准品储备液。

（2）供试品的制备　精确称取人参皂苷 Rb1 粉末 30mg，准确地加入一定量的溶剂，按照设计好的实验条件进行水解处理，将沉淀离心，冻干成粉末，取一定量的粉末用甲醇溶解，过 0.45μm 的滤膜，得供试品溶液备用。

（3）液相条件　色谱柱为依利特 ODS-C$_{18}$ 柱（250mm×4.6mm 5μm），流动相为乙腈/水，流速为 1.0mL/min，柱温 30℃，检测波长 203nm，进样量 20μL。图 2-4-1（A）为 Rb1HPLC 谱图，保留时间为 12.5min；图 2-4-1（B）为 Rb1 酸水解转化后的 HPLC 谱图，从图中对比可知，反应后人参皂苷 Rb1 全部转化，有人参皂苷 Rg3 和 Rg5 生成，见图 2-4-1。

（4）线性关系考查　分别精确称取 Rg5 对照品溶液 0.05mL，0.10mL，0.20mL，0.50mL，1.00mL，2.00mL 置于 5mL 容量瓶中，用色谱甲醇定容至刻度线，用 3.1.1.3 中的色谱条件分别进样 3 次，进样量 20μL，以平均峰面积（Y）对进样质量浓度（X）进行回归分析，求得 Rg5 的回归方程为：$Y=27.91X+0.312$，$R^2=0.9993$。

结果表明，稀有人参皂苷 Rg5 在 2.45~10.32g/L 范围内，与峰面积呈良好的线性关系。

（5）精密度实验　吸取同一批供试品溶液 20μL，注入高效液相色谱仪，重复测定 6 次，记录 Rg5 峰面积，计算得 RSD 值为 0.93%。

（6）稳定性实验　精确称取同一供试品溶液，分别于 0h、2h、4h、6h、8h、12h、24h、48h 进样，记录峰面积，结果表明，人参稀有皂苷 Rg5 的峰面积没有显著变化，RSD 为 0.31%。因此供试品溶液在 48h 内比较稳定。

（7）重现性实验　精确吸取供试品溶液 6 份，按照"3.1.1.3"中的色谱条件进行测定，记录峰面积，计算 RSD 得 3.0%。

（8）加样回收率实验　精密称取样品溶液 0.5mL，设置 6 个平行试验，

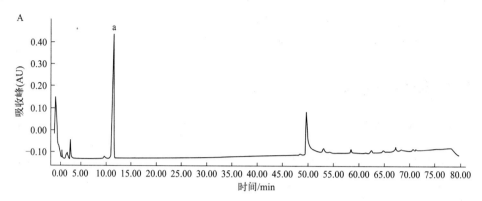

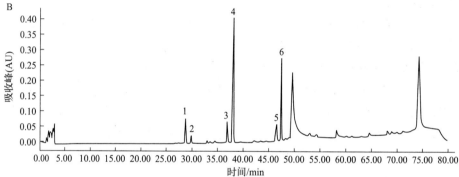

图 2-4-1　人参皂苷 Rb1（A）与水解 Rb1（B）　HPLC 分析

1—C-Y$_1$；2—C-Y$_2$；3—(S)-Rg3；4—(R)-Rg3；5—Rk1；6—Rg5；a—Rb1

均加入 0.5mL 的对照品溶液，按照"3.1.1.2"中的样品处理方法进行处理，进样 20μL 进行测定，根据回归方程进行计算 Rg5 的回收率。结果表明，平均回收率为 99.3%，RSD 值为 1.8%。

4.2.2　单因素实验

（1）酸浓度对反应的影响　精确称取人参皂苷 Rb1 粉末 30mg 溶于 1mL 浓度分别为 30%、35%、40%、45% 的乙酸溶液中，在 120℃ 下反应 1h。反应后将样品浓缩，用甲醇定溶于 10mL 容量瓶中，进行 HPLC 分析，根据峰面积计算其含量，结果如表 2-4-1。由结果可以看出，人参皂苷 Rg5 的生成量在酸浓度 30% 的时候呈最大值。酸浓度继续增加，Rg5 的生成量反而减少了，原因是酸浓度的增加可能导致了副产物的增加，从而影响了 Rg5 的产生。

表 2-4-1 酸浓度对反应的影响

酸浓度/%	转化率/%	酸浓度/%	转化率/%
25	20.1	40	9.5
30	27.3	45	5.6
35	19.9		

（2）反应时间对反应的影响　精确称取人参皂苷 Rb1 粉末 30mg，加入 1mL 30%的乙酸溶液中（设置 4 个重复），在 95℃下分别反应 15min、30min、45min、60min。反应后将样品浓缩，用甲醇定容，进行 HPLC 分析，根据产物的峰面积，计算其含量，结果如表 2-4-2。可知反应产物生成量随时间的增加而先上升后下降，在 45min 时达到最大值。

表 2-4-2 反应时间对反应的影响

反应时间/min	转化率/%	反应时间/min	转化率/%
15	24.1	45	27.5
30	25.8	60	27.0

（3）反应温度对反应的影响　精确称取人参皂苷 Rb1 粉末 30mg，加入至 1mL 30%的乙酸溶液中（设置 4 个重复），分别在 75℃、85℃、95℃、105℃ 反应 1h。反应后样品经浓缩，用甲醇定容于 10mL 容量瓶中，进行 HPLC 分析，根据产物的峰面积，计算其含量，结果如表 2-4-3，可以看出，人参稀有皂苷 Rg5 的生成量随温度的升高而显著升高，但在 95℃和 105℃时无显著变化，考虑到操作的成本和节约的角度，反应温度在 95℃时最为理想。

表 2-4-3 反应温度对反应的影响

反应温度/℃	转化率/%	反应温度/℃	转化率/%
75	1.31	95	27.14
85	3.12	105	26.98

4.2.3　正交试验分析

精确称量人参皂苷 Rb1 粉末 30mg 完成正交试验，依据单因素的实验结果选取反应温度（A）、酸浓度（B）、反应时间（C）三个关键因素，每个因素选取三个水平，进行 $L_9(3^4)$ 正交试验，确定最佳工艺条件。反应后，将反应液浓缩至一定量，用甲醇定容至 10mL，进行 HPLC 分析，计算稀有皂苷

Rg5 的含量，比较 Rg5 的生成率，试验结果如表 2-4-4 所示。

表 2-4-4　L_9（3^4）正交试验

试验号	A/℃	B/%	C/min	转化率/% Rg5
1	85(1)	0.25(1)	30(1)	2.16
2	85(1)	0.30(2)	45(2)	6.98
3	85(1)	0.35(3)	60(3)	1.23
4	95(2)	0.25(1)	45(2)	23.01
5	95(2)	0.30(2)	60(3)	27.21
6	95(2)	0.35(3)	30(1)	1.09
7	105(3)	0.25(1)	60(3)	23.15
8	105(3)	0.30(2)	30(1)	8.67
9	105(3)	0.35(3)	45(2)	4.32
K1	3.457	9.440	3.973	
K2	9.103	9.620	8.103	
K3	8.713	2.213	9.197	
R	5.646	7.407	5.224	

由表 2-4-4 中的 R 值可知，以稀有皂苷 Rg5 的含量为指标，各个因素对 Rg5 生成率影响的顺序为 B（酸浓度）＞A（反应温度）＞C（反应时间），综上所述反应的最佳条件为 $A_2B_2C_2$ 即在 95℃、30％的酸浓度下反应 45min。

4.3　小结

人参皂苷 Rg5 是由人参在蒸制过程中得到的，具有抗癌、抗炎、抗阿尔茨海默病等功效，红参再加工的过程中，二醇组皂苷 Rb1 在微酸或者在受热的条件下部分水解生成 Rg3，然后 20 位 C 的—OH 和 22 位 C 上的—H 进一步脱水形成双键，会生成同分异构体 Rg5 和 Rk1，本实验将 Rb1 水解成 Rg5 的条件进行优化，最优条件为：反应温度 95℃、酸浓度 30％、反应 45 min，可以完善高温酸处理人参皂苷的工艺条件，为人参皂苷的规模化生产提供技术支撑，也为以后的研究工作做更好的铺垫。

第 3 篇

人参、西洋参非传统药用部位药理活性研究

　　当前使用的中药往往取自植物或动物体的某一部分，大多数为传统入药部位，对于植物剩余的根、茎、叶、花或果实等仅有少量使用，或仅用动物的角、壳、甲（壳）等。现阶段对于非传统药用部位的研究较少，但非传统药用部位在发展新药物、扩大药用部位、综合利用中药资源上占据重要地位，尝试开拓非传统药用部位的药用、食用、畜用等应用潜力，是实现中药资源可持续发展的重要途径。研究非传统药用部位的药理活性对系统、深入地研究中药各组织部位的成分、独特的生物活性，提升生物利用度，增强产业附加值具有极强的现实意义，并带来巨大的社会效益和经济效益。

　　药用植物资源是中国传统中医药的物质基础，药用植物资源的循环利用是中医药事业可持续发展的根本保证。而药用植物资源可持续发展的关键是要把中药事业发展、药用植物资源有效开发利用、生态环境保护结合起来，尽可能减少中医药事业发展对药用植物资源和环境的破坏及污染，从而置中医药发展于药用植物资源的良性循环之中。而实现药用植物资源的可持续开发利用，除进行规范化种植、新品种选育等方式外，还应注重非传统药用部位开发，实现药用植物非传统药用部位的综合开发利用，明确其化学成分及生物活性对植物资源的可持续发展具有决定性作用。

　　人参作为我国传统中草药，是药用植物中的典型代表，已有多年应用历史。尽管西洋参最先是从国外品种选育而来的，但经过多年的栽培与开发，我国西洋参的种植体系以及西洋参茎叶、果实等非传统药用部位采收已初见规模。前期研究已充分表明人参、西洋参非传统药用部位（茎叶、人参、花蕾）具有人参皂苷、多糖类、黄酮类、氨基酸类、挥发油等多种成分。自 2012 年国家卫生部将人参列为新资源食品以来，市场对人参的需求量更是逐年增大，人参的主要活性成分——人参皂苷，是极具应用价值和开发潜力的天然活性物质，具有增强免疫力，保护中枢神经系统、心血管系统以及内分泌系统等诸多作用。为综合利用人参、西洋参的地上部分，人们开始对人参非传统药用部位的化学成分进行探究，发现人参茎叶含有大量的茎叶皂苷（7%～16%）。茎叶皂苷因富含人参皂苷等多种天然成分，并具有显著的生理活性，一直是国内外学者研究的热点，以人参茎叶总皂苷为主要成分的中成药先后成功问世，例如人参茎叶总皂苷片、胶囊等。而人参、西洋参花蕾和果实因含有较多的色素物质干扰，严重限制了非传统药用部位有效成分的提取及工业化生产的进程，进而并未引起人们足够的重视，尤其在道地产区，造成了较为严重的资源浪费。为进一步实现人参、西洋参非传统药用部位的综合开发利用，本部分在上述研究基础上，立足于现代药理学理论，对人参、西洋参不同非传统药用部位（茎叶、果实）中的生物学功能进行评价，并利用专业药理学方法，结合本研究组多年来的科研成果，对人参、西洋参的非传统药用部位的药理活性进行系统阐述。

1

GSLS 对顺铂致肾损伤的
保护作用及机制研究

———————

研究发现人参皂苷具有抗高脂血症及清除氧自由基的作用，但尚未见人参茎叶总皂苷（total saponins from stems and leaves of *Panax ginseng*，GSLS）对顺铂（cisplatin，CDDP）诱导小鼠肾损伤保护作用的相关研究报道。本部分依据本研究组多年的研究成果，系统地研究人参茎叶总皂苷对药源性肝肾损伤的保护作用及其可能机制，为深入开发皂苷类成分的肾损伤保护治疗剂提供理论参考。

本部分实验通过检测小鼠血清中尿素氮（urea nitrogen，BUN）和肌酐（creatinine，CRE）水平评价肾功能变化；检测肾组织中过氧化氢酶（catalase，CAT）活性和还原型谷胱甘肽（glutathione，GSH）含量，评价氧化应激水平；检测组织中肿瘤坏死因子-α（tumor necrosis factor α，TNF-α）和白介素-1β（interleukin-1β，IL-1β）含量，评价炎症水平；通过 Hoechst 33258 染色和 TUNEL 染色检测细胞凋亡情况；此外，应用 H&E 和 PAS 染色进行组织病理学分析。结果表明 GSLS 对 CDDP 诱导的小鼠肾损伤具有保护作用，其机制可能与改善氧化应激、减少炎症及抗细胞凋亡有关。

1.1 材料与方法

1.1.1 药品与试剂

人参茎叶总皂苷（GSLS），由实验室自制，其制备方法如第 2 篇所述。顺铂（CDDP）购自上海思域化工科技有限公司。

苏木精-伊红染液（H&E）、肌酐（CRE）、尿素氮（BUN）、过氧化氢酶（CAT）和还原型谷胱甘肽（GSH）均购自南京建成生物工程研究所。

肿瘤坏死因子-α（TNF-α）和白介素-1β（IL-1β）ELISA 试剂盒，购自美国 R&D 公司。

PAS 染色液，购自北京雷根生物技术有限公司。

Hoechst 33258 染色液，购自上海碧云天生物技术有限公司。

1.1.2　实验动物

SPF 级雄性 ICR 小鼠 32 只，体质量 22～25 g，由长春市亿斯实验动物技术有限责任公司提供，合格证号：SCXK（吉）2011-0004。动物饲养条件符合实验动物福利伦理委员会的要求，小鼠自由摄食和饮水，室温（22.0±2.0）℃，湿度 55％～65％，于明暗交替 12 h 的环境中适应性饲养 1 周后开始实验。

1.1.3　实验设计

ICR 小鼠适应性饲养 1 周后，随机分为 4 组，每组 8 只，GSLS＋CDDP 组分别灌胃给予 GSLS 150mg/kg 和 300mg/kg，空白组（normal）和顺铂模型组（CDDP）给予同样剂量的生理盐水。各组在给药前均称量小鼠体重，以调整给药剂量。所有小鼠连续给药 10 天。第 7 天给药 1h 后，CDDP 组和 GSLS（150mg/kg 和 300mg/kg）＋CDDP 组一次性注射顺铂 20mg/kg，GSLS（150mg/kg 和 300mg/kg）＋CDDP 组继续给予 GSLS 3 天，CDDP 组和 GSLS（150mg/kg 和 300mg/kg）＋CDDP 组在腹腔注射 CDDP 72h 后进行眼眶静脉丛取血，取血后解剖，全血离心（3500r/min，4℃）两次，每次 5min，取血清。解剖前 12 h 禁食不禁水，解剖后取肾组织，左肾置于－80℃保存，用于生化指标检测；右肾固定在 10％甲醛中用于组织病理学分析。

1.1.4　体重变化和脏器系数的测定

计算实验结束前与给药前小鼠体重的差值，记为体重变化值。连续给药 10 天后活杀小鼠，称肝、脾和肾质量，计算脏器系数。

$$脏器系数(\%)＝脏器质量(g)/动物体重(g)×100\%$$

1.1.5　血清中 CRE、BUN 和肾组织中 GSH、CAT 的测定

取离心后的血清，分别采用肌氨酸氧化酶法和脲酶法试剂盒测定血清中

CRE 和 BUN 水平。取冻存的肾组织，制备组织匀浆，取上清液，采用二硫代对硝基苯法和钼酸铵法试剂盒测定 GSH 和 CAT 的含量，按照试剂盒说明书进行操作，采用酶标仪在 405 nm 波长处测定各自的吸光度（A）值，根据说明书要求计算含量。

1.1.6　血清中 TNF-α 和 IL-1β 炎症因子的测定

采用 ELISA 法测定血清中炎症因子 TNF-α 和 IL-1β 的水平，按照试剂盒说明书进行操作，采用酶标仪在 450nm 波长处测定 A 值，根据标准曲线计算含量。

1.1.7　肾组织病理学分析

H&E 染色中苏木精使细胞核呈紫蓝色，细胞质呈红色，因此组织成分与病变的一般形态结构特点均可显示出来；PAS 染色可以观察到组织中的糖原以及肾小球基底膜的着色，进而观察组织病理变化。为了进一步证明肾组织中病理变化，我们同时进行了 H&E 染色和 PAS 染色。

1.1.7.1　H&E 染色

取小鼠肾组织，经过固定、透明、脱水、浸蜡和包埋，制作常规病理切片，切片厚度 5μm。每组取 4 张切片，通过二甲苯进行常规脱蜡，梯度酒精脱水至水化，使用苏木精对细胞核进行染色，自来水浸洗可使细胞核返蓝，伊红对细胞质进行染色，常规脱水和透明，最后用中性树胶封片。通过光学显微镜对肾组织结构病变情况进行观察。病理标本进行编号，每组选取 3 个标本在光学显微镜 400 倍视野下随机选取 8 个视野，根据肾小管损伤程度进行打分：0，无损伤；1，肾小管上皮肿胀，出现炎性细胞浸润；2，肾小管出现大面积炎性细胞浸润，管腔扩张；3，肾小管上皮细胞核染色消失，管腔明显扩张；4，肾小管结构破坏，上皮细胞无核着色。利用 Ridit 分析 H&E 染色结果。

1.1.7.2　PAS 染色

每组随机选取 4 张组织切片进行常规石蜡切片，切片厚度 5μm，石蜡切片进行脱蜡和水化，PAS 染液进行染色，之后进行脱水和透明，最后中性树胶封片封存。光学显微镜下观察肾组织变化。

1.1.8 肾小管细胞凋亡检测

Hoechst 33258 为特异性 DNA 染料，与 A-T 键结合，这种染料对死细胞立即染色，而对活细胞的着色是渐进的，在荧光显微镜下，活细胞呈弥散均匀荧光，出现凋亡时，细胞核或细胞质内可见浓染的颗粒状荧光；TUNEL 染色是对组织细胞凋亡早期过程中细胞核 DNA 断裂情况的检测，与断裂 DNA 的 $3'$-OH 末端特异性结合，出现凋亡时呈深棕色。

1.1.8.1 Hoechst 33258 染色

同 "1.1.7.2 PAS 染色" 取厚度 $5\mu m$ 的石蜡切片，用 Hoechst 33258 进行染色。首先进行常规脱蜡和水化，之后用 Hoechst 染色，逐级进行常规酒精脱水，然后二甲苯透明，最后封片。在荧光显微镜下观察肾组织细胞核变化以及凋亡状态。细胞核亮度增强的为阳性表达，显微镜下随机选取 3 个高倍视野，计算肾小管阳性细胞数和肾小管细胞总数。

肾小管细胞凋亡率＝肾小管阳性细胞数/肾小管细胞总数

1.1.8.2 TUNEL 染色

同 "1.1.7.2 PAS 染色" 取厚度 $5\mu m$ 的石蜡切片，进行 TUNEL 染色。光学显微镜下观察肾组织细胞核变化及凋亡。细胞核染成棕色为阳性表达，同上方法计算肾小管细胞凋亡率。

1.1.9 统计学方法

实验结果数据均用平均值±SD 表示，使用 SPSS 17.0 软件对实验数据进行单因素方差分析（one-way ANOVA），以 $P<0.05$ 为有统计学差异。

1.2 实验结果

1.2.1 GSLS 对 CDDP 致肾损伤小鼠体重及脏器系数的影响

空白组小鼠生长情况良好，毛顺色亮，体质量增加。与空白组相比，CDDP 组毛色成缕，且无光，体质量减轻，但并无小鼠死亡，脾系数显著降低（$P<0.01$），肾系数显著升高（$P<0.05$），表明小鼠肾和脾受到损伤。与

CDDP 组相比，GSLS（300mg/kg）＋CDDP 组，小鼠毛色明显好转，体质量下降得到缓解；GSLS（150mg/kg）＋CDDP 组脾系数降低以及 GSLS（300mg/kg）＋CDDP 组肾系数升高的幅度都得到明显改善（$P<0.05$）。各组肝系数均无明显变化（表 3-1-1）。

表 3-1-1　GSLS 对 CDDP 诱导肾损伤小鼠体重及脏器系数的影响（平均值±SD，$n=8$）

组别	剂量 /(mg/kg)	体重/g	脏器指数/%		
			肝指数	脾指数	肾指数
空白组	—	32.29+0.78	4.71±0.42	0.41±0.09	1.15±0.14
CDDP 组	20	33.77−2.92*	4.52±0.70	0.17±0.06**	1.43±0.11*
GSLS+CDDP 组	150	31.13−2.90	5.02±0.39	0.23±0.04#	1.31±0.14
GSLS+CDDP 组	300	31.19−2.58	4.78±0.42	0.18±0.07	1.28±0.08#

注：与空白组比较，*为 $P<0.05$，**为 $P<0.01$；与 CDDP 组比较，#为 $P<0.05$。

1.2.2　GSLS 对 CDDP 致肾损伤小鼠血清中 BUN、CRE 水平及肾组织中 GSH 和 CAT 含量的影响

如图 3-1-1 所示，小鼠经一次腹腔注射 CDDP（20mg/kg）后，CDDP 组与空白组相比，小鼠血清中的 CRE 和 BUN 水平显著升高（$P<0.01$），表明肾组织受到损害，CDDP 肾损伤造模成功；与 CDDP 组比较，GSLS 两个剂量组（150mg/kg 和 300mg/kg），GSLS（150mg/kg）＋CDDP 组能够显著降低血清中 CRE 和 BUN 水平（$P<0.05$）；同样 GSLS（300mg/kg）＋CDDP 组也能不同程度降低血清中 CRE 和 BUN 水平，且具有显著性（$P<0.05$，$P<0.01$）。

与空白组相比，CDDP 组小鼠肾组织匀浆中 GSH 和 CAT 的水平均显著降低（$P<0.05$）；与 CDDP 组相比，GSLS（150mg/kg）＋CDDP 组组织匀浆中 GSH 和 CAT 水平有降低趋势，但不具有显著性差异；GSLS（300mg/kg）＋CDDP 组中 GSH 和 CAT 水平均显著升高（$P<0.05$）。表明 GSLS 能够通过调节 GSH 和 CAT 的氧化应激水平，起到肾保护作用。

1.2.3　GSLS 对 CDDP 致肾损伤小鼠血清中 TNF-α 和 IL-1β 水平的影响

如图 3-1-2 所示，与空白组比，CDDP 组小鼠血清中 TNF-α 和 IL-1β 的水平显著升高（$P<0.05$）；与 CDDP 组相比，GSLS（150mg/kg）＋CDDP 组血清中 TNF-α 和 IL-1β 的水平有降低趋势，但不具有显著性差异；GSLS（300mg/kg）＋CDDP 组显著降低血清中 TNF-α 和 IL-1β 的水平（$P<0.05$）。表明 GSLS 能够通过抑制炎症反应从而发挥肾保护作用。

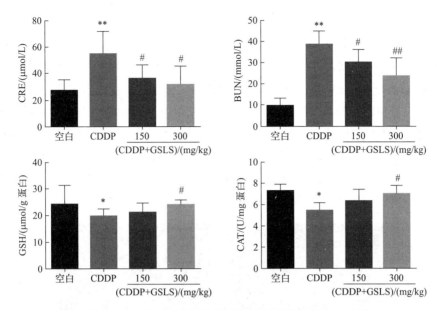

图 3-1-1　GSLS 对 CDDP 诱导急性肾损伤小鼠血清中 BUN 和 CRE,
以及肾组织中 GSH 和 CAT 的影响（平均值 ± SD, $n= 8$）

CDDP—顺铂模型组；CDDP＋GSLS—顺铂＋人参茎叶总皂苷；BUN—尿素氮；
CRE—肌酐；CAT—过氧化氢酶；GSH—还原型谷胱甘肽
与空白组比较* 为 $P<0.05$, ** 为 $P<0.01$；与模型组比较 # 为 $P<0.05$, ## 为 $P<0.01$

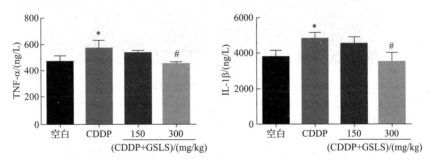

图 3-1-2　GSLS 对 CDDP 诱导急性肾损伤小鼠血清中 TNF-α 和
IL-1β 水平的影响（平均值 ± SD, $n= 8$）

CDDP—顺铂模型组；CDDP＋GSLS—顺铂＋人参茎叶总皂苷；
TNF-α—肿瘤坏死因子-α；IL-1β—白介素-1β
与空白组比较* 为 $P<0.05$；与 CDDP 组比较 # 为 $P<0.05$

1.2.4　GSLS 对 CDDP 致肾损伤小鼠组织形态的影响

1.2.4.1　H&E 染色

根据 H&E 染色结果（图 3-1-3），空白组肾组织中，肾小球及其周围肾小管结构正常且清晰，细胞外基质分布均匀，无病变现象；而 CDDP 组中肾小球肿胀，体积明显增大，囊腔模糊，肾小管扩张，肾小管上皮细胞部分坏死，管腔内出现透明管型，细胞核固缩或消失，肾间质水肿，间质内炎性细胞浸润；GSLS（150mg/kg）+CDDP 组与 CDDP 组比较，肾小管上皮细胞坏死程度减轻，细胞核固缩和消失现象减少；GSLS（300mg/kg）+CDDP 组肾小球囊腔内结构清晰，肾小管上皮细胞坏死明显减少，透明管型现象减少，间质内水肿及中性粒细胞浸润减少，细胞形态基本恢复正常。如表 3-1-2 所示，根据 Ridit 分析可知，与空白组比较，CDDP 组出现较高的肾小管坏死等级；GSLS（300mg/kg）+CDDP 组与 CDDP 组相比，坏死等级降低，同时具有显著性（$P<0.05$）。

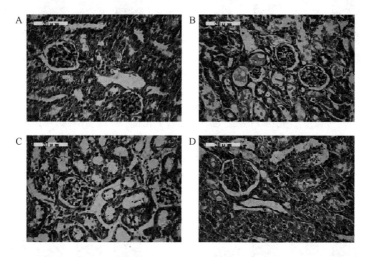

图 3-1-3　GSLS 对 CDDP 诱导急性肾损伤小鼠组织病理学变化（H&E 染色，×400，彩图）

A—空白组；B—顺铂模型组；C,D—GSLS（150mg/kg，300mg/kg）+CDDP 组。图中箭头

表示病理学变化，包括肾小管上皮细胞坏死、细胞结构肿胀和炎性浸润

表 3-1-2　GSLS 对 CDDP 诱导急性肾损伤小鼠组织病理学变化

肾小管坏死等级的影响（平均值±SD，$n=8$）

组别	剂量 /(mg/kg)	肾小管坏死等级					Ridit 分析
		0	1	2	3	4	
空白组	—	6	2	0	0	0	0.16
CDDP 组	20	0	0	1	3	4	0.74*
GSLS+CDDP 组	150	0	1	2	2	3	0.65
GSLS+CDDP 组	300	1	2	3	1	1	0.46#

注：与空白组比较*为 $P<0.05$；与模型组比较#为 $P<0.05$。

1.2.4.2 PAS 染色

根据 PAS 染色结果（图 3-1-4），空白组小鼠肾小球和肾小管较少糖原沉积，着色较淡，未见病理变化；CDDP 组肾小球基底膜增厚，系膜基质增生，大量糖原沉积，部分肾小管轻度萎缩或管腔扩张，上皮细胞坏死，细胞核消失；GSLS（150mg/kg）＋CDDP 组肾小球和肾小管细胞内糖原沉积减少；GSLS（300mg/kg）＋CDDP 组细胞形态基本恢复正常。

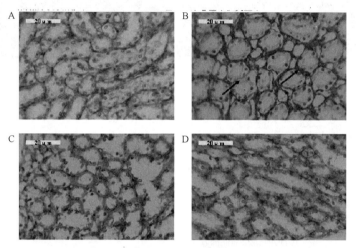

图 3-1-4　GSLS 对 CDDP 诱导急性肾损伤小鼠组织病理学变化（PAS 染色，×400，彩图）

A—空白组；B—顺铂模型组；C,D—GSLS（150mg/kg，300mg/kg）＋CDDP 组。

图中箭头表示有大量糖原沉积

1.2.5　GSLS 对 CDDP 致肾损伤小鼠细胞凋亡的影响

1.2.5.1　Hoechst 33258 染色

根据 Hoechst 33258 染色结果（图 3-1-5），空白组未见蓝色荧光细胞核，说明无细胞凋亡；CDDP 组出现大量分布均匀的蓝色荧光细胞核，细胞核结构破碎，且荧光强度较强；GSLS（150mg/kg 和 300mg/kg）＋CDDP 组，蓝色荧光细胞核减少，说明 GSLS 能够显著地抑制细胞凋亡。由图 3-1-5（E）可知 CDDP 组凋亡率显著增加（$P<0.01$），在给予 GSLS 治疗后，GSLS（150mg/kg 和 300mg/kg）＋CDDP 组均出现凋亡率降低，且具有显著性（$P<0.05$）。

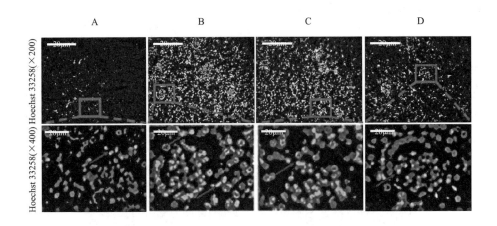

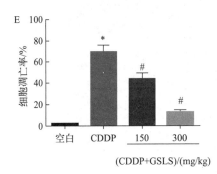

图 3-1-5 GSLS 对 CDDP 诱导急性肾损伤小鼠凋亡情况的影响（×400，彩图）

CDDP—顺铂模型组；CDDP＋GSLS—茎叶总皂苷（150mg/kg 或 300mg/kg）＋顺铂组；E—各实验组

凋亡率柱形图（图中数据为平均值±SD，$n=8$）。图 A～D 中箭头表示肾小管上皮细胞凋亡。

与空白组比较∗为 $P<0.05$；与 CDDP 组比较♯为 $P<0.05$

1.2.5.2 TUNEL 染色

根据 TUNEL 染色结果（图 3-1-6），空白组小鼠正常细胞结构清晰可见，无病理变化；CDDP 组肾小管上皮细胞核呈棕色，且阳性表达较多，同时可见细胞核不同程度裂解。GSLS（150mg/kg 和 300mg/kg）＋CDDP 组都对 CDDP 组损伤有不同程度缓解。由图 3-1-6（E）可知 CDDP 组与空白组相比，凋亡率显著增加（$P<0.01$），在给予 GSLS 治疗后，GSLS（150mg/kg 和 300mg/kg）＋CDDP 组与 CDDP 组相比均出现凋亡率降低，且具有显著性（$P<0.05$）。

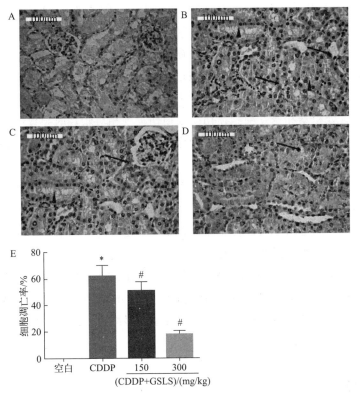

图 3-1-6 GSLS 对 CDDP 诱导急性肾损伤小鼠凋亡情况的影响（TUNEL 染色，×400）

CDDP—顺铂模型组；CDDP＋GSLS—茎叶总皂苷（150mg/kg 或 300mg/kg）＋顺铂组；E—各实验组
凋亡率柱形图（图中数据为平均值±SD，$n=8$）。图 A～D 中箭头表示肾小管上皮细胞凋亡。

与空白组比较*为 $P < 0.05$，**为 $P < 0.01$；与 CDDP 组比较#为 $P < 0.05$

1.3 讨论

已有报道证明氧化应激参与到顺铂诱导肾毒性的发病机理中。顺铂通过抑制抗氧化物酶活性来诱发机体氧化性损伤，例如超氧化物歧化酶、谷胱甘肽过氧化物酶和过氧化氢酶等。此外，顺铂能够活化 TNF-α，进而诱发一系列的炎症变化从而导致肾损伤。

本研究结果表明，顺铂 20mg/kg 诱导小鼠血清 CRE 和 BUN 水平显著升高的同时，肾组织中的 GSH 和 CAT 水平显著降低。在各 GSLS 给药组中，血清 CRE、BUN 水平降低，GSH 含量和 CAT 活性升高，CDDP 所致小鼠肾功能损伤得到不同程度的恢复。应用 CDDP 腹腔注射诱导急性肾损伤，结果显示 CDDP 注射后小鼠血清中 TNF-α 和 IL-1β 的水平明显升高，而 GSLS（150mg/kg 和 300mg/kg）＋CDDP 组显著地降低 TNF-α 和 IL-1β 的水平，表明 GSLS 能够通过抑制炎症反应发挥肾保护作用。

现有研究表明：肾小管上皮细胞过度损伤是急性肾功能异常的重要机制。顺铂在体内的清除是通过肾小球过滤和肾小管分泌完成的。顺铂在肾脏中首先在近端小管处积累和诱发细胞损伤。当损伤程度相对较轻时导致细胞凋亡，较重时致使细胞死亡，可以通过药物治疗来降低细胞的损伤，从而达到治疗疾病的目的。

在坏死方面，本实验同时采用了 H&E 染色和 PAS 染色两种方法对肾组织进行病理学检测，两种结果同时表明 GSLS 对 CDDP 诱导的肾组织损伤具有治疗效果。细胞凋亡又称程序性细胞死亡，是一种不同于细胞坏死的自然死亡过程，由特定的基因调控，是维持肌体自身稳定的一种重要机制。在细胞凋亡方面，本实验采用 Hoechst 33258 染色法和 TUNEL 染色法对肾小管凋亡情况进行了检测。结果表明，与空白组相比，CDDP 组中出现细胞核破碎、凋亡细胞增多，在 GSLS 各给药组中，凋亡现象明显减少。此结果说明 GSLS 通过抗凋亡作用发挥肾保护作用。

1.4　小结

综上所述，GSLS 通过抑制氧化应激、炎症表达以及细胞凋亡途径，进而对 CDDP 诱导的小鼠肾损伤起到保护作用。

PQS 对对乙酰氨基酚致肝损伤的
保护作用及机制研究

近年来，越来越多的研究者对西洋参茎叶做出了深入研究，研究发现西洋参茎叶总皂苷（PQS）具有抗肿瘤、降血糖、降血脂、抗心肌缺血、提高肌体免疫力等作用。但是对于对乙酰氨基酚（acetaminophen，APAP）诱导的肝损伤以及顺铂（cisplatin，CDDP）致急性肾损伤的保护作用尚未见报道。本部分主要探讨 PQS 对 APAP 诱导小鼠肝损伤以及对 CDDP 诱导急性肾损伤的保护作用及其潜在的肝损伤机制，为深入开发皂苷类成分的药源性肝肾损伤保护治疗剂提供理论参考。

本部分将通过检测小鼠血清中 GPT、GOT 来评价肝损伤的基本指标，检测肝组织中 MDA 的含量、4-HNE 的表达，GSH、SOD 的含量来评价氧化应激水平，检测组织中 TNF-α、IL-1β、COX-2 以及 iNOS 的表达来评估炎症水平。此外，应用 H&E、TUNEL 和 Hoechst 33258 染色进行组织病理学分析。结果表明：PQS 对 APAP 诱导的小鼠肝损伤具有保护作用，其机制可能与改善氧化应激、减少炎症反应以及抗肝细胞凋亡有关。

2.1 材料与方法

2.1.1 材料与试剂

西洋参茎叶总皂苷（PQS），由实验室自制，其制备方法如第二篇所述；通过 HPLC 法分析其主要单体皂苷含量如下：Rg1 11.94%、Re 3.0%、Rb1

2.62%、Rc 4.01%、Rb2 10.04%、Rb3 27.49% 和 Rd 3.70%，总和为 62.80%；

对乙酰氨基酚（APAP），购买于美国 Sigma-Aldrich 公司；

谷丙转氨酶（GPT）、谷草转氨酶（GOT）、超氧化物歧化酶（SOD）、谷胱甘肽（GSH）、丙二醛（MDA）测定试剂盒，苏木精-伊红染色液（H&E），购买于南京建成生物工程研究所（中国南京）；

TUNEL 染色试剂盒，购买于德国罗氏诊断有限公司；

Hoechst 33258 染色试剂盒，BCA 蛋白浓度测定试剂盒，购买于上海碧云天生物技术有限公司（中国上海）；

ECL 超敏化学发光检测试剂盒，购买于美国 Proteintech 公司；

免疫组织化学以及免疫荧光试剂盒，购买于武汉博士德生物工程有限公司（中国武汉）；

酶联免疫吸附测定试剂盒（ELISA）、肿瘤坏死因子-α（TNF-α）、白细胞介素-1β（IL-1β），均购买于美国 R&D 公司；

Bax、caspase-3、Bcl-2、GAPDH、3-NT、iNOS 和 COX-2，均购买于美国 Cell Signaling Technology 公司；

其他化学试剂，分析纯，均购买于北京化工厂。

2.1.2　仪器

酶标仪，美国 BioRad 公司；Waters 2695 高效液相色谱仪（HPLC），美国 Waters 公司；

BP211D 分析天平，德国 Sartorius；

Olympus BX-60 光学显微镜，日本奥林巴斯株式会社；

HC-2517 高速离心机，安徽中科中佳科学仪器有限公司；

高速组织匀浆机，潍坊三水检验设备有限公司；

TS-1 水平摇床，海门市其林贝尔仪器制造有限公司；

SpectraMax Plus 384 光谱扫描式酶标仪，美谷分子生物仪器公司。

2.1.3　实验动物和细胞系

8 周龄雄性 ICR 小鼠（25～27g），购买于长春市亿斯实验动物技术有限公司，合格证编号：SCXK（JI）2016-0003。饲养温度严格地控制在 23～27℃，50%～70% 的湿度以及 12h 光照和 12h 黑暗的周期循环。所有的动物实验都遵循吉林农业大学动物实验室伦理委员会（编号：ECLA JLAU-16005）的要求。

HepG2 人源肝癌细胞购买于中国科学院上海细胞所，经本实验室传代保存。

2.1.4　动物实验设计

将 32 只 ICR 小鼠适应性饲养一周后，随机分为空白组（normal）、模型组（APAP）、西洋参茎叶总皂苷低剂量给药组（PQS-L，150mg/kg）、高剂量给药组（PQS-H，300mg/kg）共 4 组，每组 8 只。PQS 用 0.05％的 CMC-Na 混悬，给药组小鼠连续灌胃 PQS7 天，每天一次，空白组以及模型组每天灌胃等量的生理盐水。末次给药 1h 后，除空白组外所有小鼠一次性腹腔注射APAP（250mg/kg，65℃水浴溶解），24 h 后颈椎脱臼处死，眼球取血收集血液样本，室温放置 45min 待凝。然后，离心（×3000g，10min）分离血清随后储存到 −80℃ 待进一步进行生物学指标检测。同时，收取肝组织并称重，按公式［脏器指数＝器官重量/小鼠体重（最后一次称重）］计算脏器指数。收集的肝组织分割成两部分，其中肝大叶立即浸入到 10％的甲醛溶液中用于组织包埋，剩余的部分储存到 −80℃ 用于生物学指标检测以及蛋白印迹分析。

2.1.5　肝组织中生物学指标检测

血清中 GPT 和 GOT 活性的检测采用试剂公司提供的试剂盒检测，同样的肝组织中的 GSH、MDA 和 SOD 亦采用试剂盒完成测试。

2.1.6　肝组织中炎症指标检测

血清中 TNF-α 和 IL-1β 的含量通过 ELISA 试剂盒测定。将样品按照说明书逐步完成，然后，在规定的 450nm 条件下酶标仪测量读数。

2.1.7　组织病理学分析

为了进行肝组织病理学分析，我们将新鲜的肝组织浸入到 10％的甲醛溶液中，24h 后取出并修整适当大小，然后石蜡包埋，切成 5μm 厚度并制成切片，在二甲苯以及不同浓度的乙醇水溶液脱蜡至水，然后进行 H&E 染色。用光学显微镜观察肝组织中的炎性浸润、干细胞坏死以及充血等特征。

2.1.8　Hoechst 33258 染色

Hoechst 33258 染色如前所述进行，并略做调整。每组随机挑选四个肝组织大叶中较厚的部分，用石蜡包埋后切成 5μm 厚的切片，用二甲苯，不同浓度的乙醇水溶液进行洗脱，然后用 Hoechst 33258（10μg/mL）试剂盒染色。PBS 清洗三次后，细胞核可在紫外光激发下观察，荧光显微镜下拍照。Image-Pro plus 6.0 用来量化 Hoechst 33258 染色的效果。

2.1.9　TUNEL 染色

TUNEL 试剂盒用于检测细胞凋亡。石蜡切片脱蜡至水处理后，用 20mg/mL 的胰蛋白酶 K 工作液室温浸润 30min 进行细胞通透，随后 PBS 清洗，滴加 3％ H_2O_2 来阻断内源性过氧化物酶，室温放置 20min 后加入 TUNEL 反应混合液（现用现配），完全覆盖肝组织后 37℃ 避光孵育，随后依次进行 POD、DAB 和苏木精染色，在光学显微镜下拍摄照片并进行细胞凋亡分析，细胞凋亡的计数和平均百分比计算与 Hoechst 33258 染色计算方法相同。

2.1.10　免疫组织化学以及免疫荧光染色

免疫组织化学染色研究是对肝脏进行石蜡包埋组织，切成 5μm 厚石蜡切片后通过一系列的二甲苯，不同浓度的乙醇水溶液脱蜡脱水。然后用柠檬酸抗原修复缓冲溶液（0.01mol/L，pH = 6.0）修复 20min，PBS 清洗 3 次（0.01mol/L，pH7.4）和 1％胎牛血清（溶于 TBS 缓冲液）孵育 1h。血清封闭，在湿润的孵化室内 4℃ 孵育过夜，主要一抗为 COX-2（1∶200）、iNOS（1∶200）、Bax（1∶200）和 Bcl-2（1∶200），次日二抗孵育 30min，随即进行 DAB 染色和苏木精-伊红复染。免疫组织化学染色通过光学显微镜分析观察。

同免疫组化染色方法类似，从每组的肝组织切片中随机选择后进行染色。一抗体 CYP2E1（1∶200）、4-HNE（1∶100）和 3-NT（1∶200）进行 4℃ 孵育过夜，次日，切片滴加 DyLight488（1∶400）和 SABC-Cy3（1∶200）二抗孵育，细胞核染色用 4′,6-二脒基-2-苯基吲哚（DAPI）染色。免疫荧光染色使用徕卡显微镜进行观察。

2.1.11　蛋白质印迹法

免疫蛋白分析正如先前所描述的，将肝组织从 -80℃ 中取出，加入一定量的 RIPA 裂解液进行匀浆，提取蛋白质用 BCA 蛋白浓度测定试剂盒进行浓度测定，用 PBS 以及 loading buffer 统一蛋白浓度后高温处理使蛋白质变性失活。配制 12% SDS-聚丙烯酰胺凝胶（SDS-PAGE）下层胶进行蛋白分离，每个泳道蛋白量调整为 120μg，随后将统一浓度后的蛋白样品于泳道中上样，聚偏二氟乙烯膜（PVDF）进行转膜，脱脂牛奶（5%）室温封闭 2 h 后，TBST 洗涤，一抗 4℃ 孵育过夜，稀释抗体浓度为 Bax（1：1000）、Bcl-2（1：2000）和 caspase-3/cleaved caspase-3（1：2000），次日放至室温用 TBST 洗涤，二抗孵育后洗涤，进行 ECL 显色，将得到的条带通过 Quantity One 软件进行光密度值定量分析。

2.1.12 HepG2 细胞实验设计

HepG2 人源性肝癌细胞购自中国科学院上海细胞所，经本实验室传代保存。细胞冻存在液氮罐中，实验开始时，先将 HepG2 细胞进行复苏，冻存管置于 37℃ 水浴中，冻存液恢复至液态后将其吸入高温灭菌过的 15 mL 离心管中，加入 1640 培养基反复吹打后，1000r/min 离心 5min，移入超净工作台，将下层细胞移入培养瓶中，加入 15% 的胎牛血清培养，隔日换液。待细胞融合达到 80% 时，加入 0.25% 胰蛋白酶进行消化后传代培养，细胞处于对数生长期时进行实验。

细胞生长状态良好并处于对数生长期时，用 MTT 法对 PQS 给药浓度、APAP 造模浓度进行筛选并确定。

2.1.13 统计分析

所有数据用平均值±标准方差表示（平均值±SD），所有数据的方差分析（ANOVA）通过 t-test 方法进行检验。数据处理采用 SPSS 17.0 统计软件进行分析。组织学检查比较采用非参数检验（Ridit 分析）。统计图表用 GraphPad Prism 6.0.4 软件进行制作，Hoechst 33258、H&E 和 TUNEL 染色的光密度使用 Image-Pro plus 6.0 软件进行定量分析，蛋白定量分析采用 Quantity One 软件进行评估。

2.2 结果

2.2.1 PQS 对小鼠体重以及器官指数的影响

体重是健康的一个重要指标，如表 3-2-1 所示，空白组和给药组体重几乎没有什么变化，同时我们检测了小鼠的肝脏和脾组织，和先前的报道相一致，模型组小鼠的肝和脾指数明显高于空白组（$P<0.05$），然而给药 PQS 后此现象明显改善（$P<0.05$）。

表 3-2-1　PQS 对小鼠体重器官指数以及生物学指标的影响

组别	剂量/(mg/kg)	体重/g		器官指数/(mg/g,×100)		转氨酶/(U/L)	
		起始	结束	肝脏	脾	谷丙转氨酶	谷草转氨酶
空白组	—	32.6±1.8	36.7±2.0	5.6±0.44	0.40±0.02	19.8±6.8	17.7±4.0
模型组	—	32.1±2.4	34.2±2.6	6.1±0.52*	0.53±0.02*	115.3±20.9**	63.4±16.2**
APAP+PQS	150	32.2±1.8	34.8±2.1	5.2±0.47#	0.46±0.02#	88.9±22.1#	43.0±16.1#
APAP+PQS	300	32.4±2.4	35.9±2.3	5.4±0.31#	0.41±0.01#	64.8±16.7##	49.2±11.5#

注：所有数值用平均值±SD 表示，$n=8$；与空白相比 * 为 $P<0.05$，** 为 $P<0.01$；与模型组相比 # 为 $P<0.05$，## 为 $P<0.01$。APAP+PQS：对乙酰氨基酚+西洋参茎叶总皂苷。

2.2.2　PQS 对生物学指标的影响

在 APAP 暴露 24 h 后检测血清中 GPT、GOT 的水平，并且评估 PQS 对 APAP 诱导肝毒性的保护作用，如图 3-2-1 所示。APAP 造模后两个生物学指标明显升高（$P<0.05$ 或者 $P<0.01$），然而 PQS（150mg/kg 和 300mg/kg）给药 7 天后，呈剂量依赖性地起到了肝保护作用。

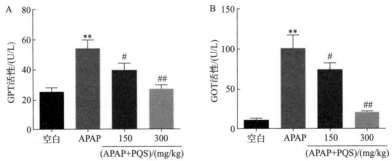

图 3-2-1　西洋参茎叶总皂苷对小鼠血清中 GPT 和 GOT 的影响

APAP—对乙酰氨基酚；APAP+PQS—对乙酰氨基酚+西洋参茎叶总皂苷；
GPT—谷丙转氨酶；GOT—谷草转氨酶
所有数值用平均值±SD 表示，$n=8$；与空白组相比 * 为 $P<0.05$，** 为 $P<0.01$；
与模型组相比 # 为 $P<0.05$，## 为 $P<0.01$。

2.2.3　PQS 改善 APAP 诱导的氧化应激

氧化应激和 APAP 诱导的肝损伤分子机制密切相关。结果如图 3-2-2 所示，与先前的研究相一致，在 APAP 造模 24 h 之后，模型组小鼠肝组织中

MDA 水平明显升高，GSH 和 SOD 的水平明显降低。相比之下，在给药 PQS（150mg/kg 和 300mg/kg）7 天后，MDA 水平呈剂量依赖性降低，并逆转了 GSH 的耗竭，升高了 SOD 的活性。

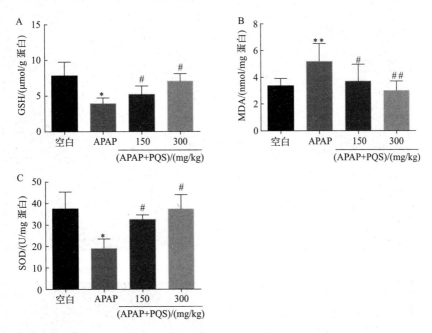

图 3-2-2　PQS 对 APAP 诱导的肝组织中 GSH（A）、MDA（B）和 SOD（C）的影响
APAP—对乙酰氨基酚；APAP＋PQS—对乙酰氨基酚＋西洋参茎叶总皂苷；GSH—谷胱甘肽；
MDA—丙二醛；SOD—超氧化物歧化酶
所有数值用平均值±SD 表示，$n=8$；与空白组相比＊为 $P<0.05$，＊＊为 $P<0.01$；
与模型组相比 ♯ 为 $P<0.05$，♯♯ 为 $P<0.01$

为了进一步佐证上述的结论，我们对脂质过氧化产物 4-HNE 进行免疫荧光染色。如图 3-2-3（A）所示，结果表明：在 APAP 造模 24h 后，模型组小鼠肝组织的胞浆部分呈现 4-HNE 强荧光表达，然而，给药 PQS（150mg/kg 和 300mg/kg）7 天预处理后，肝组织中央静脉附近的荧光强度明显降低，PQS 逆转了 4-HNE 的表达。正如我们所预测的，CYP 介导的生物活性已经被证实与 APAP 诱导的肝毒性有关。如图 3-2-3（B）示，在 APAP 注射 24h 之后，对肝组织中 CYP2E1 蛋白的水平进行检测，和先前的结果相一致，CYP2E1 出现过表达现象，然而，PQS（150mg/kg 和 300mg/kg）给药 7 天后，呈剂量依赖性地阻碍了 CYP2E1 的表达水平。这些结果表明了 PQS 能够至少部分通过抑制氧化应激来缓解由 APAP 所诱导的肝损伤。

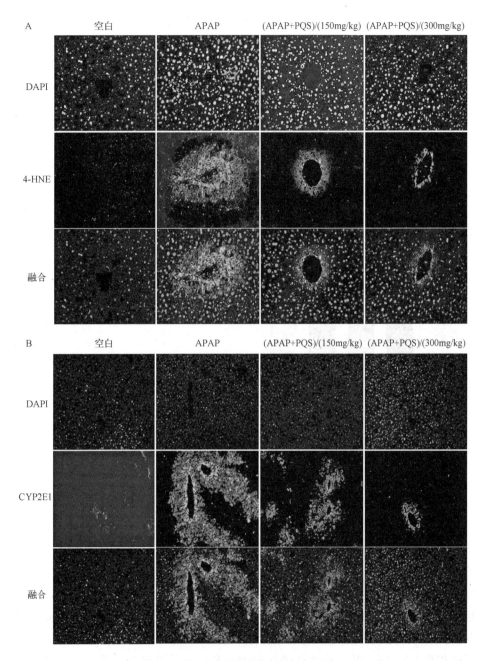

图 3-2-3　肝细胞的免疫荧光染色（彩图）

APAP—对乙酰氨基酚；APAP＋PQS—对乙酰氨基酚＋西洋参茎叶总皂苷；DAPI—4′,6-二脒基-
2-苯基吲哚；4-HNE—4-羟基壬烯醛；CYP2E1—细胞色素 P450-2E1。阳性表达为强烈的
绿色荧光，蓝色表示细胞核染色（400×）

2.2.4　PQS 改善 APAP 诱导的硝化应激

为了确定硝化应激是否与 APAP 诱导的肝损伤有关，我们采用免疫荧光技术法检测肝组织中硝化应激指标 3-NT 的水平。如图 3-2-4 所示，在 APAP 造模 24 h 后，强烈的 3-NT 荧光强度出现在肝组织中央静脉附近，然而 PQS（150mg/kg 和 300mg/kg）预处理 7 天后，这一表达增加明显得到了抑制，尤其是高剂量组，几乎和空白组一致。

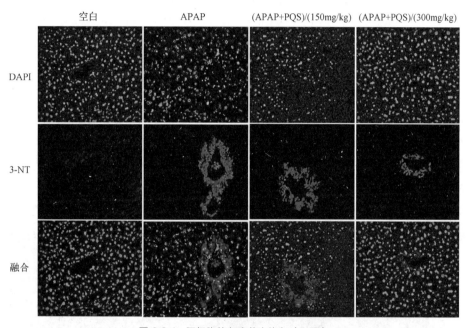

图 3-2-4　肝细胞的免疫荧光染色（彩图）

APAP—对乙酰氨基酚；APAP＋PQS—对乙酰氨基酚＋西洋参茎叶总皂苷；DAPI—4′,6-二脒基-2-苯基吲哚；3-NT—3-硝基酪氨酸，阳性表达为强烈的红色荧光，蓝色表示细胞核染色（400×）

2.2.5　PQS 改善 APAP 诱导的炎症反应

研究证实，APAP 刺激后所产出的氧化应激能够造成大量的促炎症因子释放，其中 TNF-α 和 IL-1β 两个炎症因子在 APAP 诱导的肝损伤具有明显的变化。在本研究中，我们通过检测血清中 TNF-α 和 IL-1β 来评估 PQS 的抗炎作用。如图 3-2-5 所示，在注射 APAP 后，TNF-α 和 IL-1β 的含量明显升高（$P<0.05$ 或者 $P<0.01$）。相反，预处理 PQS（150mg/kg 和 300mg/kg）7 天后，两个炎症因子的水平出现了明显减少。

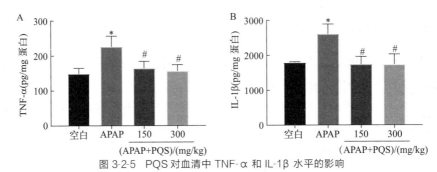

图 3-2-5　PQS 对血清中 TNF-α 和 IL-1β 水平的影响

APAP—对乙酰氨基酚；APAP＋PQS—对乙酰氨基酚＋西洋参茎叶总皂苷；TNF-α—肿瘤坏死因子；

IL-1β—白细胞介素 1β

所有数值用平均值±SD 表示，$n=8$；与空白组相比＊为 $P<0.05$；

与模型组相比 ＃ 为 $P<0.05$

此外，鉴于促炎症因子 iNOS 和 COX-2 的过表达加剧了肝损伤，所以我们用免疫荧光法检测了肝组织中 iNOS 和 COX-2 的水平来进一步去评估 PQS 的抗炎症反应。如图 3-2-6（A）和图 3-2-6（B），在中央静脉区域 APAP 组出现了大量的 iNOS 和 COX-2 阳性区域（黄褐色）表达，然而 PQS 高、低剂量组

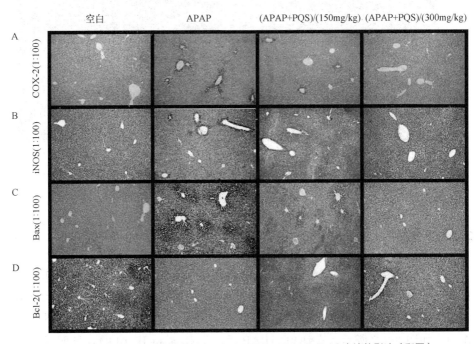

图 3-2-6　PQS 对 APAP 诱导的 COX-2、 iNOS、 Bax 和 Bcl-2 表达的影响（彩图）

APAP—对乙酰氨基酚；APAP＋PQS—对乙酰氨基酚＋西洋参茎叶总皂苷；COX-2—环氧化酶-2；

iNOS—诱导型一氧化氮合酶；阳性表达显示为黄褐色圆点（400×）

均有效地减缓了这一现象。这些结果表明了 PQS 具有肝保护作用，这可能与其具有抗炎症反应有关。

2.2.6　PQS 改善 APAP 诱导的肝组织病理学改变

如图 3-2-7(B) 所示，在正常小鼠组织中可以观察到，细胞质的正常形态无炎症浸润和肝组织坏死的现象。然而，小鼠的肝组织在 APAP 处理之后显示出肝细胞坏死和炎症浸润以及充血现象，低剂量的 PQS 组（150mg/kg）明显地减弱细胞质出现的损伤和炎性细胞浸润。在高剂量 PQS（300mg/kg）组中肝细胞几乎无炎性浸润以及坏死现象。这些数据为组织病理学观察提供了进一步的证据，又进一步表明了 PQS 具有潜在的肝保护作用。

2.2.7　PQS 改善 APAP 诱导的肝细胞凋亡

Hoechst 33258 染色是一个评估肝细胞核凋亡表达的一个指标，能够明显地观察到肝细胞核碎裂和致密浓染的现象。如图 3-2-7(C) 所示，APAP 组出现肝细胞凋亡现象，正常组和 PQS 预处理组能够观察到规则的荧光强度和健康、正常轮廓的细胞核。为了进一步证实 PQS 保护肝细胞凋亡的这一现象，我们进行了 TUNEL 染色。如图 3-2-7(D) 所示，空白组几乎没有阳性细胞表达，相反的是，在 APAP 组出现了大量的 TUNEL 阳性细胞表达。然而，预处理 PQS 组（150mg/kg 和 300mg/kg）逆转了这一结果，并呈剂量依赖性。

为了评估肝细胞凋亡，我们通过免疫组织化学染色来检测促凋亡因子 Bax 和抗凋亡因子 Bcl-2 的蛋白表达水平。如图 3-2-6(C) 和图 3-2-6(D) 所示，在 APAP 组，在中央静脉附近出现了 Bax 阳性过表达，在 PQS 预处理之后 Bax 的表达明显降低。相反，Bcl-2 出现了下调现象，在 APAP＋PQS（300mg/kg）组与空白组表达相类似。如图 3-2-8 所示，通过蛋白质印迹法来检测凋亡蛋白 Bax、Bcl-2 和 caspase-3（半胱氨酸蛋白酶 3）的表达，Bax 和 caspase-3 的表达呈剂量依赖性降低，同时，Bcl-2 结果与之相反。

2.2.8　PQS 对 HepG2 细胞损伤的保护作用

本研究用 MTT 法对 PQS 治疗浓度和毒理实验进行了筛选和确定。如图 3-2-9 所示，PQS 不同浓度作用于 HepG2 细胞 24h 后，可以看出不同浓度的 PQS 对 HepG2 细胞均无毒性，当 PQS 浓度为 $100\mu mol/L$ 和 $200\mu mol/L$ 时，对 APAP（$10\mu mol/L$）诱导的 HepG2 细胞具有一定的治疗作用（$P < 0.05$ 或者 $P < 0.01$）。

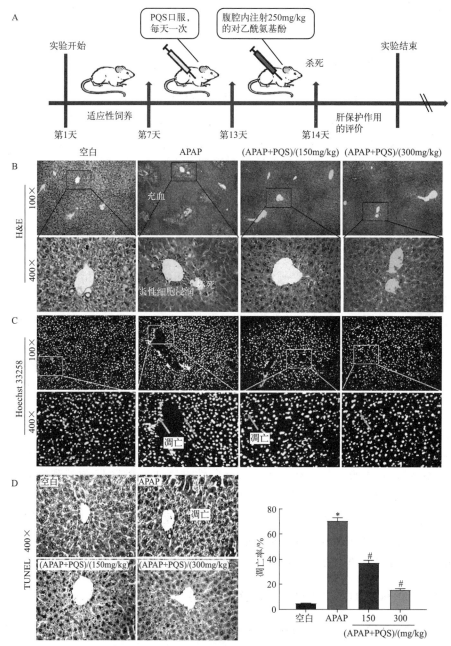

图 3-2-7　PQS 对肝组织病理学变化的影响（彩图）

APAP—对乙酰氨基酚；APAP＋PQS—对乙酰氨基酚＋西洋参茎叶总皂苷；在 H&E 染色中箭头所指
为坏死区域、凋亡细胞和细胞质充血，在 Hoechst 33258 和 TUNEL 染色中箭头所指为凋亡细胞。
图像用 Image-Pro plus 系统进行了凋亡细胞的平均光密度分析
所有数值用平均值±SD 表示；与空白组相比＊为 $P<0.05$；与模型组相比 # 为 $P<0.05$

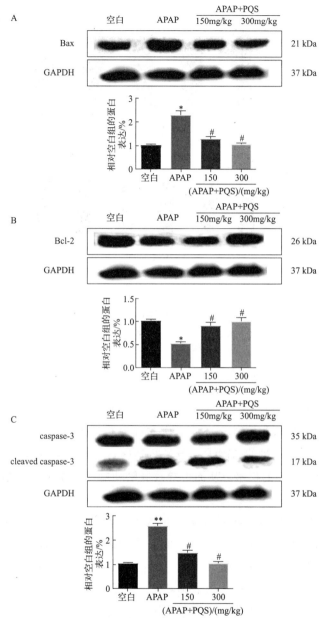

图 3-2-8　Bax、Bcl-2 和 caspase-3 在肝脏组织中的相对蛋白表达

APAP—对乙酰氨基酚；APAP＋PQS—对乙酰氨基酚＋西洋参茎叶总皂苷；A—Bax 相对蛋白含量
以及 Quantity one 软件的蛋白密度分析；B—Bcl-2 的相对蛋白含量以及 Quantity one 软件的
蛋白密度分析；C—caspase-3 的相对蛋白含量以及 Quantity one 软件的蛋白密度分析；
GAPDH—磷酸甘油醛脱氢酶；caspase-3—半胱氨酸蛋白酶 3；
cleaved caspase-3—天冬氨酸特异性半胱氨酸蛋白酶
所有数值用平均值±SD 表示；与空白组相比*为 $P<0.05$，**为 $P<0.01$；
与模型组相比 # 为 $P<0.05$

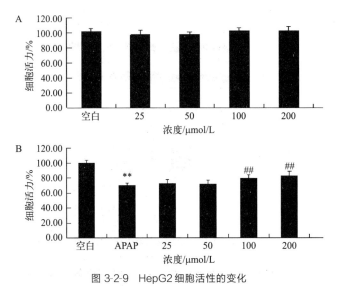

图 3-2-9 HepG2 细胞活性的变化

APAP—对乙酰氨基酚；A—不同浓度 PQS 对 HepG2 细胞活性的影响（即细胞毒理实验）；

B—PQS 对 APAP 损伤的 HepG2 细胞活性的影响

与空白组相比 ** 为 $P < 0.01$；与模型组相比 ## 为 $P < 0.01$

2.3 讨论

大量的研究表明，APAP 过量诱导的肝损伤是最普遍的药物诱导的急性肝损伤，其中增强氧化应激、炎症反应和细胞凋亡是 APAP 诱导小鼠肝细胞坏死的主要原因。过量的 APAP 会导致机体内 GSH 含量的减少和 APAP 的活性代谢产物 NAPQI 的积累，从而可导致肝脏功能代谢紊乱，肝功能衰竭，甚至死亡。

近年来，越来越多的研究表明许多天然产物和天然活性化合物对 APAP 诱导的急性肝损伤具有治疗作用。然而，到目前为止，PQS 对于 APAP 引起的肝脏毒性的作用尚未被报道。因此，我们的研究表明 PQS 可改善 APAP 诱导的肝毒性，并通过保护肝中央静脉坏死、局部充血、增加抗氧化剂活性、抑制肝细胞凋亡和促炎症细胞因子表达来达到肝保护作用。

通过检测血清中 GPT 和 GOT 水平来评价 APAP 所致的肝功能障碍。结果显示，在 APAP 造模 24h 后 GPT 和 GOT 的活性显著升高，表明有严重的肝毒性。然而，PQS 预处理（150mg/kg 和 300mg/kg）能够剂量依赖性地逆转 GPT 和 GOT 活性并显著减弱 APAP 诱导的肝毒性。

大量的实验和临床研究证明，氧化应激是衡量 APAP 诱导肝损伤的一个重要指标，过量 APAP 可导致体内自由基升高并产生大量脂质过氧化物 (LPO)，这些产物能够降低肌体抗氧化剂活性。MDA 是脂质过氧化产物之一，当 MDA 水平升高能够反映 LPO 介导的脂质过氧化物水平升高，升高的 LPO 水平触发肝组织损伤和抗氧化防御系统失衡，越来越多的关于 APAP 诱导肝毒性研究已经揭示了 MDA 水平的升高是氧化应激的重要表现之一。我们的研究结果表明，APAP 造模后肝组织中 MDA 水平显著升高，然而，连续 7 天的 PQS 预处理后有效地缓解了这一现象的发生，我们的结果与先前的 Zhang 等人的报道相一致。4-HNE 为氧化应激另一指标，与 MDA 结果一致，4-HNE 染色也显示 APAP 刺激后肝组织中出现了过表达，但 PQS 预处理后显著降低了 4-HNE 过表达。

APAP 解毒的关键步骤之一是肝脏 GSH 与其代谢产物 NAPQI 结合，这一过程降低了肝脏 GSH 的含量。我们的结果明确地显示了，与空白组小鼠相比，APAP 造模组的小鼠中肝脏 GSH 含量明显降低。然而，PQS（150mg/kg，300mg/kg）预处理逆转了肝组织中 GSH 活性的消耗。此外，我们的结果还表明，与 APAP 肝损伤模型组相比，PQS 治疗后肝脏 SOD 活性明显恢复。正如我们所知，APAP 代谢活化产物 NAPQI 是由细胞色素 P450 介导形成的，特别是 CYP2E1，已证实，CYP2E1（主要代谢酶）将 APAP 转化成 NAPQI，并消耗体内的 GSH 含量。显然，过量 CYP2E1 的表达发生在 APAP 肝毒性过程中，与 Hau 等人发现相一致。我们对 CYP2E1 进行了 IHC 染色分析，PQS 剂量依赖性地抑制了 APAP 介导的 CYP2E1 的过表达现象。

除了氧化应激，还有报道称炎症在 APAP 介导的肝损伤发病机制中起着关键作用。促炎因子 TNF-α 和 IL-1β 的过度表达已经被证实是 APAP 诱导肝损伤的前体。转录因子 NF-κB 在炎症发生调控中起关键作用，最近有报道发现 NF-κB 蛋白的活化与 APAP 刺激相关，这种现象引发一系列促炎症细胞因子如 TNF-α 和 COX-2 等的表达来调节细胞这一反应。TNF-α 可促进肝细胞炎性细胞浸润并触发 ROS 产生，COX-2 在炎症反应期间含量升高最后导致 APAP 中毒的小鼠肝组织结构破坏或损伤。我们的免疫组织化学结果显示 iNOS 和 COX-2 的表达在 APAP 注射后显著升高，PQS（150mg/kg，300mg/kg）治疗后逆转此现象并恢复至正常水平。Wang 等最近的一份报告显示，从三七中分离的单体皂苷 Rg1、R1、Re 和 PTS（含量为 80%）通过降低小鼠中 TNF-α 的水平来抑制 APAP 诱导肝细胞炎症。另外，上述结果与我们对 APAP 的研究结果一致，在模型组小鼠中这些炎性细胞因子的表达表现出显著上调，总之，根据分析，PQS 在 APAP 过量诱导的肝损伤中可能是一种潜在的治疗药物。

　　在 APAP 肝损伤模型中，APAP 肝毒性与肝细胞凋亡相关，在 APAP 刺激后出现大量的肝细胞凋亡和坏死。Bcl-2 家族蛋白质凋亡的两个最重要的成员分别是 Bax 和 Bcl-2，下调分子靶点 Bcl-2 和上调 Bax 增强了线粒体的抗氧化和氧化还原状态并抑制线粒体 DNA 损伤和细胞死亡。因此，本研究研究了 PQS 对 APAP 诱导的凋亡信号通路的影响。免疫组织化学和蛋白印迹分析清楚地显示 APAP 下调 Bcl-2 并上调肝细胞中的 Bax 和断裂的 caspase-3，这与 Song 等人的结果一致。研究发现，Bax 和 cleaved caspase-3 在模型小鼠中的表达显著升高，然而 PQS 给药后这一现象得到抑制，伴随着 Bcl-2 的表达增强，表明 PQS 预处理可预防 APAP 肝毒性。因此，目前的结果表明，PQS 可能作为抑制 APAP 介导的肝细胞凋亡的潜在药物。

2.4　小结

　　本研究明确显示了 PQS 在 APAP 致肝毒性小鼠模型中的改善作用。根据我们的实验结果表明 PQS 对 APAP 诱导的肝损伤的保护作用可能部分与其抑制脂质过氧化、氧化应激、减少炎症反应及缓解肝细胞凋亡和坏死有关。所以，PQS 被认为是有效拮抗 APAP 诱导肝损伤的有效治疗剂。

3

PQS 对顺铂致肾损伤的
保护作用及机制研究

本部分研究充分表明西洋参叶总皂苷（saponins from leaves of *P. quinquefolius*，PQS）可改善由 cisplatin（顺铂）诱导的小鼠体内的氧化应激损伤、炎症和细胞凋亡。前期研究已报道了人参皂苷 Rg5 可改善小鼠急性肾损伤，但人参皂苷 Rg5 作为单体皂苷，在红参和黑参中较为常见，本研究组基于前期研究结果，初步揭示了人参皂苷对药源性肝肾损伤的保护作用。而单体皂苷存在分离相对困难的问题，虽药效较强，但离临床应用很远，且不容易产业化生产，因此想要寻求一种在 cisplatin 诱导肾毒性方面具有相似或更好效果的替代提取物对临床应用顺铂是非常有意义的。

PQS 是西洋参较为常见的地上部分，为非传统药用部位，其叶中的总皂苷逐渐成为近年来许多科研学者的研究热点。PQS 曾被报道在抗氧化、抗炎及清除体内自由基等方面具有较好的药理活性，我们推测其可能对 cisplatin 诱导的肾毒性起到一定的预防和保护作用，为继续开发和利用西洋参药用资源提供理论参考。

本研究将通过 cisplatin 建立小鼠急性肾损伤模型，并对其可能的分子机制进行了初步的探讨。实验结果显示：PQS 能明显改善由 cisplatin 诱导的小鼠急性肾损伤，其保护机制可能主要是通过抑制小鼠体内的氧化应激、炎症和细胞凋亡三方面来介导的。

3.1　实验材料

3.1.1　药材与试剂

西洋参叶总皂苷（PQS），由本实验室自制，其制备方法如第二篇所述；

顺铂（纯度≥99%），购自上海思域化工科技有限公司；

苏木精-伊红染液（H&E），过碘酸席夫染液（PAS），试剂盒丙二醛（MDA），超氧化物歧化酶（SOD），谷胱甘肽还原酶（GSH），尿素氮（BUN）和肌酐（CRE），购于南京建成生物工程研究所；

抗体（caspase-3，cleaved caspase-3，caspase-9，cleaved caspase-9，Bax，Bcl-2，NF-κB，COX-2，iNOS，GAPDH，CYP2E1，HO-1），均购自美国 Cell Signaling Technology 公司；Nox4 抗体购于武汉 Proteintech 公司；

BCA 蛋白浓度测定试剂盒，Hoechst 33258 染色液，购自上海碧云天生物技术有限公司；

TUNEL 凋亡检测试剂盒购自 Roche Applied Science 公司；免疫荧光、免疫组化试剂盒均购自武汉博士德公司；

肿瘤坏死因子-α（TNF-α）和白细胞介素 1β（IL-1β），购自美国 R&D 公司；

所有其余试剂均为分析纯。

3.1.2　实验仪器

BP211D 分析天平，德国赛多利斯（Sartorius）；

高压灭菌蒸汽锅，上海博讯实业有限公司；

组织匀浆机，上海书俊仪器设备有限公司；

HC-2517 高速离心机，安徽中科中佳科学仪器有限公司；

SPECTROstar Nano 全波长扫描式酶标仪，德国 BMG LABTECH 公司；

Leica DM500 显微镜和 Leica DM2500 荧光显微镜，德国徕卡。

3.1.3　实验动物

体重为 22~25g 的 ICR 雄性小鼠，购自长春市亿斯实验动物技术公司[许可证号：SCXK（吉）2016-003 长春，中国]。所有小鼠在标准实验条件下饲养，自由地摄食和饮水，温度控制在（25±2）℃，湿度控制在 60%±10%，于 12h 白天和 12h 黑夜循环的环境中适应性饲养一周。所有的动物严格按照

《关于善待实验动物的指导性意见》中实验动物管理和使用指南相关内容（简称《实验动物管理和使用指南》，中国科学技术部，2006）进行。

3.2 实验方案

适应性饲养一周后，小鼠被随机地分为四组：空白组（normal）、模型组（cisplatin）和 PQS 低剂量组（150mg/kg）、PQS 高剂量组（300mg/kg）。PQS 使用 0.05％羧甲基纤维素钠（CMC-Na）溶解，每天称量小鼠体重，PQS 给药组剂量按照体重的 10 mL/kg 进行口服灌胃，空白组和模型组灌胃相同体积的生理盐水，连续灌胃 10 天，第七天给药 1h 后，除空白组外，所有小鼠一次性腹腔注射 20mg/kg 顺铂诱导小鼠急性肾损伤。顺铂造模 72h 后，进行小鼠眼眶静脉丛取血，解剖前一晚断食不断水。解剖后，小鼠血清和组织样本被迅速采集，血清在 4℃、3500r/min 转速条件下离心两次，每次 10min。右肾迅速冷冻在液氮中，储存于－80℃直至分析，用于生化指标检测，左肾固定于 4％中性甲醛溶液中，用于组织病理学分析。肾脏被收集和称重，肾脏指数（mg/g）＝肾脏重量/小鼠体重。

3.2.1 血清中 BUN、CRE 及肾组织中 GSH、SOD 和 MDA 含量的测定

血清中 BUN 和 CRE 的水平应用商业诊断试剂盒分别采用脲酶法和肌氨酸氧化酶法测定；组织中 GSH 和 SOD 的水平采用二硫代对硝基苯法和钼酸铵法测定；组织中 MDA 的水平采用硫代巴比妥酸反应物质（TBARS）法检测，以上所有测定均按照试剂盒说明书进行操作；于酶标仪相应波长处采用比色法测定 OD 值，计算含量。

3.2.2 血清中炎症因子的测定

小鼠血清中炎症因子 TNF-α 和 IL-1β 水平采用 ELISA 法测定；使用酶标仪在 450 nm 波长处采用比色法测定 OD 值并计算含量，所有测定步骤按照试剂盒说明书进行操作。

3.2.3 组织切片病理学检测

将固定在 4％中性甲醛溶液中的肾组织切成 5μm 厚的切片，用不同浓度乙醇脱蜡至水。按照说明书步骤将所有切片用 H&E 溶液和 PAS 试剂进行组

织病理学染色，随后通过光学显微镜（徕卡 DM750，德国）进一步检测观察。PAS 染色切片按照肾小管损伤程度百分比进行评分：0，对照；1，$<10\%$；2，$10\%\sim25\%$；3，$26\%\sim75\%$；4，$>75\%$。

3.2.4 Hoechst 33258 染色分析

首先，将处理好的 $5\mu m$ 厚的组织切片用浓度为 $10\mu g/mL$ 的 Hoechst 33258 染液进行染色。随后，切片在 PBS 中漂洗 3 次，每次 10min。最后，肾组织中被染色的细胞核在紫外光的激发下可见，并在荧光显微镜下观察荧光强度。Image-Pro plus 6.0 用来量化 Hoechst 33258 染色。

3.2.5 TUNEL 染色分析

原位凋亡检测试剂盒常用于检测凋亡细胞。首先，将载玻片上的肾切片（$5\mu m$）在 $20\mu g/mL$ 的蛋白酶 K 溶液中浸泡 15min，随后滴加浓度为 0.3% H_2O_2 以灭活内源性过氧化物酶，用现配的 TUNEL 反应混合液 37℃避光孵育 $15\sim20min$，最后按照试剂盒操作步骤依次加入 POD、DAB 染色剂，使用苏木精复染，光学显微镜下观察 TUNEL 阳性细胞表达情况。用 Image-Pro plus 6.0 量化 TUNEL 染色。

3.2.6 免疫组织化学染色

取厚度 $5\mu m$ 的石蜡切片进行常规脱蜡，加入内源性过氧化物酶 37℃封闭切片 30min，在 Tris 缓冲盐水（TBS 0.01mol/L，pH 7.4）中漂洗 3 次，随后将置于柠檬酸钠缓冲液中的组织切片于微波炉（0.01mol/L，pH 6.0）中照射 20min，放置至室温后，将载玻片与 1% BSA 封闭 1 h，孵育一抗（Bax、Bcl-2、iNOS、COX-2），将切片在 TBS 中漂洗，然后 37℃下温育二抗 30min，在 TBS 中漂洗并与标记的链霉抗生物素蛋白-生物素孵育 30min，苏木精染色并用醇系列脱水中性树胶封片，光学显微镜下检测棕黄色阳性细胞。

3.2.7 免疫荧光染色分析

将 $5\mu m$ 的石蜡切片与一抗 CYP2E1（1∶200）和 HO-1（1∶200）在 4℃温育过夜。随后，在 37℃温度下孵育二抗，PBS 漂洗 3 次，滴加 DyLight 488 和 SABC-Cy3 避光 30min，最后，使用 4′,6-二脒基-2-苯基吲哚（DAPI）进行核染色，PBS 淋洗三次，水性封片液封片，荧光显微镜观察荧光强度（徕卡

TCS SP8，德国）。

3.2.8 实时定量 PCR

首先，RNA 裂解液（RNAiso plus）分离肾组织中的总 RNA，根据 Prime ScriptTM RT 试剂盒的步骤将提取的总 RNA 合成 cDNA，随后根据制造商的指示在 7500 Fast 实时荧光定量 PCR 系统（美国）进行聚合酶链式反应。用于扩增的特异性基因的特定的引物设计来自 TaKaRa 生物公司（中国，大连）（表 3-3-1）。

表 3-3-1　引物序列

序列名称	核苷酸序列(5′——3′)
TNF-α 前端	CTTCTCATTCCTGCTTGTG
TNF-α 反向	ACTTGGTGGTTTGCTACG
IL-1β 前端	TTGTGGCTGTGGAGAAG
IL-1β 反向	CATCAGAGGCAAGGAGG
GAPDH 前端	AGGTCGGTGTGAACGGATTTG
GAPDH 反向	GGGGTCGTTGATGGCAACA

3.2.9 蛋白质印迹法

首先，使用细胞裂解液裂解肾组织并提取蛋白，BCA 蛋白浓度测定试剂盒测定蛋白浓度，统一浓度后进行泳道上样，并转移到 PVDF 膜，随后，浓度为 5% 的脱脂牛奶封闭条带 2h，TBST 洗涤三次，温育一抗 4℃过夜，次日孵育二抗慢摇 1.5h 后 TBST 洗涤三次，ECL 显影，所得条带通过光密度值定量分析。

3.2.10 数据统计分析

实验结果数据被表示为平均值±标准方差（SD），并用 SPSS 17.0 统计软件分析，$P < 0.05$ 或 $P < 0.01$ 显示具有显著性，统计图使用 Graph Pad Prism 6.0.4 软件。

3.3 结果

3.3.1 PQS 对小鼠体重、肾指数和肾功的影响

实验设计流程如图 3-3-1 所示，一次性腹腔注射 20mg/kg 顺铂后，与空白组相比，模型组小鼠体重明显减轻（$P < 0.01$），肾脏指数（$P < 0.05$）及肾

功指标 BNU、CRE 水平显著上升（$P<0.01$）。PQS 低、高剂量组给药后，与顺铂模型组相比小鼠体重有所升高，BUN 和 CRE 水平降低，实验结果表明 PQS 对小鼠肾功能不全有明显改善作用。

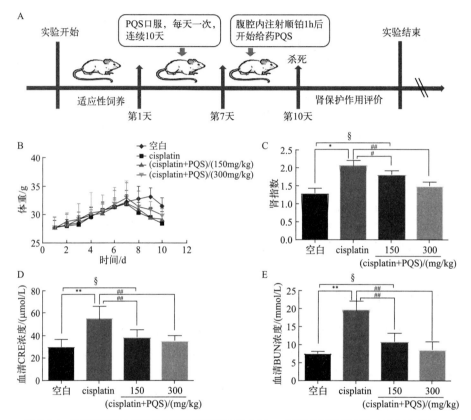

图 3-3-1　顺铂诱导的小鼠急性肾损伤实验设计图（A）、 PQS 对顺铂诱导的小鼠体重（B）、肾指数（C）、血清肌酐（D）和尿素氮（E）的影响

组间比较各项数据以平均值±SD 表示，$n=8$；与空白组比较*为 $P<0.05$，**为 $P<0.01$；与顺铂组比较为 # 为 $P<0.05$，## 为 $P<0.01$

3.3.2　PQS 对小鼠肾组织中氧化应激的影响

如前所述，氧化应激损伤参与了顺铂诱导的 AKI 的机制。如图 3-3-2 所示，与空白组相比，注射顺铂后会导致 GSH 水平和 SOD 活性的显著降低以及 MDA 含量的增加（$P<0.05$ 或 $P<0.01$），口服 PQS 低、高剂量后能够有效地降低 MDA 含量，通过增加 GSH 和 SOD 的水平恢复抗氧化功能。这些结果表明 PQS 能够通过上调抗氧化酶活性从而减轻小鼠肾组织中的氧化应激损伤。

为了进一步证实氧化应激参与小鼠 AKI 模型中，我们检测了 NADPH 氧

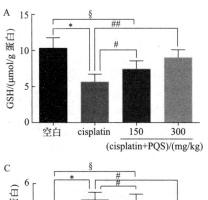
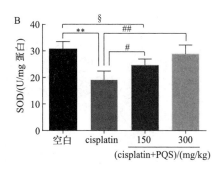
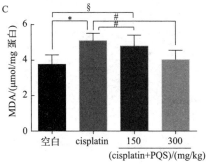

图 3-3-2　PQS 对顺铂诱导的肾组织中 GSH（A）、 SOD（B）和 MDA（C）水平的影响

cisplatin—顺铂；cisplatin＋PQS—顺铂＋西洋参叶总皂苷；GSH—谷胱甘肽；

SOD—超氧化物歧化酶；MDA—丙二醛

组间比较各项数据以平均值±SD 表示，$n=8$；与空白组比较 § 为 $P<0.05$，* 为 $P<0.05$，

** 为 $P<0.01$；与顺铂组比较为 # 为 $P<0.05$，## 为 $P<0.01$

化酶 Nox4、药物代谢酶细胞色素 P450、血红素氧合酶 HO-1 的活性，结果显示 CYP2E1 和 HO-1 的水平在空白组和 PQS 高剂量组的表达较低，而显示在模型组表达升高（图 3-3-3）。

同时，蛋白质印迹法结果显示 PQS 显著降低了由顺铂导致的 Nox4 表达水平的升高（图 3-3-4）。以上结果表明 PQS 能够有效地预防和保护由顺铂诱导的小鼠体内的氧化应激损伤。

3.3.3　PQS 对小鼠肾组织病理学变化的影响

肾脏的形态学变化如图 3-3-5 所示。顺铂组肾组织出现明显的细胞坏死及炎性浸润的现象，而经 PQS 高剂量组（300mg/kg）给药后观察到几乎无细胞坏死、炎性浸润且肾小管排列规则有序。此外，在 PAS 染色中，空白组肾小管糖原沉积较少，颜色较浅，未见病理改变。顺铂组中有大量的糖原沉积在肾小管中，而 PQS 低剂量组预处理明显改善了肾小管细胞坏死和糖原沉积，PQS 高剂量组的细胞形态基本恢复正常。

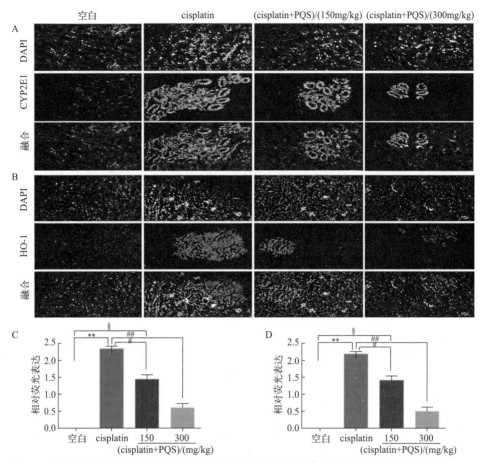

图 3-3-3　PQS 对顺铂诱导的 CYP2E1（A）和 HO-1（B）表达水平的影响（彩图）

cisplatin—顺铂；cisplatin＋PQS—顺铂＋西洋参叶总皂苷

组间比较各项数据以平均值±SD 表示，$n=8$；与空白组比较 § 为 $P<0.05$，** 为 $P<0.01$；

与顺铂组比较 # 为 $P<0.05$，## 为 $P<0.01$

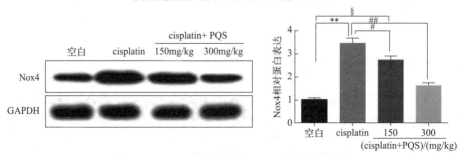

图 3-3-4　PQS 对顺铂诱导的 Nox4 表达水平的影响

cisplatin—顺铂；cisplatin＋PQS—顺铂＋西洋参叶总皂苷；Nox4—尼克酰胺腺嘌呤二核苷

酸磷酸氧化酶 4；GAPDH—3-磷酸甘油醛脱氢酶

组间比较各项数据以平均值±SD 表示，$n=8$；与空白组比较 § 为 $P<0.05$，** 为 $P<0.01$；

与顺铂组比较 # 为 $P<0.05$，## 为 $P<0.01$

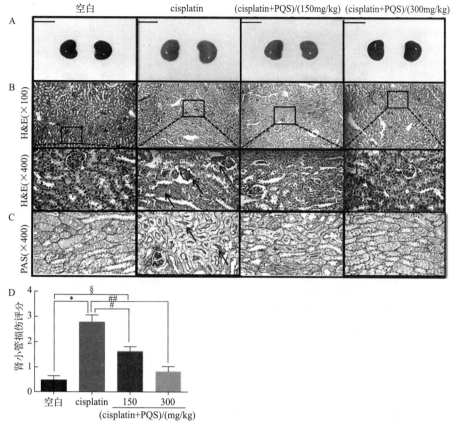

图 3-3-5　PQS 对小鼠肾组织形态及组织病理学的影响（彩图）

cisplatin—顺铂；cisplatin＋PQS—顺铂＋西洋参叶总皂苷

组间比较各项数据以平均值±SD 表示，$n=8$；与空白组比较 § 为 $P<0.05$，*为 $P<0.05$；

与顺铂组比较 ♯ 为 $P<0.05$，♯♯ 为 $P<0.01$

3.3.4　PQS 对小鼠体内炎症的影响

之前的研究证实了氧化应激损伤与促炎症因子的释放有关，包括 TNF-α 和 IL-1β。如图 3-3-6 所示，一次性注射顺铂可使血清中 TNF-α 和 IL-1β 水平明显高于空白组，而这些水平的增加在灌胃 PQS 后以剂量性依赖的方式被降低。此外，为了进一步评估 PQS 对肾组织中由顺铂诱导的炎症反应的影响，我们通过实时定量 PCR（qRT-PCR）技术检测了 TNF-α 和 IL-1β 的 mRNA 表达水平。

同时，为了进一步探讨 PQS 对顺铂诱导的肾脏炎症的影响，我们对组织中 NF-κB、COX-2 和 iNOS 的水平进行了测定（图 3-3-7 和图 3-3-8），结果显示，与空白组相比，顺铂模型组的蛋白阳性表达明显升高，而 PQS 低、高剂量预处理 10 天后分别呈剂量性依赖方式降低。

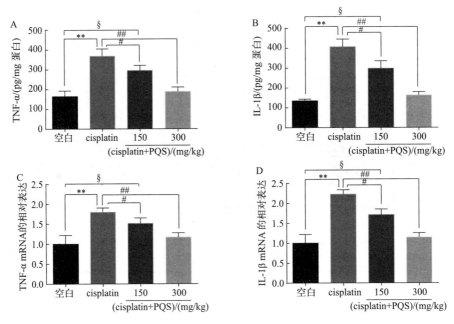

图 3-3-6　PQS 对小鼠肾损伤炎症因子 TNF-α 和 IL-1β 水平的影响

cisplatin—顺铂；cisplatin＋PQS—顺铂＋西洋参叶总皂苷；TNF-α—肿瘤坏死因子；IL-1β—白细胞介素-1β

组间比较各项数据以平均值±SD 表示，$n=8$；与空白组比较*为 $P<0.05$，**为 $P<0.01$；

与顺铂组比较♯为 $P<0.05$，♯♯为 $P<0.01$

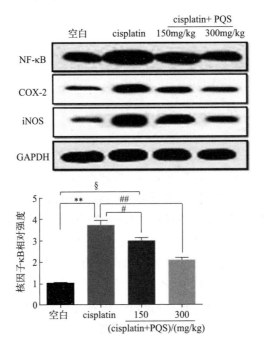

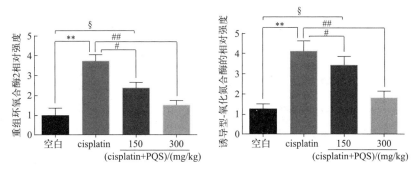

图 3-3-7　PQS 对顺铂诱导的 NF-κB、 COX-2 和 iNOS 表达水平的影响

cisplatin—顺铂；cisplatin＋PQS—顺铂＋西洋参叶总皂苷；GAPDH—3-磷酸甘油醛脱氢酶。

组间比较各项数据以平均值±SD 表示，$n=8$；与空白组比较 § 为 $P<0.05$，** 为 $P<0.01$；

与顺铂组比较 ♯ 为 $P<0.05$，♯♯ 为 $P<0.01$

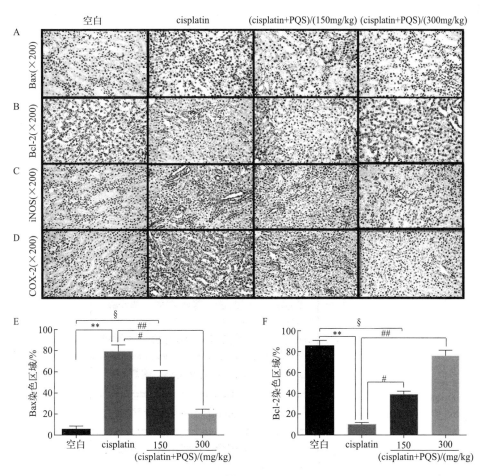

图 3-3-8

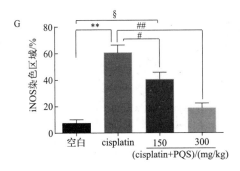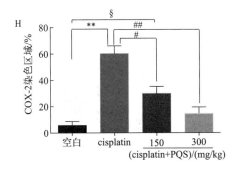

图 3-3-8　PQS 对顺铂诱导的 Bax（A）、Bcl-2（B）、iNOS（C）和 COX-2（D）表达水平的影响

cisplatin—顺铂；cisplatin＋PQS—顺铂＋西洋参叶总皂苷。

组间比较各项数据以平均值±SD 表示，$n=8$；与空白组比较*为 $P<0.05$，**为 $P<0.01$；

与顺铂组比较#为 $P<0.05$，##为 $P<0.01$

3.3.5　PQS 对小鼠体内肾细胞凋亡的影响

为了测定肾脏中细胞凋亡的程度，我们通过免疫组化和蛋白质印迹方法（Western blot）检测了活化蛋白 caspase-3、caspase-9，促凋亡蛋白 Bax 以及抗凋亡蛋白 Bcl-2 的蛋白表达水平。与顺铂模型组相比，在 PQS 给药组（300mg/kg），位于细胞核中 Bax 蛋白的阳性表达率显著降低。Bcl-2 的阳性表达与 Bax 相似，与顺铂组相比，Bcl-2 在 PQS 高剂量组显著升高（图 3-3-8）（$P<0.01$）。此外，Western blot 结果显示，顺铂处理后，活化蛋白 caspase-3、caspase-9 以及 Bax 的表达水平显著升高，Bcl-2 的表达水平降低，而这些变化可以通过 PQS 预处理被有效地逆转（图 3-3-9）（$P<0.05$ 或 $P<0.01$）。

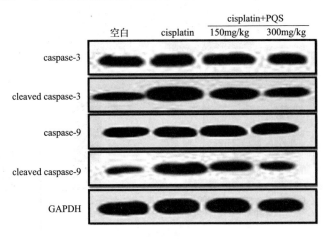

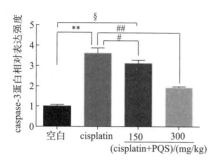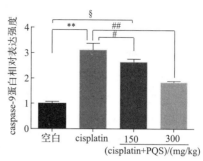

图 3-3-9　PQS 对顺铂诱导的 cleaved caspase-3 和 cleaved caspase-9 表达水平的影响

cisplatin—顺铂；cisplatin＋PQS—顺铂＋西洋参叶总皂苷；caspase-3—半胱氨酸天冬氨酸蛋白酶 3；
cleaved caspase-3—天冬氨酸特异性半胱氨酸蛋白酶 3；caspase-9—半胱氨酸天冬氨酸蛋白酶 9；
cleaved caspase-9—天冬氨酸特异性半胱氨酸蛋白酶 9；GAPDH—3-磷酸甘油醛脱氢酶
组间比较各项数据以平均值±SD 表示，$n=8$；与空白组比较 § 为 $P<0.05$，** 为 $P<0.01$；
与顺铂组比较 ♯ 为 $P<0.05$，♯♯ 为 $P<0.01$

为明确 PQS 能否减轻顺铂诱导的急性肾损伤的肾小管细胞凋亡，我们采用了 Hoechst 33258 染色法检测了肾小管细胞凋亡程度。结果显示，与空白组相比，顺铂组的核碎片和皱缩明显增加（图 3-3-10）。然而，PQS 给药后，与顺

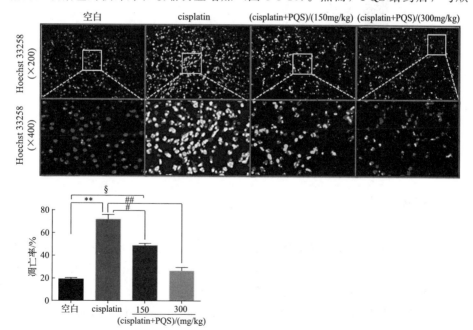

图 3-3-10　PQS 对顺铂诱导的细胞凋亡的影响（Hoechst 33258 染色）

cisplatin—顺铂；cisplatin＋PQS—顺铂＋西洋参叶总皂苷
组间比较各项数据以平均值±SD 表示，$n=8$；与空白组比较 § 为 $P<0.05$，** 为 $P<0.01$；
与顺铂组比较 ♯ 为 $P<0.05$，♯♯ 为 $P<0.01$

铂组比较，组织肾小管中出现较多的圆形核，荧光强度均匀，轮廓规则（$P<$0.05 或 $P<$0.01）。

同样，我们通过 TUNEL 染色分析对肾组织中的细胞凋亡程度进行了评估和定量，结果显示，顺铂注射后肾小管上皮细胞出现大量的细胞凋亡。而低剂量 PQS 预处理明显减少了顺铂诱导的 TUNEL 阳性细胞的数量，PQS 高剂量的效果更为明显（图 3-3-11）。以上所有这些结果表明，PQS 对顺铂诱导的肾近曲小管凋亡发挥了显著的抑制作用。

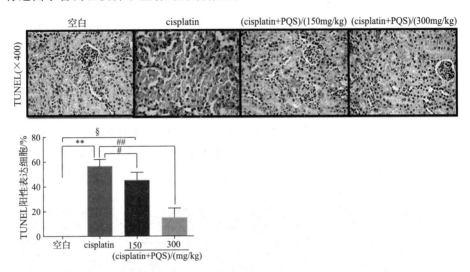

图 3-3-11 PQS 对顺铂诱导的细胞凋亡的影响（TUNEL 染色）

cisplatin—顺铂；cisplatin＋PQS—顺铂＋西洋参叶总皂苷

组间比较各项数据以平均值±SD 表示，$n=8$；与空白组比较 § 为 $P<0.05$，＊＊为 $P<0.01$；
与顺铂组比较＃为 $P<0.05$，＃＃为 $P<0.01$

3.4 讨论

顺铂作为临床上最常见的化疗药物之一已经被报道了 40 多年，其对肿瘤的治疗作出了巨大的贡献。但在临床治疗中超过 10％的患者中可引起急性肾毒性，甚至导致不可逆的肾损伤。在本研究中，我们探讨了 PQS 对顺铂诱导急性肾损伤的保护作用，其机制是通过抑制小鼠体内的氧化应激损伤、炎症反应以及细胞凋亡来实现的。

顺铂进入肌体后引起了肾小管损伤，导致肾小球滤过率下降和肾功能不全，进而诱发小鼠急性肾衰竭以及血清中 BUN 和 CRE 的水平升高。PQS 能显著抑制顺铂诱导的小鼠的肾脏指数、BUN 和 CRE 水平的升高以及体重指数的减轻，提示 PQS 对顺铂诱导的小鼠的急性肾损伤有着显著的缓解作用。

多项研究表明顺铂处理后可产生过量的自由基，随后在体内产生氧化应激损伤和脂质过氧化反应。先前的研究阐明，氧化应激是顺铂诱导急性肾损伤的一个中心致病因素，这表明顺铂会损害肾脏的抗氧化防御机制，随后导致 SOD 和 GSH 含量显著下降。同时，顺铂进入机体后增加了肾脏中脂质过氧化的主要标志物 MDA 的含量。在本研究中，PQS 预处理 10 天后，MDA 含量明显增加，GSH、SOD 活性下降。Nox 家族包括：Nox1～Nox5 和两种双重氧化酶。其中，Nox4 被认为是肾脏细胞内 ROS 的主要来源，如内皮细胞、血管平滑肌细胞和肾小管上皮细胞，在肾脏氧化应激和肾脏损伤中起着重要作用。结果显示 PQS 能明显降低顺铂处理后 Nox4 蛋白表达水平的增加。一般来说，CYP2E1 介导的顺铂的生物转化过程中出现了 ROS，包括过氧化氢和羟基自由基，众所周知，CYP2E1 是脂质过氧化的诱导剂。重要的是，我们的研究结果与先前的一项研究结果一致，该研究证实了药物代谢酶 CYP2E1 在顺铂诱导肾损伤的过程中发挥主导作用。同时，CYP2E1 水平的增加伴随着细胞保护性酶 HO-1 的过度表达。免疫荧光结果显示，注射顺铂后 CYP2E1 和 HO-1 的表达水平的增加被 PQS 显著降低。如上所述，我们的研究结果表明 PQS 预处理通过抑制氧化应激恢复了小鼠肾组织的抗氧化能力。

先前的研究报道了促炎细胞因子在顺铂诱导的肾毒性的发病中具有不可或缺的作用。NF-κB 是炎性因子的促炎转录因子，通过与抑制性 IκB 蛋白结合而被隔离在细胞质中。一旦被病毒细菌和其他病原体刺激，IκB 被蛋白酶体降解，NF-κB 从细胞质转移到细胞核，促进靶基因如 TNF-α 和 IL-1β 的转录，多项研究也证实了 TNF-α 和 IL-1β 在顺铂肾损伤发病中的重要作用。此外，越来越多的证据表明，COX-2 和 iNOS 在肾损伤组织炎症部位明显表达，而 iNOS 与 COX-2 协同作用加速了炎症反应进程。在本研究中，我们探讨了 PQS 抵抗顺铂诱导体内炎症反映其潜在的肾保护的分子机制，蛋白印迹和免疫组化分析结果显示，PQS 预处理显著下调顺铂注射后 NF-κB、COX-2 和 iNOS 表达水平的增加。此外，qRT-PCR 结果显示，PQS 显著抑制了对顺铂诱导的小鼠的炎性细胞因子水平的增加。以上所有结果表明 PQS 可以作为抗顺铂诱导的急性肾损伤的抗炎剂。

细胞凋亡在顺铂诱导的肾毒性中被认为是一个值得关注的问题。促凋亡蛋白 Bax 和抗凋亡蛋白 Bcl-2 是 Bcl-2 家族中肾小管细胞凋亡的两个重要成员。先前的研究也报道了 caspase 家族成员与顺铂诱导的细胞凋亡之间的关联。顺铂可导致细胞色素 c、caspase-9 和 caspase-3 活化的线粒体释放。为了评估一次性注射顺铂后肾组织细胞凋亡的损伤程度，每个实验组通过检测活化的 caspase-9、caspase-3 以及 Bax、Bcl-2 的蛋白表达水平来评估 PQS 对小鼠急性肾毒性的影响。肾脏组织蛋白质检测分析结果显示，Bax、caspase-3 和 caspase-9 的表达水平受到抑制，而 Bcl-2 的表达水平升高。此外，TUNEL 染色和 Hoechst 33258 染色分析结果显示，与顺铂组相比，PQS 可显著降低肾组织的凋亡率。综上所述，PQS 能明显减轻肾组织的细胞凋亡，并在顺铂诱导的小鼠急性肾损伤中发挥很好的肾保护作用。

3.5　小结

本研究阐述了 PQS 对顺铂诱导的肾毒性的保护作用，其机制可能是通过抑制氧化应激、炎症和凋亡途径来实现的。临床试验对于证实 PQS 在其作为抗顺铂诱导的急性肾损伤施用剂之前的肾脏保护作用是必不可少的。

4

GFG 对对乙酰氨基酚致肝损伤的
保护作用及机制研究

———————

人参果皂苷（ginsenosides from the fruits of *Panax ginseng*，GFG）是一类从人参的果实中提取出的皂苷成分，具有抗氧化、抗自由基等药理作用。对于人参果的研究，往往停留在多糖、酚类、黄酮等活性成分，其皂苷类成分因为并没有成为主要的研究目标而遭到废弃。人参果皂苷中主要含有人参皂苷 Re、Rc、Rb1、Rb2 等初级皂苷，其中三醇型人参皂苷 Re 的含量尤其丰富。目前，报道人参中其他部位有肝损伤保护作用的研究屡见不鲜，但是人参果中的皂苷类成分是否具有保护肝损伤的药理作用还不清楚。本部分从人参果皂苷的抗氧化、减少炎症反应及抑制细胞凋亡等方面证明人参果皂苷对 APAP 诱导的小鼠肝损伤具有保护作用，为人参果皂苷的临床应用提供一定的理论基础。

本研究通过建立对乙酰氨基酚（acetaminophen，APAP）诱导的肝损伤模型，考察 GFG 对肝损伤的保护作用。将 ICR 小鼠随机分为空白组、模型组（250mg/kg）、GFG 给药组（150mg/kg、300mg/kg）。通过计算脏器指数，检测血清中的谷草转氨酶（AST）、谷丙转氨酶（ALT）及肝组织匀浆中谷胱甘肽（GSH）、丙二醛（MDA）的水平，制作肝组织切片来观察病理学变化。实验结果表明，与模型组相比，GFG 进行预给药的组别明显地抑制了血清中 AST、ALT 和肝组织 MDA 水平的升高，也抑制了血清中炎症因子 IL-1β、TNF-α 的升高；同时抑制了肝组织匀浆中 GSH 的耗竭（$P < 0.05$）；组织病理学 H&E 和 Hoechst 33258 染色结果显示，GFG 预给药能够明显改善肝组

织的坏死、凋亡并且能够缩小坏死区域，减轻肝细胞的炎性浸润；通过炎症因子 COX-2 和凋亡蛋白 Bax 免疫组织化学染色还有 CYP2E1、4-HNE 免疫荧光的表达，说明 GFG 能够抑制炎症反应、细胞凋亡和氧化应激。揭示其 GFG 对 APAP 诱导的急性肝损伤具有一定的保护作用，其机制可能与其减少炎症反应、抑制细胞凋亡以及抗氧化作用有关。

4.1　材料与方法

4.1.1　实验动物

雄性 ICR 小鼠，SPF 级，5～6 周，体重 20～22g，购自长春市亿斯实验动物技术有限责任公司，合格证号：SCXK（吉）2011-0004，自由饮水，适应性饲养一周后随机分为 4 组进行实验。

4.1.2　材料仪器

人参果皂苷，主要皂苷含量：人参皂苷 Re 20%、人参皂苷 Rc 3.14%、人参皂苷 Rb2 3.15%、人参皂苷 Rd 8.04%，由实验室自制；对乙酰氨基酚（APAP）购于阿拉丁试剂有限公司；苏木精-伊红染液（H&E），Hoechst 33258 染色液，购于上海碧云天生物技术有限公司；谷丙转氨酶（ALT）、谷草转氨酶（AST）、丙二醛（MDA）及谷胱甘肽（GSH）试剂盒，购于南京建成生物工程有限公司；诱导型环氧合酶-2（COX-2）、促凋亡蛋白抗体（Bax）、4-羟基壬烯酸（4-HNE）、细胞色素 P4502E1 抗体（CYP2E1），购于英国 Abcam 公司；酶联免疫分析试剂盒 IL-1β、TNF-α、免疫组化试剂盒（SV0002）、免疫荧光试剂盒（SA1074），购于博士德生物技术有限公司；Leica DM500 显微镜和 Leica DM2500 荧光显微镜，德国徕卡；德国 SPECTROstar Nano 全波长扫描式酶标仪，德国 BMG LABTECH 公司；PL303 电子天平，上海梅特勒-托利多仪器有限公司；高速冷冻离心机，北京昊诺斯科技有限公司。

4.1.3　药物配制

称取 GFG，加 CMC-Na 混悬至所需浓度（150mg/kg、300mg/kg）；称取 APAP 溶于热的生理盐水至所需浓度。

4.1.4 动物分组及处理

将 ICR 小鼠适应性饲养一周后随机分为 4 组，即空白组（normal）、模型组（APAP）、GFG 低剂量组（150mg/kg，APAP＋GFG）、GFG 高剂量组（300mg/kg，APAP＋GFG），每组 8 只，GFG 采用灌胃的方式给药，空白组和模型组每天以等量生理盐水灌胃，连续给药 7 天。第 7 天最后一次给药，并且禁食不禁水 12h 后，模型组按 250mg/kg 腹腔注射 APAP，造模 12h 后禁食不禁水，眼球取血，之后颈椎脱臼处死。血液在室温下凝结 1 h 然后以 3000r/min，离心 10min，留取上清供 ALT 和 AST 检测。取肝脏组织溶于生理盐水中制成肝匀浆用于检测 GSH、MDA、TNF-α 和 IL-1β 的水平，取相同部位的肝组织固定于 10％甲醛中，用于肝组织切片观察病理变化。

4.1.5 计算免疫器官指数

称取小鼠体质量和肝脏、脾脏质量，计算脏器指数。肝脏（脾脏）指数＝肝脏（脾脏）质量/小鼠体质量。

4.1.6 血清学指标

依照南京建成生物有限技术公司提供的试剂盒说明书，采用微板法检测血清中谷丙转氨酶（ALT）和谷草转氨酶（AST）水平。

4.1.7 氧化应激指标

将冻存的肝组织取出，制备成肝组织匀浆，取上清液，按照试剂盒说明书采用二硫代对硝基苯法和硫代巴比妥法试剂盒测定 GSH 和 MDA 的含量。

4.1.8 炎症指标

将冻存的肝组织取出，制备成肝组织匀浆，取上清液，按照试剂盒说明书采用微板法测试肝组织中的 IL-1β 和 TNF-α 水平。

4.1.9 H&E 染色

将解剖后的肝组织固定在 10％的甲醛中，取出组织进行修理，用石蜡包埋之后切片，先将切片用二甲苯浸泡 30min 进行脱蜡，然后再放入到无水乙醇中浸泡 30min，再依次放入到 95%、70%、50% 的乙醇中水化，不同浓度的乙醇都进行 3min 水化，最后再放入到蒸馏水中浸泡 5min，取出甩干后加入苏木精，染色 1min 后用流水冲洗返蓝，返蓝完成后依次放入 50%、70%、95% 乙醇中各 3min，之后用伊红染色 1min 后放入无水乙醇中，浸泡 5min 之后放入二甲苯中浸泡 30min，用中性树胶覆盖组织，盖玻片封片，光镜下观察肝组织切片的病理变化。

4.1.10　Hoechst 33258 染色

取肝组织进行石蜡切片，脱蜡水化（与 H&E 相同）后，从蒸馏水中取出切片，用 PBS 缓冲液清洗两次，每次 3min，滴加 Hoechst 33258 染色剂，5min 后用 PBS 洗两次，每次 3min，擦干后滴加抗荧光封片液，盖上载玻片，荧光显微镜下观察组织。

4.1.11　免疫组织化学染色

取肝组织石蜡切片，脱蜡水化（与 H&E 相同）后，从蒸馏水中取出切片，加入内源性过氧化物酶之后在 37℃烘箱中保存 30min，用蒸馏水洗 3 次，每次 3min，放入抗原修复液中微波修复 8min，恢复至室温后滴加 5% BSA 封闭液，保留 10min 后擦掉封闭液加入抗体 Bax（1∶100）、COX-2（1∶100），4℃孵育过夜。次日，恢复室温后用 PBS 冲洗三次，每次 5min，擦干切片；滴加聚合 HRP 标记的二抗 IgG 置于 37℃烘箱保存 1 h，之后用 PBS 洗三次，每次 5min；滴加 DAB 1min，加入苏木精 1min 后流水返蓝，重复 H&E 染色返蓝后过程，显微镜下观察组织。

4.1.12　免疫荧光染色

取肝组织进行石蜡切片，脱蜡水化（与 H&E 相同）后，从蒸馏水中取出进行抗原修复，冷却至室温后滴加血清封闭液，室温放置 20min，擦干，加入一定稀释倍数的一抗 4-HNE（1∶200）、CYP2E1（1∶200），4℃孵育过夜。次日，恢复室温后用 0.01mol/L PBS 冲洗三次，每次 2min，擦干切片，荧光二抗 IgG 标记后置于 37℃烘箱中孵育 30min，取出，用 PBS 洗三次，每次 5min，滴加稀释的 DyLight 488-SABC（1∶400）后 37℃孵育 30min，用 PBS 洗三次，每次 5min；滴加 DAB 后 1min，PBS 洗三次，每次 5min，擦干后用抗荧光猝灭 PVB 封片液封片，37℃孵育 30min，荧光显微镜下观察。

4.1.13　统计学方法

采用 SPSS 18.0 软件，单因素方差分析法（ANOVA）进行统计分析，组间进行比较，数据以平均值±SD 表示；Ridit 分析用于组织学检查比较；采用 GraphPad Prism6.0 软件进行方差分析并作图，$P < 0.05$ 被认为有统计学意义。

4.2　结果

4.2.1　GFG 对 APAP 诱导小鼠肝损伤脏器指数的影响

给药 7 天后，GFG 对小鼠脏器指数的影响见表 3-4-1，与空白组相比，模型组小鼠肝组织颜色加深且肿大，肝指数明显增高（$P < 0.05$）。预给药 7 天后，人参果皂苷低、高剂量组均明显降低了小鼠的肝指数（$P < 0.05$）。此外，与空白组相比，小鼠的脾指数可以明显下降（$P < 0.05$），GFG 两个给药组明显抑制了脾指数的下降（$P < 0.05$）。结果表明：GFG 能够改善 APAP 致肝损伤小鼠肝肿胀，调节肌体免疫。

表 3-4-1　GFG 对小鼠脏器指数的影响

组别	剂量 /(mg/kg)	体重/g		肝指数× 100/(mg/g)	肾指数× 100/(mg/g)
		起始	结束		
空白组	—	31.6±1.6	37.7±2.2	5.6±0.43	1.6±0.01
模型组	—	31.1±2.1	35.5±2.8	6.0±0.53*	1.5±0.01*
对乙酰氨基酚＋ 人参果皂苷	150	31.2±1.4	36.9±2.3	5.3±0.44#	1.6±0.01#
对乙酰氨基酚＋ 人参果皂苷	300	31.4±1.9	37.9±2.1	5.5±0.33#	1.6±0.01#

注：与空白组比较，*为 $P < 0.05$；与 APAP 组比较，# 为 $P < 0.05$。

4.2.2　GFG 对 APAP 诱导小鼠血清指标的影响

AST 和 ALT 是肝损伤的主要酶标记物，当肝细胞受到损伤时，这些标记物会从肝脏渗漏到血液中从而导致二者血清浓度急剧升高。如表 3-4-2 所示，与空白组比较，模型组小鼠血清中 AST 和 ALT 的水平显著升高（$P < 0.05$），GFG 低、高剂量组能够明显抑制血清中 AST 和 ALT 水平的升高且存在一定的

剂量效应关系（$P<0.05$）。肝脏受损时给药组与模型组相比血浆中 AST、ALT 水平的降低说明人参果总皂苷（人参果皂苷）具有较好的保护肝脏受损的作用。

表 3-4-2 人参果皂苷对小鼠血清中 AST 和 ALT 的影响

组别	剂量/(mg/kg)	谷草转氨酶/(U/L)	谷丙转氨酶/(U/L)
空白组	—	25.75±9.89	10.92±4.41
模型组	—	45.94±14.36*	101.02±8.23*
对乙酰氨基酚＋人参果皂苷	150	27.57±4.22#	62.45±16.13#
对乙酰氨基酚＋人参果皂苷	300	25.83±9.56#	14.05±3.62#

注：与空白组比较，*为 $P<0.05$；与 APAP 组比较，#为 $P<0.05$。

4.2.3 GFG 对小鼠肝脏中 GSH 和 MDA 的影响

如图 3-4-1 所示，与空白组比较，肝损伤模型组小鼠肝组织匀浆中的 GSH 水平明显低于空白组（$P<0.05$），给药组显著地抑制了 GSH 水平的降低。MDA 水平显示组织的脂质过氧化产物的含量，直接说明细胞受损程度；与空白组比较，模型组的 MDA 含量明显高于空白组（$P<0.05$），GFG 低、高剂量给药组明显抑制了肝组织中 MDA 水平的升高。以上数据说明 GFG 能够提高肝组织抗氧化能力以及减缓 APAP 对肝细胞产生的脂质过氧化作用。

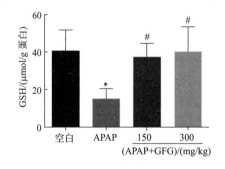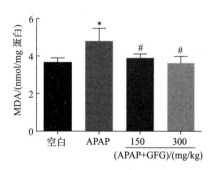

图 3-4-1 GFG 对小鼠肝脏中 GSH 和 MDA 的影响

APAP—对乙酰氨基酚（模型组）；APAP＋GFG—对乙酰氨基酚＋人参果皂苷；

GSH—谷胱甘肽；MDA—丙二醛

与空白组比较*为 $P<0.05$；与 APAP 组比较#为 $P<0.05$

4.2.4 GFG 对小鼠肝组织炎症因子的影响

TNF-α 和 IL-1β 是重要的炎症指标，当肝细胞受到炎症影响时，则这两种指标水平升高，表示炎症明显。如图 3-4-2 所示，与空白组比较，肝损伤模型组小鼠肝组织匀浆中的 TNF-α 水平明显高于空白组（$P<0.05$），给药组显著地抑制了 TNF-α 水平的升高。另一方面，模型组的 IL-1β 水平明显高于空白组（$P<0.05$），给药组能够显著地抑制 IL-1β 的升高。以上数据说明 GFG 能够提高肝组织对抗炎症的能力以及减缓炎症因子对肝细胞的影响。

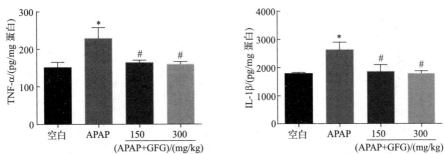

图 3-4-2　GFG 对小鼠肝脏匀浆中 TNF-α 和 IL-1β 的影响

APAP—对乙酰氨基酚（模型组）；APAP＋GFG—对乙酰氨基酚＋人参果皂苷；

TNF-α—肿瘤坏死因子-α；IL-1β—白细胞介素

与空白组比较，＊为 $P<0.05$；与 APAP 组比较，♯ 为 $P<0.05$

4.2.5　GFG 对小鼠肝组织病理变化的影响

如图 3-4-3（A）所示，空白组小鼠肝组织细胞排列整齐且形态正常；APAP 模型组肝组织中央静脉附近细胞大面积坏死，坏死处可见无核肝细胞残体，肝窦扩张充血，伴有部分细胞变性肿胀和细胞炎性浸润，部分凋亡细胞有明显的点状和灶状坏死；给药组细胞坏死程度减轻，炎性细胞浸润减轻；高剂量组细胞坏死显著减轻，肝细胞排列比较规律。由此可直接反映出 GFG 低、高剂量组对缓解肝组织损伤均有一定的作用。

4.2.6　GFG 对小鼠肝组织细胞凋亡的影响

凋亡细胞通过 Hoechst 33258 染色后细胞呈阳性表达，如图 3-4-3（B）所示，空白对照组肝细胞排列整齐且细胞核清晰可见，几乎没有蓝色荧光细胞；模型组中央静脉附近细胞大面积坏死，细胞核固缩，有大面积蓝色细胞核且荧光较强；给药组坏死面积减小，高剂量组损伤显著缓解。推测 GFG 对抗 APAP 肝损伤的保护作用可能是通过诱导细胞凋亡实现的。

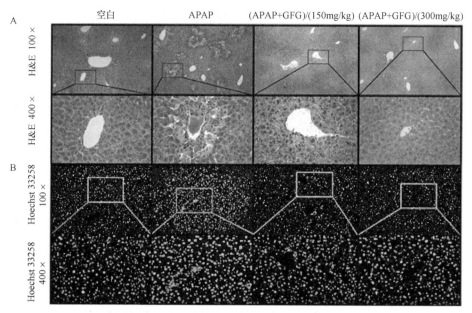

图 3-4-3　GFG 对小鼠肝组织病理变化影响以及 Hoechst 33258 肝组织病理变化（彩图）

APAP—对乙酰氨基酚（模型组）；APAP＋GFG—对乙酰氨基酚＋人参果皂苷

4.2.7　GFG 对小鼠肝组织 COX-2 和 Bax 蛋白表达的影响

空白组小鼠细胞结构正常，COX-2 和 Bax 主要在胞浆中表达；模型组小鼠中央静脉附近呈阳性表达，细胞核排列杂乱，部分无完整细胞结构；不同的给药剂量组呈现不同程度的阳性表达，其中高剂量组较低剂量组细胞形态健康整齐且阳性表达较少。COX-2 和 Bax 分别在受到刺激的时候呈高表达状态，推测 GFG 可能有抗炎症和抗细胞凋亡的作用（图 3-4-4）。

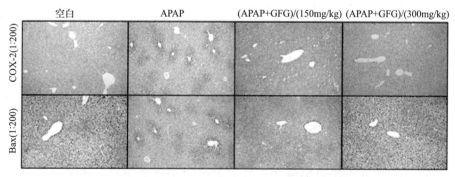

图 3-4-4　GFG 对小鼠肝组织切片免疫组化染色的影响

APAP—对乙酰氨基酚（模型组）；APAP＋GFG—对乙酰氨基酚＋人参果皂苷

4.2.8　GFG 对小鼠肝组织 4-HNE 和 CYP2E1 表达的影响

　　4-HNE 和 CYP2E1 的荧光染色能够展示肝组织的肝毒性进程和氧化应激以及脂质过氧化的程度。如图 3-4-5 所示，APAP 模型组肝静脉位置 4-HNE

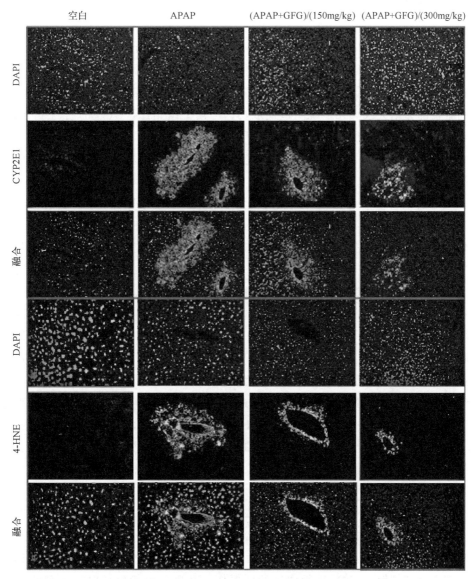

图 3-4-5　GFG 对小鼠肝组织切片免疫荧光染色的影响（彩图）

APAP—对乙酰氨基酚（模型组）；APAP＋GFG—对乙酰氨基酚＋人参果皂苷；

DAPI—4′,6-二脒基-2-苯基吲哚；4-HNE—4-羟基壬烯醛

和 CYP2E1 阳性细胞高度表达（绿色），这表明脂质过氧化反应部位与肝脏坏死区高度相关；而人参果皂苷给药组与空白组几乎一致，没有发现有明显的绿色阳性细胞表达。

4.3　讨论

研究结果显示，经过 250mg/kg APAP 诱导造成肝损伤的小鼠血清中，AST 和 ALT 水平显著升高，肝组织中 TNF-α、IL-1β 两个炎症指标升高，同时，GSH 水平降低、MDA 水平升高，模型组中肝细胞排列疏松而且肿胀，细胞核部分消失或坏死，说明造模成功；与模型组相比，GFG 的给药组小鼠血清中 AST、ALT 水平显著降低，肝组织中 GSH 升高，MDA、TNF-α、IL-1β 水平均有降低，结果显示人参果皂苷可以缓解由对乙酰氨基酚诱导的肝损伤。

过量 APAP 进入机体后，代谢产生 NAPQI，肝组织损伤时，细胞中产生大量 NAPQI 与 GSH 结合，导致 GSH 含量下降，由于细胞中超氧负离子发生歧化作用，导致大量活性氧生成，对细胞产生氧化应激作用。结果表明：GFG 给药组中 GSH 含量升高，MDA 含量降低，说明 GFG 起到了保护作用，并且缓解了氧化应激。细胞色素 P450 酶在药物代谢中具有非常重要的作用。作为细胞色素 P450 酶家族中的一员 CYP2E1 可代谢许多物质，其中包括对乙酰氨基酚（APAP），APAP 可使 CYP2E1 的活性增强，CYP2E1 的表达水平随 APAP 浓度的增加而升高。作为脂质过氧化的最终产物之一，4-HNE 的表达程度体现了肝组织受氧化损伤的程度。从免疫荧光结果可以看出 GFG 给药组 CYP2E1 和 4-HNE 阳性表达明显减少，推测这与 GFG 能够抑制氧化应激、清除自由基的能力有关。除此之外，H&E 和 Hoechst 33258 染色结果均显示一次性注射 APAP 后，小鼠肝细胞出现坏死、肿胀，部分细胞发生炎性浸润，而 GFG 预给药 7 天后，能够明显逆转上述病理改变。

4.4　小结

目前，有关于 GFG 药理活性方面的报道相对较少，本实验首次证明 GFG 能够保护和缓解由 APAP 所诱导的肝损伤，其机制可能包括对抗细胞凋亡、减少炎症反应及抑制氧化应激损伤，本研究为 GFG 的临床应用以及后续研究提供一定的理论基础。

5

GFA 对药源性肝肾损伤的保护作用

近年来，评价和筛选天然资源的其他生理活性已成为医学、生物学和食品工业科学研究的新趋势。人参果花青素（ginseng fruit anthocyanins，GFA）作为一种天然食用色素，安全无毒、色彩鲜艳且资源丰富，同时具有广泛的疾病预防和健康促进作用，在食品和医药领域具有较大的应用潜力。目前对于人参果花青素的肝肾保护作用在国内外报道中极为少见，因此，深入研究人参果花青素新的功能及作用机制，对增加人参果花青素新的附加价值具有十分重要的现实意义。本部分将针对人参果花青素的抗氧化、抑制硝化应激、减少炎症反应及抑制细胞凋亡等机制证明人参果花青素对 APAP 诱导的小鼠肝损伤以及顺铂（cisplatin）致小鼠肾损伤具有保护作用，为人参果花青素的临床应用提供一定的理论参考。

5.1 GFA 对对乙酰氨基酚致肝损伤的保护作用及机制研究

5.1.1 材料与方法

5.1.1.1 材料与仪器

人参果花青素（GFA，批号：20160405），抚松安东参业有限公司提供；

对乙酰氨基酚（APAP，批号：A105808-25 g，纯度：＞99.0%），购于美国 Sigma 公司；

谷丙转氨酶（ALT）、谷草转氨酶（AST）、还原性谷胱甘肽（GSH）、丙二醛（MDA）、超氧化物歧化酶（SOD）和无毒环保苏木精-伊红（H&E）染液检测试剂盒，购于南京建成生物工程研究所；

Hoechst 33258 染色液和蛋白质测定试剂盒，购于上海碧云天生物技术有限公司；

两步法免疫组织化学试剂盒，DyLight 488-SABC 和 SABC-Cy3 免疫荧光染色试剂盒，购于武汉博士德生物工程有限公司；

TUNEL 染色试剂盒，购于德国罗氏生物科技公司；

兔源单克隆抗体—氧化氮合酶（nitric oxide synthase，iNOS）、环氧合酶-2（cyclooxygenase-2，COX-2）、3-硝基酪氨酸（3-nitrotyrosine，3-NT），购于美国 CST 公司；

所有其他分析纯级试剂，购于北京化工厂；

分析天平 Sartorius BP211D，购于德国赛多利斯公司；

高速离心机 HC-2517，购于安徽中科中佳科学仪器有限公司；

智能超声波提取器 DL-820E，购于上海之信仪器有限公司；

数显三用恒温水箱 DK-98-1，购于天津泰斯特仪器有限公司；

酸度计 PHS-3C，购于上海罗素科技有限公司；

高速组织匀浆机，购于潍坊三水检验设备有限公司；

连续光谱扫描式酶标仪 SpectraMax Plus 384，购于美谷分子生物仪器公司；

生物组织自动包埋机 TB-718E，购于湖北泰维科技实业有限公司；

石蜡切片机 Leica RM 2235，购于德国徕卡；

荧光显微镜 Olympus CX41，购于日本 Olympus。

5.1.1.2　实验动物

雄性 ICR 小鼠，SPF 级，5～6 周龄，体质量 20～22g，购自长春市亿斯实验动物技术有限责任公司，合格证号 SCXK（吉）2016-0003，小鼠自由饮水，适应性饲养 1 周后随机分为 4 组进行实验。所有的动物严格按照《实验动物管理和使用指南》（中国科学技术部，2006）进行。

5.1.1.3　实验方法

5.1.1.3.1　药物配制

称取一定量的 GFA，加 CMC-Na 混悬至所需浓度（200mg/kg、400mg/kg）；称取 APAP 溶于热的生理盐水至所需浓度。

5.1.1.3.2　动物分组及处理

ICR 小鼠适应性饲养 1 周后随机分为 4 组，即对照组、模型组（APAP）、GFA 低剂量组（200mg/kg，APAP＋GFA）、GFA 高剂量组（400mg/kg，APAP＋GFA），每组 8 只，采用灌胃方式给药，空白组和模型组灌胃方式给予等量生理盐水，GFA组每天给药1次，连续给药7d。在第6天，模型组与GFA组小鼠灌胃方式给予溶解在生理盐水的APAP（250mg/kg），空白组小鼠给予生理盐水，造模12h后禁食不禁水，24h后眼球取血，血液室温凝结1h后离心（3000r/min，10min，4℃），取上清供ALT和AST检测。取肝脏组织溶于生理盐水中制成肝匀浆用于检测GSH和MDA的水平，取相同部位的肝组织固定于10％甲醛中，用于肝组织切片观察病理变化。

5.1.1.3.3　免疫器官指数检测

称取小鼠体质量和肝脏、脾脏质量，计算脏器指数。

$$肝脏（脾脏）指数＝肝脏（脾脏）质量/小鼠体质量$$

5.1.1.3.4　血清学指标检测

依照南京建成生物有限技术公司提供的试剂盒说明书，采用微板法检测血清中谷丙转氨酶（ALT）和谷草转氨酶（AST）肝功能指标。

5.1.1.3.5　氧化应激指标检测

取冻存的肝组织，制备组织匀浆，取上清液，采用二硫代对硝基苯法和硫代巴比妥法试剂盒测定GSH和MDA的量，按照试剂盒说明书进行操作。

5.1.1.3.6　H&E染色

将肝组织固定于10％甲醛中，石蜡包埋切片，将切片放入二甲苯中脱蜡30min，再放入无水乙醇中30min，依次放入95％、70％、50％乙醇中3min水化，最后放入蒸馏水中5min，加入苏木精，1min后流水冲洗返蓝，返蓝后依次放入50％、70％、95％乙醇中各3min，滴加伊红，1min后放入无水乙醇中，5min后放入二甲苯中保持30min，滴加树脂，盖玻片封片，光镜下观察肝组织切片的病理变化。

5.1.1.3.7　Hoechst 33258染色

取肝组织进行石蜡切片，脱蜡水化（与H&E相同）后，从蒸馏水中取出切片，用PBS缓冲液清洗2次，每次3min，滴加Hoechst 33258染色剂，5min后用PBS洗2次，每次3min，擦干后滴加抗荧光封片液，盖上载玻片，荧光显微镜下观察组织。显微镜下随机选取3个高倍视野，计算阳性肝细胞数和肝细胞总数。

$$肝细胞凋亡率＝阳性肝细胞数/肝细胞总数$$

5.1.1.3.8　免疫组织化学染色

取肝组织进行石蜡切片，脱蜡水化（与H&E相同）后，从蒸馏水中取出切片，加入内源性过氧化物酶37℃烘箱中保存30min，用蒸馏水洗3次，每次3min，放入抗原修复液中微波修复8min，恢复室温后滴加5％BSA封闭液，保留10min后擦掉封闭液加入抗体iNOS（1∶100）、COX-2（1∶100），4℃

孵育过夜。次日，恢复室温后 PBS 冲洗 3 次，每次 5min，擦干切片；滴加聚合 HRP 标记抗兔 IgG 置于 37℃烘箱保存 1h，之后用 PBS 洗 3 次，每次 5min；滴加辣根过氧化氢酶 DAB 显色剂 1min，加入苏木精 1min 后流水返蓝，重复 H&E 染色返蓝后过程，显微镜下观察组织。

5.1.1.3.9　免疫荧光染色

取肝组织进行石蜡切片，脱蜡水化（与 H&E 相同）后，从蒸馏水中取出切片，放入抗原修复液中微波修复 8min，恢复室温后滴加血清封闭液，室温放置 20min，擦干后加入 3-NT（1∶200），4℃孵育过夜。次日，恢复室温后 PBS 冲洗 3 次，每次 5min，擦干切片，滴加生物素化羊抗兔 IgG 置 37℃烘箱保存 30min，之后用 PBS 洗 3 次，每次 5min，滴加 CY3（试剂盒内置）置 37℃烘箱保存 30min，之后用 PBS 洗 3 次，每次 5min；滴加 DAB 1min，之后用 PBS 洗 3 次，每次 5min，擦干后用抗荧光猝灭 PVB 封片液封片，37℃烘箱保存 30min，荧光显微镜下观察。

5.1.1.4　统计学方法

采用 SPSS 18.0 软件，单因素方差分析法（ANOVA）进行统计分析，组间比较各项数据以平均值±SD 表示；Ridit 分析用于组织学检查比较；采用 GraphPad Prism 6.0.4 软件进行方差分析并作图。

5.1.2　结果

5.1.2.1　GFA 对 APAP 诱导小鼠肝损伤脏器指数的影响

给药 7 d 后，GFA 对小鼠脏器指数的影响结果见表 3-5-1。与空白组相比，模型组小鼠肝组织颜色加深且肿大，肝指数明显增高（$P<0.05$）。GFA 低、高剂量组均可明显降低小鼠的肝指数（$P<0.05$）。此外，与空白组相比，模型组小鼠的脾指数明显下降（$P<0.05$），而低、高剂量的 GFA 明显抑制了脾指数的下降（$P<0.05$）。结果表明，GFA 能够改善 APAP 致肝损伤小鼠肝肿胀，调节机体免疫。

表 3-5-1　GFA 对小鼠脏器指数的影响（平均值±SD，$n=8$）

组别	剂量/(mg/kg)	肝指数/(mg/g)	脾指数/(mg/g)
空白组	—	56.0±4.38	4.34±0.60
模型组	—	61.0±5.18*	4.05±0.75*
GFA 低剂量	200	57.7±4.54#	4.15±0.24#
GFA 高剂量	400	56.1±3.51#	4.27±0.58#

注：与空白组比较：*为 $P<0.05$；与模型组比较：#为 $P<0.05$。

5.1.2.2　GFA 对 APAP 诱导小鼠血清指标的影响

ALT 和 AST 是肝损伤的主要酶标记物，当肝细胞受到损伤时，这些标记物会从肝脏渗漏到血液中，从而导致二者血清浓度急剧升高。如图 3-5-1 所示，与空白组比较，模型组小鼠血清中 ALT 和 AST 的水平显著升高（$P<0.05$），GFA 低、高剂量组能够明显抑制血清中 ALT 和 AST 水平的升高且存在一定的剂量效应关系（$P<0.05$）。说明人参果花青素具有较好地保护肝脏受损的作用。

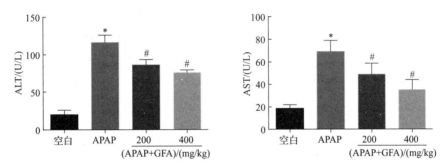

图 3-5-1　GFA 对小鼠血清中 ALT 和 AST 的影响（平均值±SD，　$n=8$）

APAP—对乙酰氨基酚（模型组）；APAP+GFA—对乙酰氨基酚＋人参果花青素；

ALT—谷丙转氨酶；AST—谷草转氨酶

与对照组比较 * 为 $P<0.05$；与模型组比较 # 为 $P<0.05$

5.1.2.3　GFA 对小鼠肝脏中 GSH 和 MDA 的影响

如图 3-5-2 所示，模型组小鼠肝组织匀浆中的 GSH 水平明显低于对照组（$P<0.05$），而低、高剂量的 GFA 显著地抑制了 GSH 水平的降低。MDA 水

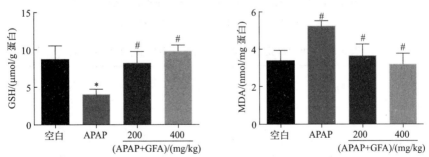

图 3-5-2　GFA 对小鼠肝脏匀浆中 GSH 和 MDA 的影响（平均值±SD，　$n=8$）

APAP—对乙酰氨基酚（模型组）；APAP+GFA—对乙酰氨基酚＋人参果花青素；

GSH—谷胱甘肽；MDA—丙二醛

与对照组比较 * 为 $P<0.05$；与模型组比较 # 为 $P<0.05$

平显示组织的脂质过氧化产物的多少，直接说明细胞受损程度。与对照组比较，模型组的 MDA 量明显升高（$P<0.05$），GFA 低、高给药明显抑制了肝组织中 MDA 水平的升高。以上数据说明 GFA 能够提高肝组织抗氧化能力以及减缓 APAP 对肝细胞产生的脂质过氧化作用。

5.1.2.4　GFA 对小鼠肝组织病理变化影响

如图 3-5-3 所示，空白组小鼠肝组织细胞排列整齐且形态正常。模型组肝组织中央静脉附近细胞大面积坏死，坏死处可见无核肝细胞残体，肝窦扩张充血，伴有部分细胞变性肿胀和细胞炎性浸润，部分凋亡细胞有明显的点状和灶状坏死。GFA 低、高剂量组细胞坏死程度减轻，炎性细胞浸润减轻，GFA 高剂量组细胞坏死显著减轻，肝细胞排列比较规律。细胞坏死程度如表 3-5-2 所示，模型组损伤坏死较严重，即模型成功，GFA 低、高剂量组对肝组织损伤均有一定的缓解作用。

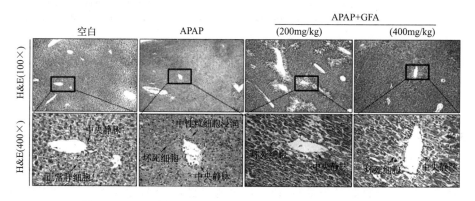

图 3-5-3　GFA 对小鼠肝组织病理变化影响（平均值±SD，$n=8$）

APAP—对乙酰氨基酚（模型组）；APAP+GFA—对乙酰氨基酚＋人参果花青素

表 3-5-2　小鼠肝组织坏死评分结果（平均值±SD，$n=8$）

组别	剂量/(mg/kg)	坏死等级程度					分数	Ridit
		0	I	II	III	IV		
空白组	—	7	1	0	0	0	1	0.330
模型组	250	0	1	3	4	0	19	0.877*
GFA 低剂量	200	2	4	1	1	0	9	0.631#
GFA 高剂量	400	6	1	1	0	0	3	0.400#

注：与空白组比较*为 $P<0.05$；与模型组比较#为 $P<0.05$；评分规定（$n=8$）：0 级计算 0 分；I 级计算 1 分；II 级计算 2 分；III 级计算 3 分；IV 级计算 4 分；

5.1.2.5　GFA 对小鼠肝组织细胞凋亡的影响

凋亡细胞通过 Hoechst 33258 染色后细胞呈阳性表达。如图 3-5-4 所示，空白组肝细胞排列整齐且细胞核清晰可见，几乎没有蓝色荧光细胞；模型组中央静脉附近细胞大面积坏死，细胞核固缩，有大面积蓝色细胞核且荧光较强；GFA 低、高剂量组坏死面积减小，GFA 高剂量组损伤显著缓解。推测 GFA 对抗 APAP 肝损伤的保护作用可能是通过诱导细胞凋亡实现的。

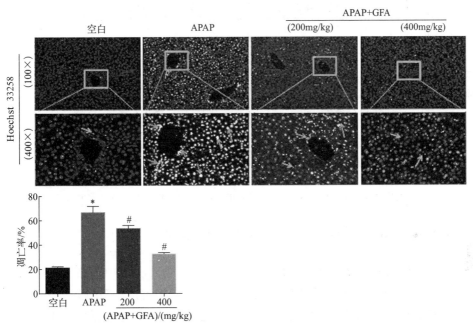

图 3-5-4　GFA 对小鼠肝组织细胞凋亡的影响（平均值±SD，　n= 8）
APAP—对乙酰氨基酚（模型组）；APAP＋GFA—对乙酰氨基酚＋人参果花青素
图中箭头代表凋亡细胞。与对照组比较＊为 $P<0.05$；与模型组比较 # 为 $P<0.05$

5.1.2.6　GFA 对小鼠肝组织 COX-2 和 iNOS 蛋白表达的影响

如图 3-5-5 所示，空白组小鼠细胞结构正常，COX-2 主要在胞浆中表达；模型组小鼠中央静脉附近呈阳性表达，细胞核排列杂乱，部分无完整细胞结构；GFA 低、高剂量组呈现不同程度阳性表达，其中 GFA 高剂量组较低剂量组细胞形态健康整齐且阳性表达更少。iNOS 主要在细胞核上阳性表达，模型组细胞核排列紊乱，阳性表达非常明显，细胞结构损伤严重，GFA 低剂量组细胞核阳性表达明显减少，GFA 高剂量组表达情况与空白组小鼠基本相同。COX-2 与 iNOS 在受到炎性因子刺激的时候呈高表达状态，推测 GFA 可能有抗炎症作用。

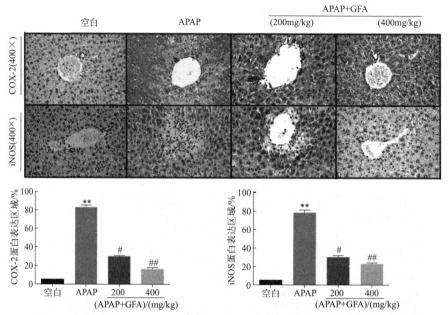

图 3-5-5　GFA 对小鼠肝组织 COX-2 和 iNOS 蛋白表达的影响（平均值 ± SD，*n*= 8）

APAP—对乙酰氨基酚（模型组）；APAP＋GFA—对乙酰氨基酚＋人参果花青素

与空白组比较 ＊＊ 为 $P<0.01$；与模型组比较 ♯ 为 $P<0.05$，♯♯ 为 $P<0.01$

5.1.2.7　GFA 对小鼠肝组织 3-NT 蛋白表达的影响

肝组织内的活性氮族与活性氧族发生作用，使蛋白质中的酪氨酸硝化成 3-NT，引起细胞坏死或者凋亡。如图 3-5-6 所示，细胞核经 DAPI 染色后表现为蓝色亮点，3-NT 细胞阳性表达为红色荧光亮点，空白组小鼠肝细胞结构排列整齐，中央静脉清晰可见，且无荧光表达；模型组小鼠中央静脉附近大面积荧光表达明显，细胞严重损伤；GFA 低、高剂量组细胞阳性表达明显减少。该结果显示 GFA 保护肝损伤可能是通过抑制硝化应激实现的。

5.1.3　讨论

研究结果显示，250mg/kg APAP 诱导小鼠血清中 AST 和 ALT 水平显著升高、肝组织中 GSH 水平降低和 MDA 水平升高，使肝细胞肿胀、排列疏松，细胞核部分消失或坏死，说明造模成功；GFA 低、高剂量组与模型组相比，血清中 AST、ALT 水平降低，肝组织中 GSH 升高和 MDA 水平降低，显示人参果花青素可以缓解 APAP 造成的肝损伤。

肝组织损伤时，细胞中产生大量 *N*-对位苯醌亚胺（NAPQI），与 GSH 结

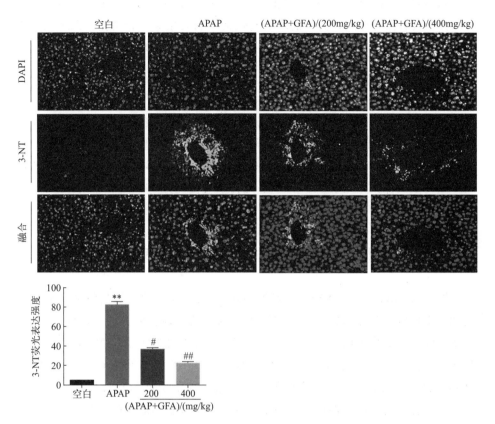

图 3-5-6　GFA 对小鼠肝组织 3-NT 蛋白表达的影响（平均值±SD，　*n*= 8，彩图）

APAP—对乙酰氨基酚（模型组）；APAP＋GFA—对乙酰氨基酚＋人参果花青素；

DAPI—4′,6-二脒基-2-苯基吲哚；3-NT—3-硝基酪氨酸

与对照组比较 ** 为 $P<0.01$；与模型组比较 # 为 $P<0.05$，## 为 $P<0.01$

合，导致 GSH 含量下降，细胞中超氧负离子歧化作用导致大量活性氧生成，对细胞产生氧化应激作用。结果表明，GFA 低、高组中 GSH 量升高，MDA 量降低，说明 GFA 通过缓解氧化应激而发挥保护作用。正常肝组织细胞中炎症因子 iNOS 几乎无表达，肝组织受损时组织中大量表达的 iNOS 催化产生 NO，与大量的活性氧反应产生氧化亚硝酸盐，进而与酪氨酸反应生成硝基酪氨酸。从免疫荧光结果可以看出 GFA 低、高剂量组 3-NT 阳性表达明显减少，推测这与 GFA 能够抑制炎症因子表达、减缓硝化应激作用有关。除此之外，H&E 和 Hoechst 33258 染色结果显示模型组肝细胞坏死、肿胀，部分细胞发生炎性浸润，GFA 低、高剂量组细胞坏死程度减轻、炎性细胞浸润减轻，说明 GFA 具有抗细胞凋亡作用。

目前对 GFA 的活性研究报道相对较少，本实验首次证明 GFA 对 APAP 诱导肝损伤具有保护作用，其可能的机制包括抑制氧化应激和硝化应激、减少炎症反应及抑制细胞凋亡，为 GFA 的深入研究及临床应用提供一定的理论依据。

5.1.4　小结

综上所述，人参果花青素对 APAP 诱导的肝损伤具有保护作用，GFA 显著降低了 APAP 所致的肝脏肿大，降低脂质过氧化损伤，提高肌体自由基清除能力，起到抑制硝化应激、减少炎症因子的过量表达以及抑制细胞凋亡的作用，最终达到保护作用。所以人参果花青素可能通过抑制 APAP 引起的肌体氧化应激、硝化应激、减少炎症反应和细胞凋亡来缓解肝损伤。

5.2　GFA 对顺铂致肾损伤的保护作用及机制研究

顺铂（cisplatin，CDDP）全名为顺式-二氯二氨合铂，是当前临床上最有效和最常用的抗肿瘤药物之一，广泛用于癌症及多种实体肿瘤的治疗。然而，顺铂治疗产生的严重的副作用往往限制了其在临床上的应用，特别是肾毒性。顺铂会损伤肾小管近端小管，对线粒体功能产生障碍；产生的活性氧（ROS）、一氧化氮以及超氧化物阴离子和过氧化氢引起氧化反应，从而导致蛋白质硝化、酶失活，促进炎症因子生成，导致细胞功能紊乱，激活细胞凋亡信号通路，最终导致细胞死亡。大量文章报道肾细胞氧化应激、炎症和细胞凋亡，可能会导致肾毒性。

结合人参果花青素（ginseng fruit anthocyanins，GFA）对肝脏的保护作用的研究，通过对 GFA 抗氧化性、抗炎症和凋亡作用的研究，我们大胆猜测 GFA 可能对顺铂诱导的小鼠肾损伤具有保护作用。本实验从人参果花青素的抗氧化、减少炎症反应及抑制细胞凋亡等机制方向进行研究，证明人参果花青素对顺铂诱导的小鼠肾损伤具有保护作用，为人参果花青素的临床应用提供一定的理论参考。

5.2.1　材料与方法

5.2.1.1　材料仪器

人参果花青素（GFA），抚松安东参业有限公司提供（批号：20160405）；
顺铂（99.0%），来自上海思域化工科技有限公司；
肌酐（CRE）、尿素氮（BUN）、还原性谷胱甘肽（GSH）、丙二醛

（MDA）、超氧化物歧化酶（SOD）和无毒环保的苏木精-伊红（H&E）染液检测试剂盒，购于南京建成生物工程研究所；

PAS 染色液，北京雷根生物技术有限公司；

肿瘤坏死因子-α（TNF-α）和白介素-1β（IL-1β）试剂盒，购于美国 R&D公司；

Hoechst 33258 染色液和蛋白质测定试剂盒，购于上海碧云天生物技术有限公司；

两步法免疫组织化学试剂盒，DyLight 488-SABC 和 SABC-Cy3 免疫荧光染色试剂盒，购于武汉博士德生物工程有限公司；

TUNEL 染色试剂盒，购于德国罗氏生物科技公司；

兔源单克隆抗体一氧化氮合酶（nitric oxide synthase，iNOS），环氧合酶-2（cyclooxygenase-2，COX-2），B-相关 X（B-associated X，Bax），B-淋巴细胞瘤-2（B cell lymphoma-2，Bcl-2），细胞色素 P450 2E1（cytochrome P450 2E1），HO-1（hemeoxygenase-1），购于美国 CST 公司；

所有其他分析纯级试剂，购于北京化工厂；

分析天平 Sartorius BP211D，购于德国赛多利斯公司；

高速离心机 HC-2517，购于安徽中科中佳科学仪器有限公司；

智能超声波提取器 DL-820E，购于上海之信仪器有限公司；

数显三用恒温水箱 DK-98-1，购于天津泰斯特仪器有限公司；

酸度计 PHS-3C，购于上海罗素科技有限公司；

高速组织匀浆机，购于潍坊三水检验设备有限公司；

连续光谱扫描式酶标仪 SpectraMax Plus384，购于美谷分子生物仪器公司；

生物组织自动包埋机 TB-718E，购于湖北泰维科技实业有限公司；

石蜡切片机 Leica RM 2235，购于德国徕卡；

荧光显微镜 Olympus CX41，购于日本 Olympus。

5.2.1.2 实验动物

雄性 ICR 小鼠，SPF 级，5～6 周，体重 26～28g，购自长春市亿斯实验动物技术有限责任公司，合格证号：SCXK（吉）2016-0003，小鼠自由饮水，适应性饲养一周后随机分为 4 组进行实验。所有的动物严格按照《实验动物管理和使用指南》进行。

5.2.1.3 方法

5.2.1.3.1 药物配制

称取一定量的 GFA，加 CMC-Na 混悬至所需浓度（200mg/kg、400mg/kg）；

称取顺铂溶于热的生理盐水至所需浓度。

5.2.1.3.2　动物分组及处理

ICR 小鼠适应性饲养一周后随机分为 4 组，即空白对照组（normal）、模型组（cisplatin）、GFA 低剂量组（200mg/kg，cisplatin＋GFA）、GFA 高剂量组（400mg/kg，cisplatin＋GFA），每组 8 只，GFA 采用灌胃方式给药，空白组和模型组以等量生理盐水灌胃，一天一次，连续给药 7 天。末次给药后，禁食不禁水，12h 后模型组按 25mg/kg 腹腔注射顺铂，造模 12 h 后禁食不禁水，24 h 后眼球取血，血液室温凝结 1 h 后离心（3000r/min，10min，4℃），取上清以便血清指标 BUN、CRE、TNF-α 和 IL-1β 检测。取肾脏组织溶于生理盐水中制成肾匀浆用于检测 SOD、CAT、GSH 和 MDA 水平，取相同部位的肾组织固定于 10％甲醛中，用于肾组织切片观察病理变化。

5.2.1.3.3　计算免疫器官指数

称取小鼠体质量和肾脏质量，计算脏器指数。

$$肾脏脏器指数＝肾脏质量（mg）/小鼠体质量（g）$$

5.2.1.3.4　血清学指标

依照南京建成生物有限技术公司提供的试剂盒（肌氨酸氧化酶法和脲酶法试剂盒）说明书测定血清中 CRE 和 BUN 水平，采用 ELISA 法测定血清中炎症因子 TNF-α 和 IL-1β 的水平。

5.2.1.3.5　氧化应激指标

取冻存的肾组织，制备组织匀浆，取上清液，采用二硫代对硝基苯法、钼酸铵法和硫代巴比妥法试剂盒测定 GSH、CAT 和 MDA 的含量，SOD 含量的测定亦按照试剂盒说明书进行。

5.2.1.3.6　H&E 染色

将肾组织固定于 10％甲醛中，石蜡包埋切片，将切片放入二甲苯中脱蜡30min，再放入无水乙醇中 30min，依次放入 95％、70％、50％乙醇中 3min水化，最后放入蒸馏水中 5min，加入苏木精，1min 后流水冲洗返蓝，返蓝后依次放入 50％、70％、95％乙醇中各 3min，滴加伊红，1min 后放入无水乙醇，5min 后放入二甲苯中保持 30min，滴加树脂，盖玻片封片，光镜下观察肾组织切片的病理变化。

5.2.1.3.7　过碘酸希夫染色（PAS 染色）

每组随机取 4 张常规石蜡切片，切片厚度 5mm，石蜡切片脱蜡和水化（与 H&E 相同），PAS 染液进行染色，之后进行脱水和透明，最后中性树胶封片封存。光学显微镜下观察肾脏组织变化。

5.2.1.3.8 Hoechst 33258 染色

取肾组织进行石蜡切片，脱蜡水化（与 H&E 相同）后，从蒸馏水中取出切片，用 PBS 缓冲液清洗两次，每次 3min，滴加 Hoechst 33258 染色剂，5min 后用 PBS 洗两次，每次 3min，擦干后滴加抗荧光封片液，盖上载玻片，荧光显微镜下观察组织。显微镜下随机选取 3 个高倍视野，计算阳性肾细胞数和肝细胞总数。

$$肾细胞凋亡率＝阳性肾细胞数/肾细胞总数×100\%$$

5.2.1.3.9 免疫组织化学染色

取肾组织进行石蜡切片，脱蜡水化（与 H&E 相同）后，从蒸馏水中取出切片，加入内源性过氧化物酶 37℃烘箱中保存 30min，用蒸馏水洗 3 次，每次 3min，放入抗原修复液中微波修复 8min，恢复室温后滴加 5％ BSA 封闭液，保留 10min 后擦掉封闭液加入抗体 iNOS（1∶200）、COX-2（1∶200）、Bax（1∶200）和 Bcl-2（1∶200），4℃孵育过夜。次日，恢复室温后 PBS 冲洗三次，每次 5min，擦干切片；滴加聚合 HRP 标记抗兔 IgG 置于 37℃烘箱保存 1h，之后用 PBS 洗三次，每次 5min；滴加 DAB 1min，加入苏木精 1min 后流水返蓝，重复 H&E 染色返蓝后过程，显微镜下观察肾组织。

5.2.1.3.10 免疫荧光染色

取肾组织进行石蜡切片，脱蜡水化（与 H&E 相同）后，从蒸馏水中取出切片，放入抗原修复液中微波修复 8min，恢复室温后滴加血清封闭液，室温放置 20min，擦干后加入 4-HNE（1∶100）、HO-1（1∶100）和 CYP2E1（1∶200），4℃孵育过夜。次日，恢复室温后 PBS 冲洗三次，每次 5min，擦干切片，滴加生物素化羊抗兔 IgG 置于 37℃烘箱保存 30min，之后用 PBS 洗三次，每次 5min，HO-1 和 4-HNE 切片滴加 CY3（试剂盒内置），CYP2E1 滴加 DyLight 488，置 37℃烘箱保存 30min，之后用 PBS 洗三次，每次 5min；滴加 DAB 1min，之后用 PBS 洗三次，每次 5min，擦干后用抗荧光猝灭 PVB 封片液封片，37℃烘箱保存 30min，荧光显微镜下观察。

5.2.1.3.11 Western blot 分析

免疫印迹分析，肾组织细胞溶解在 RIPA 缓冲液中，每个泳道上样 $50\mu g$ 等量的蛋白质到 12％ SDS-PAGE 上，所要的蛋白跑出后转移到 PVDF 膜。用 TBS 与 0.1％ 的 Tween-20 混合液（TBST）配制成 5％ 脱脂牛奶封闭 PVDF 膜 10min，然后用 TBST 洗三次，每次 10min，加入抗体 Bax（1∶100）和 Bcl-2（1∶100）4℃过夜。次日恢复室温后用 TBST 洗三次，每次 10min，加入二抗摇床孵育 1.5 h。用发射极耦合原理（ECL）检测蛋白信号，条带强度用计算机软件 Quantity One 检测。

5.2.1.4　统计学方法

采用 SPSS 21.0 软件，单因素方差分析法（ANOVA）进行统计分析，组间比较各项数据以平均值±标准方差（SD）表示；Ridit 分析用于组织学检查比较；实验组之间差异的统计学显著性由单向方差分析确定；采用 GraphPad Prism 6.0 软件进行方差分析并作图。

5.2.2　结果

5.2.2.1　GFA 对顺铂诱导小鼠体重、脏器指数的影响

通过测量小鼠的肾重量与体重的比值以及体重等指标水平来评估顺铂诱导肾损伤。在实验过程中每组中的小鼠均没有死亡。与正常对照组小鼠相比，顺铂模型组小鼠毛色稀疏，摄食量和饮水量均减少，体重明显减轻（$P<0.05$），肾指数显著升高（$P<0.05$）；经 GFA 预处理后以上情况均得到改善。如图 3-5-7 所示，从每组中随机选择两个肾脏，模型组肾脏比对照组增大，颜色变浅，GFA 治疗使肾脏肿大程度不同程度减轻。用 400mg/kg 剂量的 GFA 处理的动物的肾在外观上类似于空白组的肾脏。体重是评价机体是否健康的一个基本标

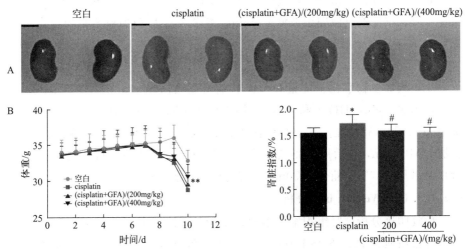

图 3-5-7　GFA 对顺铂致肾损伤小鼠体重、脏器指数的影响（$n=8$，彩图）

cisplatin—顺铂模型组；cisplatin＋GFA—顺铂＋人参果花青素

组间比较各项数据以平均值±SD 表示；与对照组比较 * 为 $P<0.05$，

** 为 $P<0.01$；与模型组比较：# 为 $P<0.05$

准。与单独的顺铂组相比，空白组小鼠的体重增加（$P<0.05$），而给药 GFA 可以逆转本研究中的体重减轻（$P<0.05$）（表 3-5-3）。顺铂组的肾指数显著高于对照组（$P<0.05$），并且指数在 GFA 组显著降低（$P<0.05$）。结果如表 3-5-3 所示。

表 3-5-3 GFA 对顺铂致肾损伤小鼠体重、脏器指数的影响（$n=8$）

组别	剂量/(mg/kg)	体重/g	肾指数
空白组	—	32.59±1.44	1.52±0.12
顺铂模型组	—	28.54±2.06*	1.71±0.17*
顺铂＋人参果花青素	200	29.72±1.23#	1.56±0.13#
顺铂＋人参果花青素	400	30.99±2.02#	1.53±0.11#

5.2.2.2 GFA 对小鼠血清 BUN 和 CRE 的影响

本研究发现顺铂模型组小鼠血清 BUN 及 CRE 水平明显高于空白组（$P<0.05$）。然而，与顺铂模型组比较，GFA 低、高给药组小鼠血清 BUN 及 CRE 水平均显著降低（$P<0.05$），且低、高 GFA 给药组与空白组血清 BUN、CRE 值接近。肾脏受损时给药组与模型组相比血清中 BUN、CRE 水平的降低说明人参果花青素具有较好地保护肾脏受损的作用（表 3-5-4，图 3-5-8）。

表 3-5-4 GFA 对顺铂致肾损伤小鼠血清中 BUN 和 CRE 水平影响（$n=8$）

组别	剂量 /(mg/kg)	尿素氮（BUN） /(mmol/L)	肌酐（CRE） /(μmol/L)
空白组	—	6.26±0.95	34.45±4.89
顺铂模型组	—	21.36±3.49*	53.69±9.08*
顺铂＋人参果花青素	200	11.76±2.69	38.76±8.65#
顺铂＋人参果花青素	400	9.29±1.37#	36.91±6.81#

5.2.2.3 GFA 对顺铂肾损伤小鼠肾组织脂质过氧化影响

与空白组比较，肾损伤模型组小鼠肝组织匀浆中的 SOD、GSH 和 CAT 水平明显低于空白组（$P<0.05$），给药组显著地抑制了 SOD、GSH 和 CAT 水平的降低。MDA 水平显示组织的脂质过氧化产物的多少，直接说明细胞受损程度；与空白组比较，模型组的 MDA 含量明显高于空白组（$P<0.05$），GFA 低、高给药明显抑制了肾组织中 MDA 水平的升高。以上数据说明 GFA 能够提高肾组织抗氧化能力以及减缓顺铂对肾细胞产生的脂质过氧化作用（表 3-5-5，图 3-5-9）。

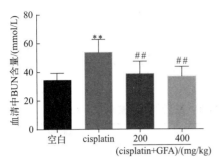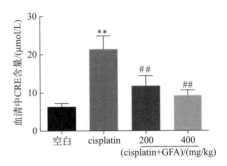

图 3-5-8　GFA 对小鼠血清中 BUN 和 CRE 的影响（$n=8$）

cisplatin—顺铂模型组；cisplatin＋GFA—顺铂＋人参果花青素

组间比较各项数据以平均值±SD 表示；与对照组比较＊为 $P<0.05$，＊＊为 $P<0.01$；

与模型组比较：♯ 为 $P<0.05$，♯♯ 为 $P<0.01$

表 3-5-5　GFA 对小鼠肝脏匀浆中 SOD、GSH、CAT 和 MDA 的影响（$n=8$）

组别	剂量 /(mg/kg)	SOD /(U/mg 蛋白)	GSH /(μmol/g 蛋白)	CAT /(U/mg 蛋白)	MDA /(nmol/mg 蛋白)
空白组	—	62.43±8.61	4.30±0.14	7.35±0.72	2.42±0.33
顺铂模型组	—	42.19±7.27*	3.47±0.12*	6.14±0.70*	4.09±0.27*
顺铂＋人参果花青素	200	50.81±4.49	3.99±0.12	7.17±0.59♯	3.14±0.41♯
顺铂＋人参果花青素	400	51.03±5.60♯	4.72±0.13♯	7.23±0.54♯	2.66±0.40♯

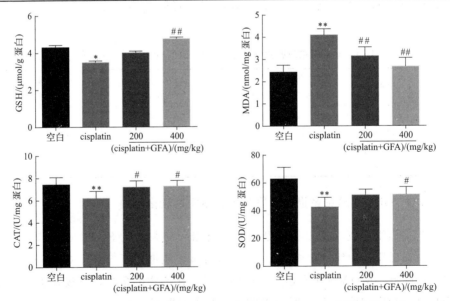

图 3-5-9　GFA 对小鼠肝脏匀浆中 SOD、 GSH、 CAT 和 MDA 的影响（$n=8$）

cisplatin—顺铂；cisplatin＋GFA—顺铂＋人参果花青素；GSH—谷胱甘肽；SOD—超氧化物歧化酶；

MDA—丙二醛；CAT—过氧化氢酶

组间比较各项数据以平均值±SD 表示；与对照组比较＊为 $P<0.05$，＊＊为 $P<0.01$；

与模型组比较：♯ 为 $P<0.05$，♯♯ 为 $P<0.01$

5.2.2.4　GFA 对小鼠肾组织细胞因子的影响

TNF-α、IL-1β 被认为是细胞免疫应答过程中的关键调节因子，但二者在正常细胞中的升高，会使细胞产生炎性反应。如表 3-5-6 所示，与空白组比，顺铂模型组小鼠血清中 TNF-α 和 IL-1β 的水平显著升高（$P<0.05$）；与模型组相比，GFA 给药组显著降低血清中 TNF-α 和 IL-1β 的水平（$P<0.05$）。表明 GFA 能够通过抑制炎症反应发挥肾保护作用（图 3-5-10）。

表 3-5-6　GFA 对顺铂致肾损伤小鼠血清中 TNF-α 和 IL-1β 水平影响（$n=8$）

组别	剂量/(mg/kg)	TNF-α/(ng/L)	IL-1β/(ng/L)
空白组	—	227.35±13.75	2303.47±91.60
顺铂组	—	350.41±23.07*	3108.24±248.76*
顺铂＋人参果花青素	200	266.15±16.42#	2634.38±63.11#
顺铂＋人参果花青素	400	238.81±24.60#	2395.16±142.71#

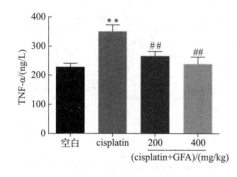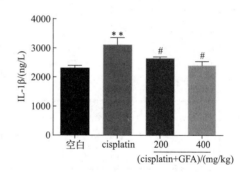

图 3-5-10　GFA 对顺铂致肾损伤小鼠血清中 TNF-α 和 IL-1β 水平影响（$n=8$）

cisplatin—顺铂；cisplatin＋GFA—顺铂＋人参果花青素；TNF-α—肿瘤坏死因子-α；

IL-1β—白细胞介素-1β

组间比较各项数据以平均值±SD 表示；与对照组比较：* 为 $P<0.05$，** 为 $P<0.01$；

与模型组比较：# 为 $P<0.05$，## 为 $P<0.01$

5.2.2.5　GFA 对肾组织 HE 和 PAS 染色的影响

我们使用 HE 和 PAS 组织标本染色法检查 GFA 对顺铂诱导的肾小管损伤的保护作用。如图 3-5-11 所示，空白组小鼠表现出正常的肾脏 H&E 染色切片的组织结构，肾小管结构正常且清晰，细胞外基质分布均匀，无病变现象；顺铂诱导的组织损伤表现为明显的肾小管损伤，如肾小管变性、肿胀和空泡形成，内质网扩张伴脱落，颗粒及空泡增多。在预给药 GFA（200mg/kg）组之间有一个小的伴有炎症的肾小管损伤程度细胞炎性浸润，但在空白组和400mg/kg GFA 高剂量组没有发现显著差异，两者均显示正常小管。

与 H&E 染色实验研究结果一致，在顺铂模型组的肾组织样品中观察到小鼠有损伤的结构包括边界膜损伤在内的变化，PAS 阳极材料沉积形成，大量糖原沉积，肾小球基底膜增厚，系膜基质增生上皮细胞坏死，局部肾小管萎缩或管腔扩张，细胞核消失。为了比较顺铂引起的管状在每个治疗组中的损害定量的方式，管状损伤的程度是以皮质肾小管坏死的百分比来评分。如图 3-5-11 所示，与空白组相比，顺铂组显著加重了管状损伤的程度；而 GFA 给药组则显著减轻肾小管的受损（$P<0.05$），这表示 GFA 可能用于预防顺铂诱导的肾小管损伤。

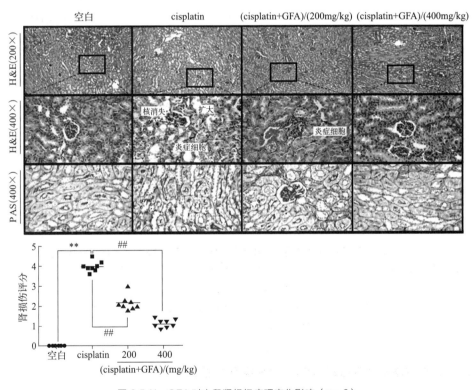

图 3-5-11 GFA 对小鼠肾组织病理变化影响（$n=8$）

cisplatin—顺铂；cisplatin＋GFA—顺铂＋人果花青素

组间比较各项数据以平均值±SD 表示；与对照组比较**为 $P<0.01$；与模型组比较：

##为 $P<0.01$；评分规定（$n=8$）；0 级计算 0 分；I 级计算 1 分；

II 级计算 2 分；III 级计算 3 分；IV 级计算 4 分

5.2.2.6　GFA 对小鼠肾组织细胞凋亡的影响

通过 Hoechst 33258 染色后观察凋亡细胞，如图 3-5-12（A）所示，空白组肾细胞排列整齐且细胞核清晰可见，几乎没有蓝色荧光细胞；模型组细胞核皱缩，可见部分碎片，呈致密浓染，有大面积蓝色细胞核且荧光较强；给药组荧光强度减小，高剂量组损伤显著缓解。由图 3-5-12（C）的凋亡比率进而推测 GFA 可能抑制顺铂诱导的细胞凋亡。

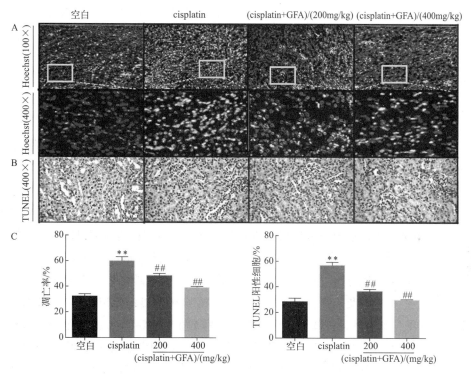

图 3-5-12　GFA 对小鼠肾组织细胞凋亡的影响（n=8，彩图）

cisplatin—顺铂；cisplatin＋GFA—顺铂＋人参果花青素

组间比较各项数据以平均值±SD 表示；与对照组比较：** 为 $P<0.01$；

与模型组比较：## 为 $P<0.01$

为了验证 GFA 对顺铂肾损伤的细胞凋亡有保护作用，我们进一步用 TUNEL 染色法来检测 GFA 对顺铂肾损伤细胞凋亡的影响。如图 3-5-12（B）所示，TUNEL 染色阳性试验显示空白组很少管状上皮细胞阳性表达。相反，模型组 TUNEL 阳性细胞数显著高于空白组，与模型组比 GFA 给药组显著降低 TUNEL 阳性细胞的数量。结合图 3-5-12 结果，更加证明 GFA 对抗顺铂肾损伤的保护作用可能是通过诱导细胞凋亡实现的。

5.2.2.7 GFA 对小鼠肾组织蛋白免疫组织化学表达的影响

空白组小鼠细胞结构正常，Bcl-2、COX-2 主要在胞浆中表达，模型组小鼠肾小管上皮细胞及近曲小管呈阳性表达，细胞核排列杂乱，部分无完整细胞结构；给药剂量组呈现不同程度阳性表达，其中高剂量组较低剂量组细胞形态健康整齐且阳性表达较少。Bax、iNOS 主要在细胞的细胞核上阳性表达，模型组细胞核排列紊乱阳性表达非常明显，细胞结构损伤严重，低剂量组细胞核阳性表达明显减少，高剂量组表达情况基本与对照组小鼠相同。COX-2 与 iNOS 在受到炎性因子刺激的时候呈高表达状态，推测 GFA 可能有抗炎症作用；Bax 和 Bcl-2 可共同调节蛋白凋亡，推测 GFA 保护顺铂诱导肾损伤可能与其抗凋亡作用有关（图 3-5-13）。

5.2.2.8 GFA 对小鼠肾组织蛋白免疫荧光表达的影响

据报道，CYP2E1 可以调节顺铂的代谢，可以抑制在顺铂诱导的肾损伤中产生的 ROS。细胞核经 DAPI 染色后表现为蓝色亮点，4-HNE、HO-1 细胞阳性表达为红色荧光亮点，CYP2E1 细胞阳性表达为绿色荧光亮点。空白组小鼠肾细胞结构排列整齐，肾小管结构完整且几乎无荧光表达；模型组小鼠出现大面积荧光表达，细胞严重损伤；给药低、高剂量组阳性表达明显减少。

血红素加氧酶-1（HO-1）作为一种防御机制，减少形成 ROS。在目前的调查中，4-HNE 作为一种氧化损伤标记物，在顺铂刺激机体后大量生产。在模型组中，具有强荧光强度的小管上皮中检测到氧化损伤标记物 4-HNE 的表达。用 GFA 预处理显著降低荧光强度，特别是在 GFA 400mg/kg 组中。这些结果表明，GFA 的给药可以保护肾脏免受顺铂引起的氧化应激损伤。CYP2E1 代谢的表达酶被 CDDP 刺激后表达增加，但预先给予 GFA 表达降低。然后我们研究了 GFA 对 HO-1 有益作用的影响；免疫荧光分析表明 HO-1 在空白组或 GFA 预处理组中几乎检测不到，但在顺铂组表达明显。同样的，在两个 GFA 预处理组中，HO-1 的表达水平显著下调。而 GFA 预处理降低 MDA 水平，这与 4-HNE 的结果是一致的。这些结果表明，GFA 保护肾损伤可能是通过抗氧化作用而实现的（图 3-5-14）。

5.2.2.9 GFA 对小鼠肾组织 Bax 和 Bcl-2 免疫蛋白印迹分析的影响

Bax 和 Bcl-2 可共同调节细胞凋亡，促凋亡蛋白 Bax 主要在细胞的细胞核上阳性表达而抗凋亡蛋白 Bcl-2 主要在胞浆中表达。结果如图所示，Bax 蛋白

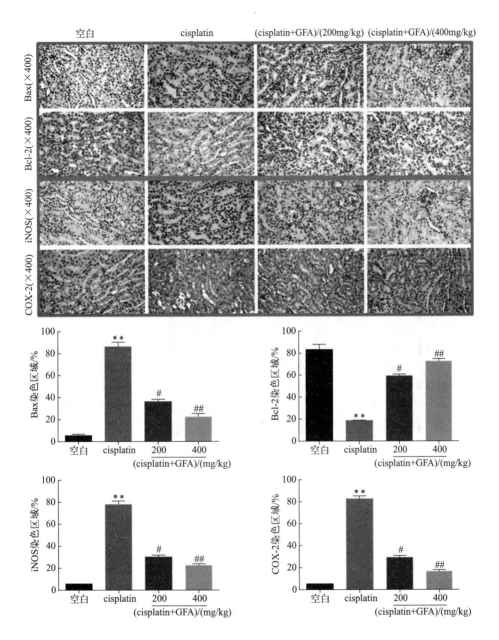

图 3-5-13　GFA 对小鼠肝组织蛋白表达的影响（n＝8）

cisplatin—顺铂；cisplatin＋GFA—顺铂＋人参果花青素

组间比较各项数据以平均值±SD 表示；与对照组比较：∗为 $P<0.05$，∗∗为 $P<0.01$；

与模型组比较：♯为 $P<0.05$，♯♯为 $P<0.01$

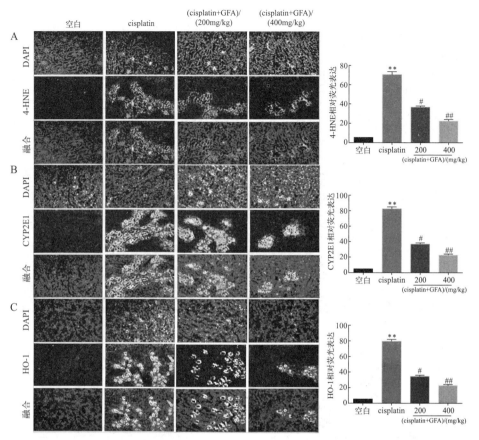

图 3-5-14　GFA 对小鼠肾组织蛋白表达的影响（n= 8，彩图）

cisplatin—顺铂；cisplatin＋GFA—顺铂＋人参果花青素

组间比较各项数据以平均值±SD 表示；与对照组比较：** 为 $P<0.01$；

与模型组比较：♯ 为 $P<0.05$，♯♯ 为 $P<0.01$

条带上模型组与空白组相比蛋白表达显著升高，GFA 给药组与模型组相比蛋白表达量明显减少，GFA 高剂量组与空白组表达结果几乎接近。Bcl-2 与 Bax 表达相反，但组间结果比较结果与 Bax 相同。Bax 和 Bcl-2 免疫蛋白印迹分析结果与免疫组织化学结果一致，由此说明 GFA 保护顺铂诱导肾损伤与其抗凋亡作用有关（图 3-5-15）。

5.2.3　讨论

顺铂是一种具有抗癌作用的常用含铂药物，但肾毒性仍然是临床上非常严重的问题。顺铂以剂量依赖性方式引起肾毒性，肾毒性损伤发生在肾小管的主

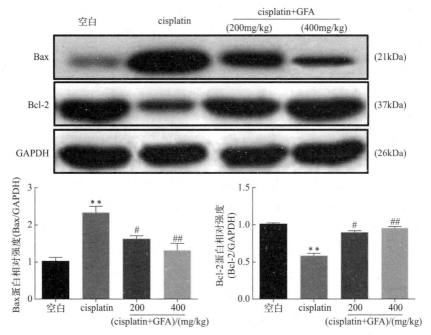

图 3-5-15 GFA 对小鼠肾组织蛋白 Bax 和 Bcl-2 表达的影响（$n=8$）

cisplatin—顺铂；cisplatin＋GFA—顺铂＋人参果花青素；GAPDH-3—磷酸甘油醛脱氢酶

组间比较各项数据以平均值±SD 表示；与对照组比较：**为 $P<0.01$；与模型组比较：

#为 $P<0.05$，##为 $P<0.01$

要部位和肾近端小管。我们首次发现可用人参果的提取物 GFA 通过减弱肾氧化应激、炎症和细胞凋亡来抑制顺铂诱导的肾损伤。

　　据报道，顺铂诱导的肾毒性与多种机制有关。虽然顺铂在体内诱导肾毒性的确切机制尚未见报道，但在一些与 ROS 形成有关的文章中提到过。氧化应激在顺铂诱导的肾损伤过程中起着关键作用。累积的顺铂导致大量生产细胞中 ROS 过量，导致氧化应激的形成和氧化损伤的发展。ROS 也可以通过非酶促反应去除抗氧化剂 GSH。我们的结果也表明 SOD 和 CAT 两种肾脏抗氧化酶在顺铂组小鼠中活性降低。此外，在顺铂模型组中脂质过氧化标记的 MDA 水平增加，而 GSH 水平下降。从我们的研究可以看出，GFA 有一个明显地减轻抗氧化酶减少和 GSH 水平的降低以及抑制 MDA 形成的作用。据报道，CYP2E1 调节顺铂的代谢，可以抑制在顺铂诱导的肾损伤中产生 ROS。然而，在 GFA 预给药组 CYP2E1 的表达显著降低。HO-1 作为一种防御机制，能有效减少 ROS 形成。

　　我们的研究发现，除了由肾毒性引起的氧化应激和脂质过氧化，炎症也是顺铂诱导的肾脏损伤的主要因素。累积的顺铂活化 NF-κB 通路，这与某些酶和炎症因子如 COX-2 和 TNF-α 的产生有关。与这一发现一致，我们观察到响应于顺铂的 TNF-α 和 IL-1β 过量产生。我们测量了四个实验组的 TNF-α 和 IL-1β 水平，发现顺铂模型组中促炎因子水平增加，并且 GFA 预处理抑制了增加趋势。炎症是顺铂诱导的肾毒性的关键途径，抑制 iNOS 可以通过上调外部因子和细胞因子的表达来阻止这种作用。

细胞凋亡是细胞死亡的重要因素。顺铂诱导的肾毒性的主要特征之一是肾小管细胞凋亡，其引起肾小管细胞和肾功能障碍。细胞外 TNF-α 与细胞表面的受体结合调节凋亡因子，伴随着 Bax 蛋白的增加和 Bcl-2 蛋白表达的减少。我们由免疫组织化学和肾脏蛋白质印迹分析的顺铂肾毒性的实验中发现，GFA 的抗细胞凋亡特性是非常明显的。另外，单独顺铂组的阳性细胞数量比正常小鼠高得多，而用 GFA 预处理明显减少阳性细胞的数量。在 GFA 处理的小鼠中观察到的阳性细胞数目减少表明 GFA 抑制细胞凋亡。观察结果表明 GFA 可能通过其抗凋亡功能保护肾脏免受损害。

目前对 GFA 的活性研究报道相对较少，本实验通过检验各项氧化指标、特异蛋白的表达以及组织病理学检查，首次证明 GFA 对顺铂诱导肾损伤具有保护作用，其可能的机制包括抑制氧化应激、减少炎症反应及抑制细胞凋亡。这些研究为 GFA 的深入研究及临床应用提供一定的理论依据。

5.2.4　小结

综上所述，人参果花青素对顺铂诱导的肾损伤具有保护作用，GFA 显著降低顺铂所致的肾指数的增加、降低脂质过氧化损伤、提高肌体自由基清除能力，以及减少 NF-κB 通路中炎症因子的过量表达和抑制细胞凋亡，最终达到保护作用。所以人参果花青素可能通过抑制顺铂引起的机体氧化应激、减少炎症反应和细胞凋亡来缓解肾损伤。

6

AGB 对对乙酰氨基酚致肝损伤的
保护作用及机制研究

西洋参果（American ginseng berry，AGB）是西洋参的非传统入药部位，富含大量的皂苷类成分，但因其含有色素等成分干扰，限制了其产业化的提取和生产。随着脱色技术的不断升级和改进，西洋参果总皂苷被逐步使用，是一个极具开发价值的天然成分。本研究基于前期对人参、西洋参茎叶对药源性肝肾损伤的保护作用机制，进一步探究了西洋参果总皂苷对对乙酰氨基酚诱导急性肝损伤的保护作用及其分子机制。

本实验通过检测小鼠血清中谷丙转氨酶（GPT）、谷草转氨酶（GOT）来评价肝损伤的基本指标；检测肝组织中丙二醛（MDA）的含量、4-羟基壬烯醛（4-HNE）和细胞色素 P450 E1（CYP2E1）的表达；检测肝组织中谷胱甘肽（GSH）、超氧化物歧化酶（SOD）的活性来评价氧化应激水平；检测组织中肿瘤坏死因子（TNF-α）和白细胞介素-1β（IL-1β）的含量来评估炎症水平。进一步通过免疫蛋白印迹分析肿瘤坏死因子（TNF-α）、核转录因子-κB（NF-κB p65）、细胞色素-c（cytochrome c）、Bax 和 caspase 信号通路蛋白的表达来评价肝细胞凋亡程度。此外应用 H&E、TUNEL 和 Hoechst 33258 染色进行组织病理学分析。结果表明：AGB 对 APAP 诱导的小鼠肝损伤具有保护作用，其机制可能与改善氧化应激、减少炎症反应以及抗细胞凋亡有关。

6.1 材料与方法

6.1.1 材料与试剂

西洋参果提取物，由实验室自制，其制备方法如第 2 篇所述；经 HPLC

分析可知，AGB 中含有的人参皂苷的种类和含量测定如下：0.336％ Rg1、9.107％ Re、0.504％ Rb1、8.805％ Rb2、29.523％ Rb3、3.17％ Rc 和 6.022％ Rd。AGB 中七种皂苷的化学结构包括原人参二醇人参皂苷（人参皂苷 Rb1、Rb2、Rb3、Rc、Rd）和原人参三醇人参皂苷（人参皂苷 Re、Rg1），如图 3-6-1。

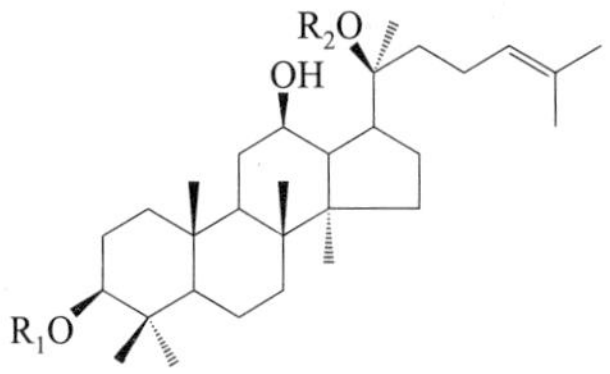

	R_1	R_2
20(S)-原人参二醇	H	H
Rb1	glc(2-1) glc	glc(6-1) glc
Rb2	glc(2-1) glc	glc(6-1) ara(p)
Rc	glc(2-1) glc	glc(6-1) ara(f)
Rb3	glc(2-1) glc	glc(6-1) xyl
Rd	glc(2-1) glc	glc

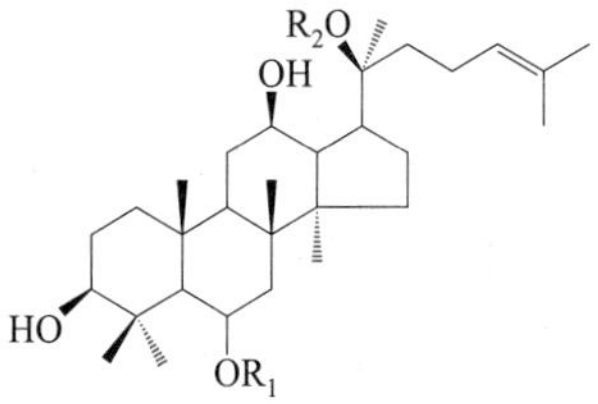

	R_1	R_2
20(S)-原人参三醇	H	H
Re	glc(2-1) rha	glc
Rg1	glc	glc

图 3-6-1　AGB 中 7 种皂苷的化学结构式

对乙酰氨基酚（APAP），购于美国 Sigma-Aldrich 公司；

谷丙转氨酶（GPT）、谷草转氨酶（GOT）、超氧化物歧化酶（SOD）、谷胱甘肽（GSH）、丙二醛（MDA）测定试剂盒，苏木精-伊红染色液（H&E），购于南京建成生物工程研究所（中国南京）；

TUNEL 染色试剂盒，购于德国罗氏诊断有限公司；

Hoechst 33258 染色试剂盒，BCA 蛋白浓度测定试剂盒均购于上海碧云天生物技术有限公司（中国上海）；

ECL 超敏化学发光检测试剂盒，购于美国 Proteintech 公司；

免疫组织化学以及免疫荧光试剂盒均购于武汉博士德生物工程有限公司（中国武汉）；

酶联免疫吸附测定试剂盒（ELISA）、肿瘤坏死因子（TNF-α）、白细胞介素-1β（IL-1β）均购于美国 R&D 公司；

NF-κB（p65）、phospho-p65、TNF-α、Bax、Bcl-2、cytochrome-c、caspase-3/caspase-8/caspase-9、cleaved caspase-3/cleaved caspase-8/cleaved caspase-9 和 GAPDH，均购于美国 Cell Signaling Technology 公司；

其他化学试剂均购买于北京化工厂。

6.1.2 仪器

Waters 2695 高效液相色谱仪（HPLC），美国；

BP211D 分析天平，德国 Sartorius；

Olympus BX-60 光学显微镜，日本奥林巴斯株式会社；

HC-2517 高速离心机，安徽中科中佳科学仪器有限公司；

高速组织匀浆机，潍坊三水检验设备有限公司；

TS-1 水平摇床，海门市其林贝尔仪器制造有限公司；

SpectraMax Plus 384 光谱扫描式酶标仪，美谷分子生物仪器公司。

6.1.3 实验动物

8 周龄雄性 ICR 小鼠（25～27g），购于长春市亿斯实验动物技术有限公司，合格证编号：SCXK（JI）2016-0003。饲养温度严格地控制在 22～24℃，50％～70％的湿度及 12h 光照、12h 黑暗的周期循环，所有的动物实验都遵循吉林农业大学动物实验室伦理委员会（编号：ECLA JLAU-16005）规定。

6.1.4 动物实验设计

将 32 只 ICR 小鼠适应性饲养一周然后随机分为空白组（normal）、模型组（APAP）、西洋参果总皂苷低剂量给药组（AGB-L，150mg/kg）、高剂量给药组（AGB-H，300mg/kg）共 4 组，每组 8 只。AGB 粉末悬浮在 0.05％ CMC-Na 中，给药组小鼠连续灌胃 AGB（10mg/kg）7 天，每天一次，空白组以及模型组每天灌胃 0.09％生理盐水。末次给药一小时后除空白组外所有小鼠一次性注射 APAP（250mg/g 65℃水浴溶解），在 APAP 作用 24 h 后颈椎脱臼处死，眼球取血收集血液样本，室温放置 45min 待凝。然后，离心分离血清（3000r/min，10min）随后储存到 -80℃进一步进行生物学指标检测。同时，收取肝组织并称重，器官指数计算公式：器官指数＝器官重量/小鼠体重（最后一次称重）。收集的肝组织分割成两部分，其中肝大叶立即浸入到 10％的甲醛溶液中用于组织包埋，剩余的部分储存到 -80℃用于生物学指标检测以及蛋白印迹分析。

6.1.5 肝组织中生物学指标检测

血清中 GPT 和 GOT 活性的检测采用试剂公司提供的试剂盒。同样，肝组织中的 SOD 酶活性、GSH 含量和 MDA 含量均按南京建成生物技术公司提供的说明书测定。

6.1.6 肝组织中炎症指标检测

血清中 TNF-α 和 IL-1β 的含量通过 ELISA 试剂盒测定。样品按照说明书逐步来处理，然后，在规定的 450nm 条件下测量读数。

6.1.7 组织病理学分析

为了进行肝组织病理学分析，我们将新鲜的肝组织浸入到 10% 的福尔马林溶液中，24h 后取出并修整适当大小，然后石蜡包埋，切成 5μm 厚度制成切片，在二甲苯和不同浓度的乙醇以及水洗脱后，进行 H&E 染色。用光学显微镜观察肝组织切片，观察炎性浸润、干细胞坏死以及充血等特征。

6.1.8 Hoechst 33258 染色

Hoechst 33258 染色如前所述。简单地说，就是每组随机挑选四个肝组织大叶中较厚的部分，用石蜡包埋后切成 5μm 厚切片，用二甲苯、梯度乙醇和水进行洗脱，然后用 Hoechst 33258 染色（10μg/mL）试剂盒染色。PBS 清洗三次后，切片在荧光显微镜下拍照。用 Image-Pro plus 6.0 软件对 Hoechst 33258 染色结果进行定量分析。

6.1.9 TUNEL 染色

TUNEL 试剂盒用于检测细胞凋亡。一般来说，石蜡切片在二甲苯脱蜡以及不同浓度的乙醇脱水处理后，用 20mg/mL 的胰蛋白酶 K 工作液室温浸润 30min 进行细胞通透，随后用 PBS 清洗，滴加 3% H_2O_2 来阻断内源性过氧化物酶，室温放置 20min 后加入 TUNEL 反应混合液，完全覆盖肝组织后 37℃ 避光孵育，随后依次进行 POD、DAB 和苏木精染色，在光学显微镜下拍摄照片并进行细胞凋亡分析，细胞凋亡的计数和平均百分比计算与 Hoechst 33258 染色计算方法相同。

6.1.10 免疫荧光染色

免疫荧光染色研究是对肝脏进行石蜡组织包埋，切成 5μm 厚石蜡切片后通过一系列的二甲苯、不同浓度乙醇和水进行脱蜡脱水。然后用柠檬酸缓冲溶液（0.01mol/L，pH 值 6.0）抗原修复 20min，TBS 清洗三次（0.01mol/L，pH 7.4）和 1％胎牛血清孵育 1h。血清封闭，在湿润的孵化室内 4℃孵育过夜，一抗抗体是 CYP2E1（1∶200）、4-HNE（1∶100），次日，组织切片滴加二抗 DyLight 488（1∶400）并孵育 30min，细胞核用 4′,6-二脒基-2-苯基吲哚（DAPI）染色。免疫荧光染色使用徕卡显微镜进行观察（徕卡，TCS SP8，索尔姆，德国）。

6.1.11 Western Blot

将肝组织从−80℃中取出，加入一定量的 RIPA 裂解液进行匀浆，提取蛋白质并用 BCA 蛋白浓度测定试剂盒进行浓度测定，用 PBS 以及 loading buffer 统一蛋白浓度后高温处理使提取液变性失活。配制 12％ SDS-聚丙烯酰胺凝胶（SDS-PAGE）下层胶进行蛋白分离，每个泳道蛋白量相同（120μg），随后将统一浓度后的蛋白样品于泳道中上样，用 PVDF 进行转膜，脱脂牛奶和 BSA 封闭液（5％）室温封闭 2h 后，TBST 洗涤，一抗 4℃孵育过夜，稀释抗体浓度为 NF-κB p65（1∶1000）、p-p65（1∶1000）、TNF-α（1∶1000）、Bcl-2（1∶1000）、Bax（1∶1000）、cytochrome-c（1∶1000）和 caspase 家族（caspase-3/caspase-8/caspase-9，1∶1000），次日放至室温 TBST 洗涤，二抗孵育后洗涤，进行 ECL 显色，将得到的条带通过 Quantity One 软件进行光密度值定量分析。

6.1.12 统计分析

所有数据用平均值±SD，所有数据的方差分析（ANOVA）通过 t-test 方法进行检验。数据处理采用 SPSS17.0 统计软件进行分析。统计图表用 Graph-Pad Prism 6.0.4 软件进行制作，Hoechst 33258、TUNEL 等染色的光密度定量分析使用 Image-Pro plus 6.0 软件，蛋白定量分析采用 Quantity One 软件进行评估。

6.2 结果

6.2.1 AGB 对血清中 GPT 和 GOT 的影响

如图 3-6-2(A，B)所示，在 APAP 造模 24 h 后检测血清中 GPT、GOT 的生物活性，并且评价 AGB 对 APAP 诱导肝毒性的保护作用。APAP 造模后两个生物学指标明显升高（$P < 0.05$），然而 AGB（150mg/kg 和 300mg/kg）给药 7 天后，呈剂量依赖性地起到了肝保护作用。

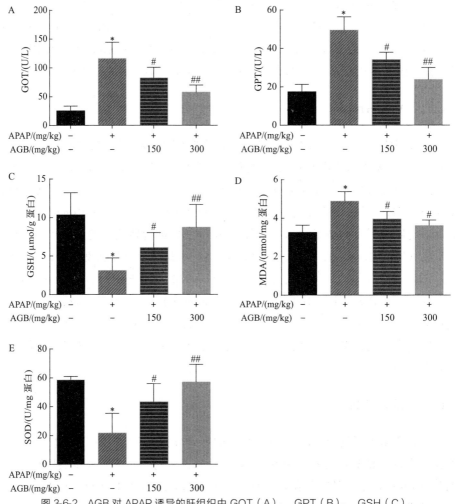

图 3-6-2　AGB 对 APAP 诱导的肝组织中 GOT（A）、 GPT（B）、 GSH（C）、
MDA（D）和 SOD（E）的影响

GPT—谷丙转氨酶；GOT—谷草转氨酶；GSH—谷胱甘肽；MDA—丙二醛；

SOD—超氧化物歧化酶

所有数值用平均值±SD 表示；与空白相比 * 为 $P < 0.05$；

与模型组相比 # 为 $ < 0.05$，## 为 $P < 0.01$

6.2.2　AGB 改善 APAP 诱导的氧化应激

氧化应激与 APAP 诱导的肝损伤分子机制密切相关。其结果如图 3-6-2

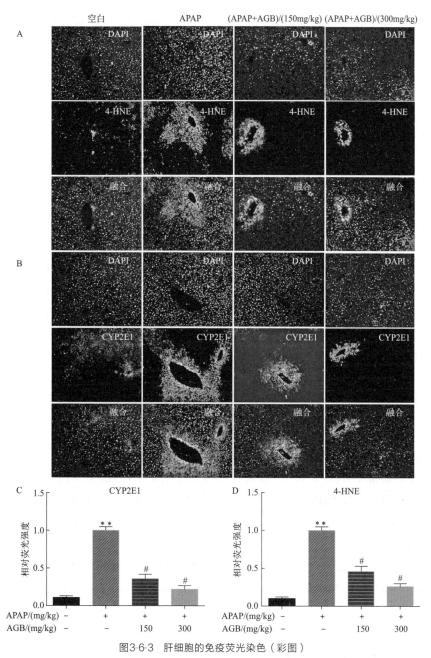

图3-6-3　肝细胞的免疫荧光染色（彩图）

DAPI—4′,6-二脒基-2-苯基吲哚；4-HNE—4-羟基壬烯醛；CYP2E1—细胞色素 P450-2E1；C—CYP2E1
染色用 Image-Pro Plus 6.0 软件分析荧光强度结果；D—4-HNE 染色用 Image-Pro Plus 6.0
软件分析的荧光强度结果。阳性表达为强烈的绿色荧光，蓝色表示细胞核染色（400×）
所有数值用平均值±SD 表示；与空白相比**为 $P < 0.01$；与模型组相比 # 为 $P < 0.05$

（C，D，E）所示，在 APAP 造模 24h 之后，模型组 MDA 活性升高，GSH 和
SOD 的水平明显降低。相比之下，在给药 AGB（150mg/kg 和 300mg/kg）
7 天后，MDA 的含量呈剂量依赖性地降低，抵抗了 GSH 活性的消耗，并
且升高了 SOD 的水平。根据这些结果我们可以得出，AGB 能够减弱
APAP 诱导的肝氧化应激损伤，通过上调 SOD 活性和降低 MDA 含量
实现。

为了进一步佐证这一观点，我们对脂质过氧化产物 4-HNE 进行免疫荧光
染色，如图 3-6-3（A）和图 3-6-3（C）所示，结果表明：在 APAP 造模之后
24h，肝组织的胞浆中 4-HNE 的荧光强度明显增强，在给药 AGB（150mg/kg
和 300mg/kg）7 天后，肝组织中央静脉附近的荧光强度明显降低，AGB 给药
后明显阻碍了这一现象。正如我们所知，CYP 介导的生物活性已经被证实与
APAP 诱导的肝毒性有关，在 APAP 暴露 24h 之后，我们检测肝组织中
CYP2E1 蛋白水平的表达。如图 3-6-3（B）和图 3-6-3（D）所示，与先前的结果
相一致，CYP2E1 出现过表达现象，然而，AGB（150mg/kg 和 300mg/kg）
给药 7 天后，呈剂量依赖性地阻碍了这一现象的发生。这些结果表明 AGB 能
够抑制氧化应激在 APAP 诱导的急性肝损伤。

6.2.3 AGB 改善 APAP 诱导的炎症反应

根据先前的研究表明，在 APAP 处理 24h 后，能够明显造成 TNF-α 和
IL-1β 等促炎症因子的释放，表明炎症因子参与了 APAP 诱导的肝损伤。在本
研究中，血清中 TNF-α 和 IL-1β 被检测用来评估 AGB 的抗炎作用。如图 3-6-4
（A，B）所示，APAP 暴露能够明显升高 TNF-α 和 IL-1β 水平（$P < 0.05$），
相反，预处理 AGB（150mg/kg 和 300mg/kg）7 天后，炎症指标含量出现了
明显降低的现象。

为了深入了解 AGB 与 APAP 诱导的肝损伤的抗炎作用，我们通过免疫蛋
白印迹分析评估了肝组织中的 NF-κB、p65、p-p65 和 TNF-α 的蛋白表达水
平。如图 3-6-4（C）～图 3-6-4（E）所示，APAP 染毒小鼠肝组织中的促炎性
细胞因子（磷酸化的 p65 和 TNF-α）显著升高。然而，AGB 预处理明显抑制
这些促炎蛋白在肝脏中表达水平。

6.2.4 AGB 改善 APAP 诱导的肝组织病理学改变

如图 3-6-5（A）所示，与正常对照相比，APAP 处理后明显引起了肝组织

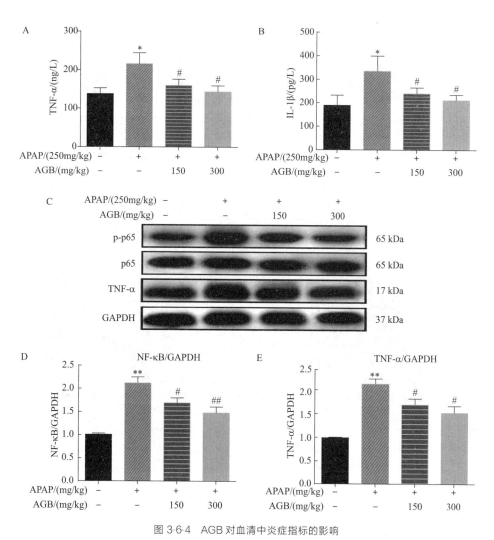

图 3-6-4　AGB 对血清中炎症指标的影响

TNF-α—肿瘤坏死因子-α；IL-1β—白细胞介素-1β；C—p-p65 和 TNF-α 蛋白表达；D—用 Quantity One
软件分析蛋白 p-p65 的相对灰度值；E—用 Quantity One 软件分析蛋白 TNF-α 的相对灰度值
所有数值用平均值±SD 表示；与空白组相比 * 为 $P<0.05$，** 为 $P<0.01$；
与模型组相比 ♯ 为 $P<0.05$，♯♯ 为 $P<0.01$

出血。此外，如图 3-6-5（B）所示，H&E 染色结果表明：正常小鼠中肝组织
细胞无炎性浸润和肝组织肝细胞坏死等现象，APAP 处理之后显示出肝细胞
坏死和炎症浸润以及充血现象。然而，低剂量 AGB 组（150mg/kg）能够明显
地减弱细胞质出现的损伤和炎性细胞浸润，且高剂量 AGB（300mg/kg）组进
一步减弱了这一现象，即肝细胞几乎无炎性浸润和坏死现象出现。这些数据为

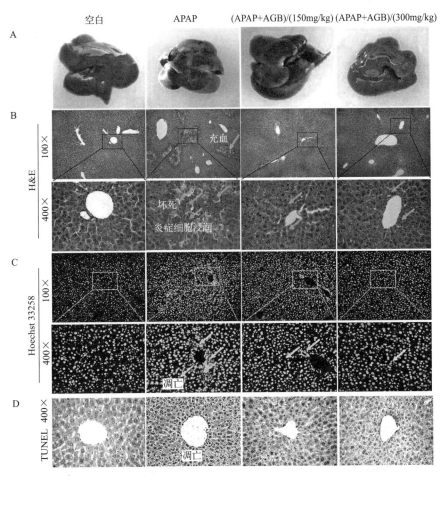

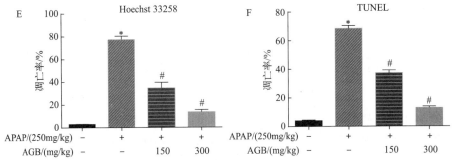

图 3-6-5　肝脏组织形态变化的组织学检查（彩图）

箭头显示肝细胞坏死、充血、炎性细胞浸润

所有数值用平均值±SD 表示；与空白组相比＊为 $P<0.05$；与模型组相比 ♯ 为 $P<0.05$

组织病理学观察提供了进一步的证据表明 AGB 对 APAP 诱导具有潜在的肝保护作用。

6.2.5　AGB 改善 APAP 诱导的肝细胞凋亡

Hoechst 33258 染色是可以评估肝细胞凋亡核表达的一个指标。如图 3-6-5 (C) 所示，在 APAP 处理后可以明显地观察到肝细胞核碎裂和致密浓染的现象，AGB 预处理后可观察到规则的荧光强度和健康、正常轮廓的细胞核，几乎与空白组一样。为了进一步证实 AGB 保护肝细胞凋亡的现象，我们进行了 TUNEL 染色，如图 3-6-5(D) 所示，结果表明，空白组几乎没有阳性细胞表达，相反的是，APAP 组出现了大量的 TUNEL 阳性细胞表达，然而，预处理 PQS（150mg/kg 和 300mg/kg）呈剂量依赖性地逆转了这一结果。

为了阐明肝细胞凋亡的信号系统，在所有实验组中测定促凋亡因子 Bax，细胞色素 c，caspase 家族成员（包括 3，8，9）和抗凋亡因子 Bcl-2 的表达。如图 3-6-6 所示，用 AGB（150mg/kg 和 300mg/kg）预处理显著地降低了 Bax、细胞色素 c 和 caspase-3/caspase-8/caspase-9 的蛋白质表达，并且增加了 Bax/Bcl 的比率值。

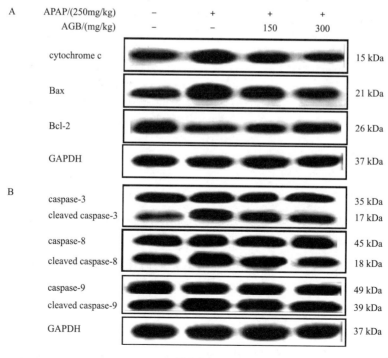

图 3-6-6

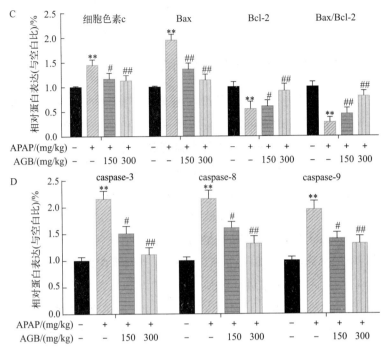

图 3-6-6　Bax、 Bcl-2 和 caspase-3/caspase-8/caspase-9 在肝脏组织中的相对蛋白表达

caspase-3—半胱氨酸蛋白酶 3；cleaved caspase-3—天冬氨酸特异性半胱氨酸蛋白酶；caspase-8—半胱氨酸蛋白酶 8；cleaved caspase-8—天冬氨酸特异性半胱氨酸蛋白酶 8；caspase-9—半胱氨酸蛋白酶 9；cleaved caspase-9—天冬氨酸特异性半胱氨酸蛋白酶 9；A—cytochrome c、Bax 和 Bcl-2 的蛋白表达；B—caspase-3/caspase-8/caspase-9 的蛋白表达；C—cytochrome c、Bax、Bcl-2 和 Bax/Bcl-2 采用 Quantity One 软件进行的蛋白密度分析；D—caspase-3/caspase-8/caspase-9 采用 Quantity One 软件进行的蛋白密度分析

所有数值用平均值±SD 表示；与空白相比∗∗ 为 $P<0.01$；与模型组相比♯ 为 $P<0.05$，♯♯ 为 $P<0.01$。

6.3　讨论

在治疗剂量范围内，APAP 通常是作临床应用中的止痛剂和解热剂。然而，意外或有意的 APAP 过量引起急性肝损伤甚至肝硬化。NAC 被认为是 APAP 诱导的肝毒性的第一临床解毒剂，尽管 NAC 对部分预防 APAP 诱导的肝脏毒性并避免发病率和死亡率非常有效，但仍有部分患者因恶心、过敏反应和头痛而引起严重毒性。因此，天然药物的开发对于 APAP 诱导的肝毒性是很有必要的。

根据报道，许多天然产物和生物活性化合物对 APAP 毒性具有潜在的保护作用。西洋参是一种著名的药用植物，起源于北美的原始森林。20 世纪，西洋参被引入中国进行种植和育种。截至目前，科学家已经用了多年的时间来研究西洋参的化学成分和药理作用。在已发表的诸多报道中主要的研究集中在西洋参根上，然而，关于西洋参果的有效成分和利用价值的研究报道相对较少。像根一样，西洋参果也含有类似的人参皂苷。这些人参皂苷主要包括原人参二醇型皂苷（PDS，例如 Rb1、Rb2、Rb3、Rc 和 Rd）和少量原人参三醇型皂苷（PTS，例如 Rg1 和 Re），其中 PDS 占所有皂苷的 80%。

据报道，AGB 通过减少心肌耗氧量和增加犬冠状动脉血流量对心肌缺血起保护作用。几项研究发现 AGB 在糖尿病 ob/ob 小鼠中发挥抗高血糖作用，并增强 5-FU（5-氟尿嘧啶）对人结直肠癌细胞的化学预防作用。AGB 生物活性具有保护心血管效应的作用。因此，韩国红参提取物主要包括人参皂苷 Rg3，通过代谢酶调节防止 APAP 诱导的肝毒性，并且人参三醇皂苷通过恢复硫氧还原蛋白-1 和半胱天冬蛋白酶-12 来改善 APAP 诱导的肝损伤。重要的是，我们最近的研究结果表明，西洋参茎叶皂苷能够减弱 APAP 诱导的肝毒性。目前有许多关于实验性肝损伤模型的报道，包括 APAP 诱导、酒精诱导、CCl-4 诱导和 LPS/D-GaLN 诱导。AGB 的肝保护作用及其对抗 APAP 诱导的肝毒性的潜在机制尚未阐明。

本研究明确地表明 AGB 通过减弱肝细胞损伤、改善氧化应激、抑制凋亡蛋白和促炎因子的表达来减弱 APAP 诱导的肝细胞毒性。血清 GPT 和 GOT 水平被称为肝脏酶，一般被认为是反映肝脏疾病的基本指标。我们的研究表明，APAP 处理后的小鼠血清 GOT 和 GPT 水平显著升高，但 AGB 预处理抑制 APAP 诱导的 GOT 和 GPT 升高。同时，组织病理学分析表明，AGB 可减轻肝脏病理改变，包括炎症浸润和细胞坏死及细胞凋亡。综上结果表明，AGB 有效地减缓由 APAP 诱导的肝细胞损伤。

氧化应激在 APAP 诱导的肝毒性中起重要作用。APAP 过量，严重影响了肝脏代谢，并且加剧反应代谢产物 NAPQI 的形成，过量的 NAPQI 不可逆地附着于线粒体蛋白并与体内的 GSH 结合，导致线粒体紊乱，造成 GSH 大量消耗，最后导致肝细胞毒性。因此，NAPQI 的积累通过加重氧化应激和线粒体功能障碍来诱导肝细胞损伤。我们的发现明确地显示了，与空白组相比，APAP 中毒小鼠中肝脏 GSH 含量明显降低。然而，用 AGB（150mg/kg、300mg/kg）预处理逆转了肝脏 GSH 的消耗。正如我们所知，APAP 代谢活化和 NAPQI 的形成由细胞色素 P450 介导的酶参与此过程，尤其是 CYP2E1。我们发现与先前 Na 等人的研究相一致，APAP 处理后的小鼠肝脏组织中 CYP2E1 出现过表达。然而，根据，免疫荧光（IHC）分析证明，AGB 剂量依赖性地抑制 APAP 诱导的 CYP2E1 的过表达。此外，氧化应激是肝细胞损伤的另一特征。APAP 诱导的氧化应激通常由抗氧化防御系统解毒，如 SOD 抗氧化酶。在 AGB 给药（150mg/kg、300mg/kg）后，APAP 降低了 SOD 活性，表明 AGB 对 APAP 毒性的保护作用。肝脏 MDA 水平一般用作自由基介导的 LPO 损伤的生物标志物。本研究结果表明，APAP 造模后肝脏 MDA 水平明显增加，AGB 预处理 7 天后这些改变得到有效缓解。郭等人进行的一项研究也支持我们的发现。为了支持这一研究，我们进行了 4-HNE 染色，在 APAP 暴露后，4-HNE 出现了明显表达，然而，AGB 给药组中的过表达现象明显降低。

许多促炎介质如 TNF-α 和 IL-1β 参与炎症反应的发展。主要是通过 APAP 毒性代谢物 NAPQI 激活 Kupffer 细胞而被释放。此外，NF-κB 核易位是 APAP 诱导肝损伤发生和发展的重要桥梁。炎症细胞因子 TNF-α 和 IL-1β 被 NF-κB 通路激活，它们的受体参与激活 NF-κB。据报道，APAP 在最近的一项研究中通过表达 TNF-α、IL-1β 等激活 NF-κB 通路，其中 TNF-α 介导死亡受体途径。在本研究中，APAP 损伤小鼠中 TNF-α 和 IL-1β 的水平以及磷酸化的 NF-κB 和 TNF-α 的蛋白表达明显增加，并且，预处理 AGB（150mg/kg、300mg/kg）显著减弱了这一现象。这些结果可能表明 AGB 对 APAP 诱导的肝脏炎症具有保护作用。

越来越多的证据表明，APAP 诱导的肝脏损伤与细胞凋亡有关。细胞凋亡是 APAP 肝毒性的重要细胞死亡模式。线粒体介导的细胞凋亡通常由 Bcl-2 家族成员调节。Bcl-2 和 Bax 协同介导促凋亡。Bcl-2/Bax 比率被认为是导致肝细胞凋亡的重要指标。我们的研究显示，预处理 AGB 显著降低 Bax 蛋白表达水平和增加 Bcl-2 蛋白表达水平，并且 Bcl-2/Bax 比率明显降低，证明 Bcl-2 和 Bax 之间的平衡被破坏。我们研究表明，AGB 预处理 7 天后，Bcl-2/Bax 比例值下降。TNF-α 是一种重要的促炎细胞因子，通过激活 caspase-3 诱导肝细胞凋亡或坏死。在这项研究中，我们展示了 TNF-α 介导的 caspase-3/caspase-8/caspase-9 信号通路。TNF-α 通过募集含有死亡结构域的衔接蛋白 FADD 和 TRADD 到它们的受体来介导细胞凋亡，进而导致启动子 caspase-8 的激活。caspase-8 在细胞凋亡过程中裂解并激活细胞质蛋白 caspase-3。事实上，caspase-3 作为一种中心效应器来切割各种细胞底物并最终触发细胞凋亡。caspase-9 直接与线粒体细胞凋亡途径相关，并可被死亡受体激活。caspase-3 被 caspase-9 激活并参与线粒体凋亡途径。另外，caspase-3 可以通过激活 caspase-8/caspase-9 直接触发细胞凋亡。我们的免疫蛋白质印迹分析明确显示，APAP 可增加肝细胞中的 caspase-3/caspase-8/caspase-9，这与前期研究结果相似。然而，AGB 给药后，显著抑制了 caspase-3/caspase-8/caspase-9 的蛋白表达，表明 AGB 具有拮抗 APAP

诱导的肝毒性的特性。这些数据表明，AGB 显著降低 APAP 诱导的肝毒性中肝细胞的凋亡。总体而言，AGB 通过减少 cleaved-caspase-3/cleaved-caspase-8/cleaved-caspase-9，细胞色素 c 和 Bcl2/Bax 信号传导途径的表达来最终抑制肝细胞凋亡，从而改善 TNF-α 介导的 caspase 途径的激活（如图 3-6-7）。

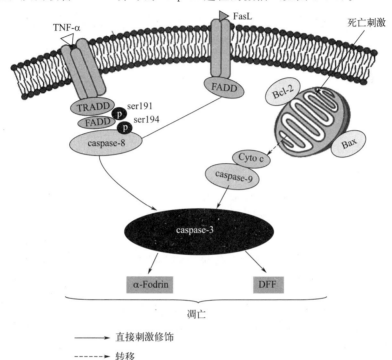

图 3-6-7　关于 AGB 对 APAP 诱导的肝毒性的保护作用的信号传导途径的示意图

TRADD—肿瘤坏死因子受体相关死亡域蛋白；FADD—一种细胞凋亡接头分子；

DFF—DNA 片段化因子；α-Fodrin—α-胞衬蛋白

6.4　小结

总之，我们的研究表明，预处理 AGB 可以显著改善由 APAP 诱导的肝毒性，其明显能够拮抗 APAP 引起的氧化应激反应、炎症反应和 TNF-α 介导的 caspase-3/caspase-8/caspase-9 肝细胞凋亡。AGB 通过抑制 APAP 诱导的炎症中的促炎细胞因子 NF-κB、TNF-α 和 IL-1β 表现出抗炎能力。此外，APAP 毒性可以通过防止脂质过氧化产生以减轻氧化应激水平。同样，AGB 减弱 TNF-α 介导的 caspase 信号通路的活化并降低 Bcl2/Bax 比率和细胞色素 c 的表达。综上所述，通过以上实验数据我们可以得出 AGB 能够拮抗 APAP 所致的急性肝损伤。

7

AGB 对顺铂致肾损伤的保护作用及机制研究

肾毒性作为 cisplatin 临床上最常见的副作用之一，有必要进一步控制 cisplatin 引起的肾毒性以提高顺铂化疗方案的安全性和有效性。同时，对继续开发预防和治疗 cisplatin 诱导的肾毒性的新预防策略并确定其作用机制是非常重要的。西洋参果作为西洋参的非传统药用部位在国内一般采集完种子之后被直接废弃掉，不作药用，但里面却富含大量的人参皂苷。而人参皂苷作为西洋参果中主要的活性物质被报道具有多种药理活性，包括人参皂苷 Rb3 改善氧化应激损伤、Re 减轻炎症反应以及 Rd 抑制凋亡等。目前已有报道证明西洋参叶总皂苷（PQS）对 cisplatin 诱导的肾损伤具有保护作用，而西洋参果提取物中的人参皂苷相似于 PQS。所以我们推测西洋参果总皂苷可能对 cisplatin 诱导的小鼠急性肾损伤同样有一定的保护作用，但其他小分子组分是否已经发挥作用尚不清楚，还有待于进一步探讨。

本实验基于人参、西洋参茎叶总皂苷对 cisplatin 诱导的急性肾损伤的保护作用，继续深入探究 AGB 的药理活性，并对其可能的分子机制和信号通路进行了更深入的研究。结果表明，AGB 对 cisplatin 诱发的肾毒性有明显的保护作用，其可能主要是通过抑制活性氧（ROS）介导的 MAPK 和 NF-κB 信号通路来实现的。

7.1 实验材料

7.1.1 药材与试剂

西洋参果提取物（AGB），由本实验室自制，其制备方法如第二篇所述；
cisplatin（顺铂）（纯度≥99%），购自上海思域化工科技有限公司；

苏木精-伊红染液（H&E），试剂盒丙二醛（MDA）、超氧化物歧化酶（SOD）、谷胱甘肽还原酶（GSH）、尿素氮（BUN）和肌酐（CRE），购于南京建成生物工程研究所；

抗体（GAPDH，Bax，Bcl-2，COX-2，iNOS，4-HNE，CYP2E1，cyto-chrome c，caspase-3 和 cleaved caspase-3，IKKα，IKKβ，IκBα，NF-κB，phospho-IKKα，phospho-IKKβ，phospho-IκBα，phospho-NF-κB，JNK MAPK，p38 MAPK，ERK MAPK，phospho-JNK MAPK，phospho-p38 MAPK，phospho-ERK MAPK）和第二抗体均购自美国 Cell Signaling Technology 公司；

BCA 蛋白浓度测定试剂盒，Hoechst 33258 染色液购自上海碧云天生物技术有限公司；

TUNEL 凋亡检测试剂盒购自 Roche Applied Science 公司；

免疫荧光、免疫组化试剂盒均购自武汉博士德公司；

肿瘤坏死因子-α（TNF-α）和白细胞介素-1β（IL-1β），购自美国 R&D 公司；

所有其余试剂均为分析纯。

7.1.2 实验仪器

高压灭菌蒸汽锅，上海博讯实业有限公司；

BP211D 分析天平，德国赛多利斯（Sartorius）；

HC-2517 高速离心机，安徽中科中佳科学仪器有限公司；

Olympus BX-60 光学显微镜，日本奥林巴斯株式会社；

组织匀浆机，上海书俊仪器设备有限公司；

Leica DM500 显微镜和 Leica DM2500 荧光显微镜，德国徕卡；

SPECTROstar Nano 全波长扫描式酶标仪，德国 BMG LABTECH 公司。

7.1.3 实验动物

雄性 ICR 小鼠，22～25g，购自长春市亿斯实验动物技术公司［许可证号：SCXK（吉）2016-003 长春，中国］。所有小鼠在标准实验条件下饲养，自由地摄食和饮水，温度控制在（25±2）℃，湿度控制在 60%±10%，于 12h 白天和 12h 黑夜循环的环境中适应性饲养一周。所有的动物严格按照《实验动物管理和使用指南》进行。

7.2 实验方案

所有小鼠被随机地分为五组：空白组（normal）、AGB 组（300mg/kg）、模型组（cisplatin）、AGB 低剂量组（150mg/kg）和 AGB 高剂量组（300mg/kg）。AGB 使用 0.05％羧甲基纤维素钠（CMC-Na）溶解，AGB 给药组剂量按照小鼠每天体重的 10 mL/kg 进行口服灌胃，空白组和模型组灌胃相同体积的生理盐水，连续灌胃 10 天，第七天末次给药 1 h 后，除空白组外，所有小鼠一次性腹腔注射 20mg/kg 顺铂诱导急性肾损伤。顺铂造模 72 h 后，小鼠眼眶静脉丛取血，小鼠血清和组织样本被迅速采集，血清在 4℃温度 3500r/min 转速条件下离心两次，每次 10min。右肾迅速冷冻在液氮中，储存于 -80℃用于生化指标检测，左肾固定于 4％中性甲醛溶液中，用于组织病理学分析。肾脏被收集和称重，肾脏指数（mg/g）＝肾脏重量/小鼠体重。

7.2.1　血清中肾功指标检测

血清中 BUN 和 CRE 的水平分别采用脲酶法和肌氨酸氧化酶法测定，按照试剂盒说明书进行。

7.2.2　血清中炎症因子的测定

小鼠血清中炎症因子 TNF-α 和 IL-1β 水平采用 ELISA 法测定；使用酶标仪在 450nm 波长处采用比色法测定 OD 值并计算含量，所有测定按照试剂盒说明书进行操作。

7.2.3　肾组织中氧化指标的测定

组织中 GSH 和 SOD 的含量采用二硫代对硝基苯法和钼酸铵法测定；组织中 MDA 的水平采用硫代巴比妥酸反应物质（TBARS）法检测，均按照试剂盒说明书进行操作；酶标仪相应波长处比色测定 OD 值，计算含量。

7.2.4　H&E 染色分析

将固定在 4％中性甲醛中的组织切成 5μm 厚的切片，将其脱水并用石蜡固定。根据实验室早前的方法，用苏木精-伊红对切片进行组织病理学分析。在皮质髓质交界处的 10 个不同领域对炎症浸润和肾小管坏死进行评分来评估肾小管损伤。由病理学家以 5 分制给组织病理学变化评分：0＝无损伤，1＝10％，2＝10％～25％，3＝25％～50％，4＝50％～75％，5＝超过 75％。

7.2.5　Hoechst 33258 染色分析

Hoechst 33258 染色分析如前所述，将 5μm 厚度的肾脏切片根据说明书步骤进行染色，在 PBS 中洗涤 3 次，每次 10min。染色结束后于荧光显微镜下观察。

7.2.6 TUNEL 染色分析

为了评估肾小管细胞凋亡，采用末端脱氧核苷酸转移酶介导的缺口末端标记的（TUNEL）方法。简言之，用来自 Roche Applied Science（中国上海）的 TUNEL 细胞凋亡检测试剂盒进行 TUNEL 染色分析。显微镜下观察 TUNEL 阳性染色图。

7.2.7 免疫组织化学染色

石蜡切片使用二甲苯和梯度乙醇去石蜡和再水化。将切片在 3% 过氧化氢中温育以猝灭内源性过氧化物酶的活性。随后，依次将载玻片置于柠檬酸盐缓冲液中，并在 100℃ 加热修复抗原，Tris-缓冲盐水（TBS 0.01mol/L，pH 7.4）冲洗 3 次，每次 10min。进而在 1% 牛血清蛋白（BSA）中温育 60min，孵育一抗 Bax（1∶200）、COX-2（1∶200）、iNOS（1∶200）和 Bcl-2（1∶200）4℃ 过夜。第二天转至室温后，用辣根过氧化物酶缀合的二抗温育切片。PBS 洗涤，二氨基联苯胺过氧化氢孵育切片，苏木精复染。在光学显微镜下拍摄图像。使用 Image-Pro Plus 6.0 软件分析细胞阳性表达强度。

7.2.8 免疫荧光染色分析

免疫荧光染色步骤部分同上所述。所有切片在 4℃ 下与一抗 4-HNE（1∶200）和 CYP2E1（1∶200）一起温育过夜，随后通过 DyLight 488 标记的二抗孵育。用 4′,6-二脒基-2-苯基吲哚（DAPI）进行细胞核染色。荧光显微镜下观察免疫荧光染色的程度，Image-Pro Plus 6.0 软件测定免疫荧光强度。

7.2.9 Western Blot 分析

用放射性免疫沉淀测定（RIPA）缓冲液提取总蛋白质，根据先前方法用 BCA 试剂盒测定蛋白质浓度。随后将蛋白用 10% SDS 聚丙烯酰胺凝胶分离并转移到聚偏二氟乙烯（PVDF）膜上。转移后将膜在室温下用 3% BSA 封闭 1.5 h，并与一抗在 4℃ 下孵育过夜，转天使用 TBST 漂洗 3 次，每次 5min，并与第二抗体孵育。最后，ECL 显影，所得条带通过光密度值定量分析。

7.2.10 数据统计分析

数据表示为平均值±标准偏差（SD）。所有统计分析均采用 SPSS 软件分析。单因素方差分析（ANOVA）评估组间差异。$P<0.05$ 被认为有统计学意义，使用 GraphPad Prism 6.0.4 软件分析图表。

7.3　结果

7.3.1　AGB 对小鼠体重、肾指数和肾功的影响

为了研究 AGB 对 cisplatin 诱发的肾功能损伤的影响，在单次注射顺铂（20mg/kg）72h 后测定了血清中 CRE 和 BUN 的含量。通过 AGB 给药改善了 cisplatin 注射后血清中 CRE 和 BUN 水平及肾脏指数的升高以及小鼠体重的减轻。此外，单独给药组结果显示，连续口服 10 天的 AGB 小鼠对 CRE、BUN、体重和肾脏指数无明显影响（$P<0.05$ 或 $P<0.01$）（图 3-7-1）。

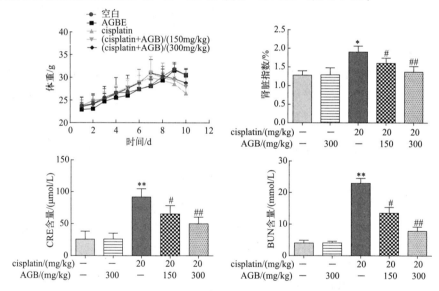

图 3-7-1　AGB 对 cisplatin 诱导的小鼠体重、肾指数、血清肌酐和尿素氮的影响

cisplatin—顺铂模型组；cisplatin＋AGB—顺铂＋西洋参果总皂苷

组间比较各项数据以平均值±SD 表示，$n=8$；与空白组比较＊为 $P<0.05$，＊＊为 $P<0.01$；

与顺铂组比较＃为 $P<0.05$，＃＃为 $P<0.01$

7.3.2　AGB 对小鼠体内氧化应激的影响

在 cisplatin 模型组中 GSH 和 SOD 含量明显降低，而脂质过氧化产物 MDA 含量明显高于空白组。如图 3-7-2 所示，AGB 预处理后降低了 MDA 水平，恢复了抗氧化能力，与模型组相比 GSH 和 SOD 水平明显升高。这些结果显示了 AGB 通过上调抗氧化酶活性来减轻 cisplatin 诱导的氧化应激损伤（$P<0.05$ 或 $P<0.01$）。

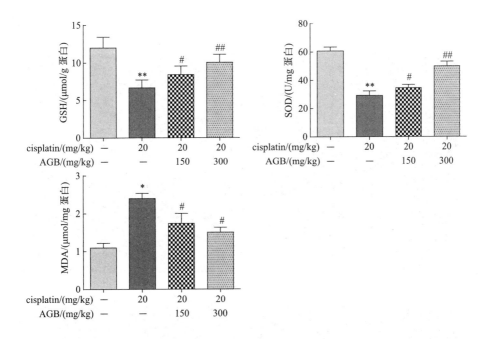

图 3-7-2　AGB 对 cisplatin 诱导的肾组织中 GSH、 SOD 和 MDA 水平的影响

cisplatin—顺铂；cisplatin＋AGB—顺铂＋西洋参总皂苷；GSH—谷胱甘肽；

SOD—超氧化物歧化酶；MDA—丙二醛

组间比较各项数据以平均值±SD 表示，$n=8$；与空白组比较 * 为 $P<0.05$，** 为 $P<0.01$；

与 cisplatin 组比较 ♯ 为 $P<0.05$，♯♯ 为 $P<0.01$

4-HNE 是脂质过氧化的产物之一，它被认为是自由基生成的指标。与空白组相比，顺铂组肾组织中 4-HNE 明显表达，AGB 预处理可减弱其表达水平。同时，这些结果显示空白组和 AGB 处理的小鼠组（300mg/kg）中 CYP2E1 代谢酶的表达水平较低，顺铂处理后其表达水平明显升高。以上结果表明 AGB 预给药改善了顺铂诱发的小鼠氧化应激损伤（$P<0.05$ 或 $P<0.01$）（图 3-7-3）。

7.3.3　AGB 对小鼠组织病理学变化的影响

与空白组和 AGB 组相比，cisplatin 组明显观察到炎性浸润和肾小管坏死（图 3-7-4）。然而，AGB（300mg/kg）有效改善了 cisplatin 诱导的病理改变，显示出正常肾小管的状态，以及肾组织中无炎性浸润细胞和坏死（$P<0.05$ 或 $P<0.01$）。

7.3.4　AGB 对顺铂诱导的细胞凋亡的影响

本研究通过 Hoechst 33258 染色检测了肾小管细胞凋亡程度。分析结果显

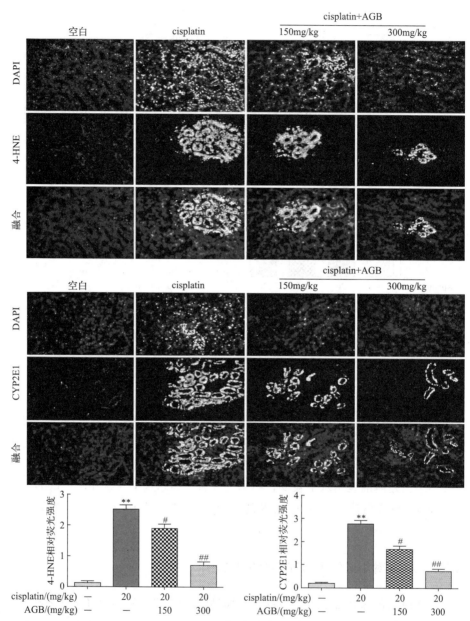

图 3-7-3　AGB 对 cisplatin 诱导的 4-HNE 和 CYP2E1 表达水平的影响

cisplatin—顺铂；cisplatin＋AGB—顺铂＋西洋参果总皂苷；4-HNE—4-羟基壬烯酸；

CYP2E1—细胞色素 P450 家族成员 2E1

组间比较各项数据以平均值±SD 表示，$n=8$；与空白组比较＊＊为 $P<0.01$；

与顺铂组比较 ＃ 为 $P<0.05$，＃＃ 为 $P<0.01$

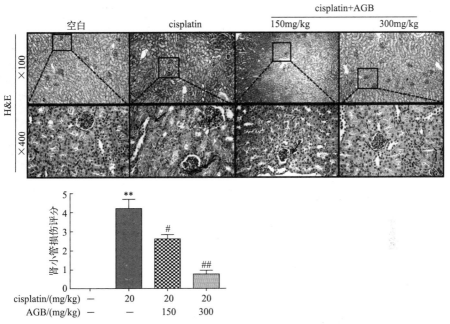

图 3-7-4　AGB 对小鼠肾组织形态及组织病理学的影响

cisplatin—顺铂；cisplatin＋AGB—顺铂＋西洋参果总皂苷

组间比较各项数据以平均值±SD 表示，$n=8$；与空白组比较＊＊为 $P<0.01$；

与顺铂组比较＃为 $P<0.05$，＃＃为 $P<0.01$

示，cisplatin 组的核碎裂和缩合明显较高（图 3-7-5），而与 cisplatin 组比较，AGB 预给药组细胞核出现圆形核，荧光强度和常规轮廓均匀。同时，通过 TUNEL 染色分析结果显示，cisplatin 组中肾小管上皮细胞凋亡较多，而在低剂量 AGB 治疗 10 天后，TUNEL 阳性细胞数量减少，高剂量组中凋亡细胞明显降低，几乎恢复到正常组状态（$P<0.05$ 或 $P<0.01$）（图 3-7-6）。

为了进一步验证 AGB 对 cisplatin 诱导的肾细胞凋亡的保护作用，我们采用免疫组织化学和 Western blot 方法检测了肾组织中 Bax、Bcl-2、cyto-chrome c 和活化的 caspase-3 的蛋白表达水平。免疫组化结果显示，与空白组相比，cisplatin 处理明显提高了 Bax、iNOS、COX-2 的表达水平，降低了 Bcl-2 的表达水平；Western blot 分析表明，cisplatin 可使 Bax、cleaved caspase-3、cytochrome c 蛋白表达增强，并抑制 Bcl-2 蛋白表达，而这些变化通过 AGB 预处理得到了有力的改善。以上结果表明，AGB 对 cisplatin 诱导的小鼠肾组织细胞凋亡具有显著的抑制作用（$P<0.05$ 或 $P<0.01$）（图 3-7-7 和图 3-7-8）。

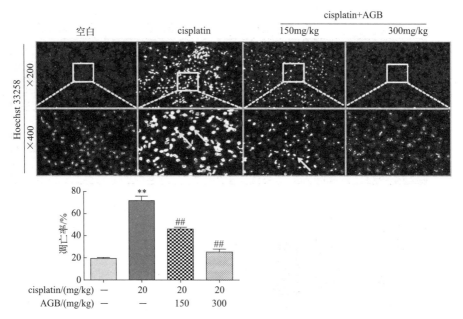

图 3-7-5　AGB 对 cisplatin 诱导的细胞凋亡的影响（Hoechst 33258 染色）

cisplatin—顺铂；cisplatin＋AGB—顺铂＋西洋参果总皂苷

组间比较各项数据以平均值±SD 表示，$n = 8$；与空白组比较✱✱为 $P < 0.01$；

与顺铂组比较♯为 $P < 0.05$，♯♯为 $P < 0.01$

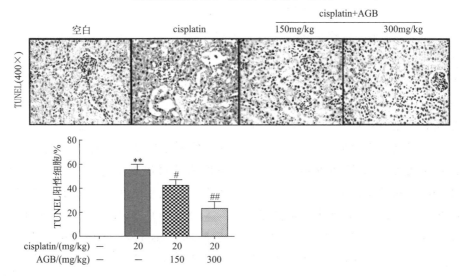

图 3-7-6　AGB 对 cisplatin 诱导的细胞凋亡的影响（TUNEL 染色）

cisplatin—顺铂；cisplatin＋AGB—顺铂＋西洋参果总皂苷

组间比较各项数据以平均值±SD 表示，$n = 8$；与空白组比较✱✱为 $P < 0.01$；

与顺铂组比较♯为 $P < 0.05$，♯♯为 $P < 0.01$

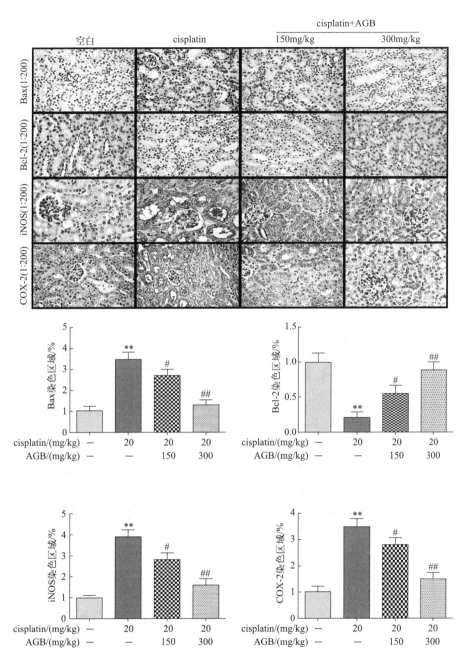

图 3-7-7 AGB 对 cisplatin 诱导的 Bax、 Bcl-2、 COX-2 和 iNOS 表达水平的影响

cisplatin—顺铂；cisplatin＋AGB—顺铂＋西洋参果总皂苷

组间比较各项数据以平均值±SD 表示，$n=8$；与空白组比较＊＊为 $P<0.01$；

与模型组比较 ♯ 为 $P<0.05$，♯♯ 为 $P<0.01$

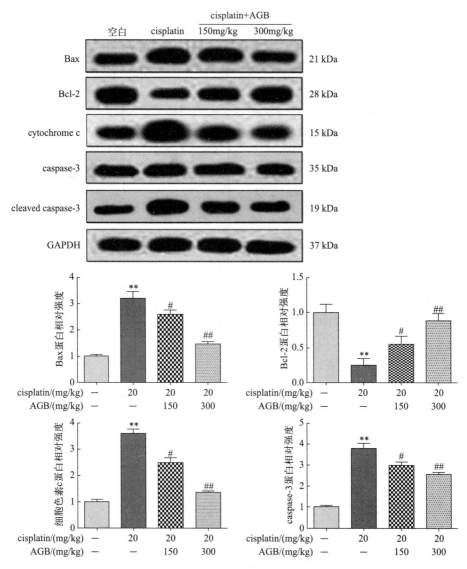

图 3-7-8　AGB 对 cisplatin 诱导的 Bax、Bcl-2 和 cleaved caspase-3 蛋白表达水平的影响

cisplatin—顺铂；cisplatin＋AGB—顺铂＋西洋参果总皂苷；cytochrome c—细胞色素 c；

caspase-3—半胱氨酸蛋白酶 3；cleaved caspase-3—天冬氨酸特异性半胱氨酸蛋白酶

组间比较各项数据以平均值±SD 表示，$n=8$；与空白组比较 ** 为 $P<0.01$；

与 cisplatin 组比较 ♯ 为 $P<0.05$，♯♯ 为 $P<0.01$

7.3.5　AGB 对顺铂诱导的 MAPK 信号通路激活的影响

MAPK 信号通路在介导 cisplatin 诱发的肾毒性中起着至关重要的作用。在研究 MAPK 通路活化时，包括 JNK MAPK，p38 MAPK 和 ERK MAPK 在 cisplatin 诱发的肾小管细胞死亡中的作用，我们可以观察到 JNK 和 p38 的磷酸化形式有明显的表达，而没有观察到磷酸化的 ERK 的表达。与空白组相比，cisplatin 组 p-JNK 和 p-p38 的蛋白表达显著升高，而 AGBE 预处理 10 天后的 p-JNK 和 p-p38 表达水平呈剂量性依赖方式降低（$P < 0.01$ 或 $P < 0.05$）（图 3-7-9）。

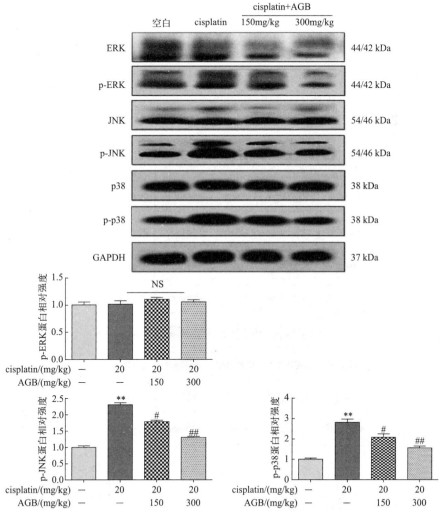

图 3-7-9　AGB 对 cisplatin 诱导的 p-ERK、p-JNK 和 p38 蛋白表达水平的影响

cisplatin—顺铂；cisplatin＋AGB—顺铂＋西洋参总皂苷；ERK—细胞外调节蛋白激酶；p-ERK—磷酸化的细胞外调节蛋白激酶；JNK—c-Jun 氨基末端激酶；p-JNK—磷酸化的 c-Jun 氨基末端激酶；p38（MAPK）—p38 丝裂原活化蛋白激酶；p-p38（MAPK）—磷酸化 p38 丝裂原活化蛋白激酶

组间比较各项数据以平均值±SD 表示，$n = 8$；与空白组比较** 为 $P < 0.01$；

与 cisplatin 组比较♯ 为 $P < 0.05$，♯♯ 为 $P < 0.01$

7.3.6　AGB 对顺铂诱导的 NF-κB 信号活化的影响

考虑到 NF-κB 可以调节促炎细胞因子的转录，本实验通过 Western blot 评估了 cisplatin 处理后显著升高的 IKKα、IKKβ、IκBα 和 NF-κB 的磷酸化水平。在 AGB 组（300mg/kg）的肾组织中这些蛋白水平表达较弱，显示几乎没有炎症反应（图 3-7-10）。此外，为了评估 AGB 对炎性细胞因子和介质表达水平的抑制作用是否与其对 NF-κB 信号通路的影响有关，我们又对促炎症细胞因子 TNF-α、IL-1β 水平相关蛋白水平进行了测定。结果显示，注射 cisplatin 后，TNF-α 和 IL-1β 水平显著高于空白组（图 3-7-11），而 AGB 有效地降低了它们的水平（$P<0.01$ 或 $P<0.05$）。

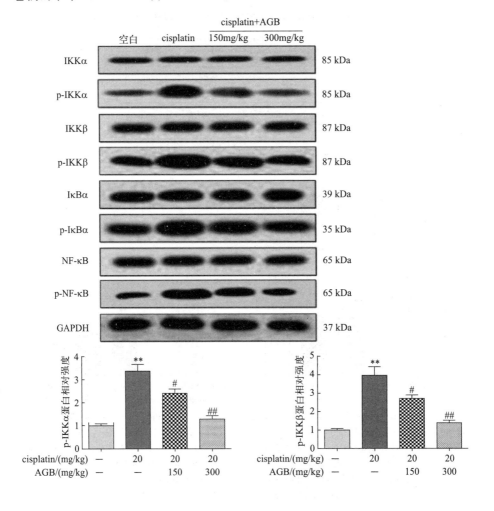

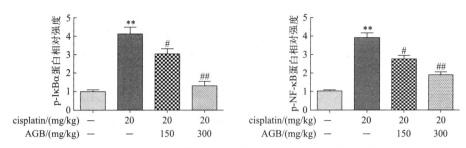

图 3-7-10　AGB 对 cisplatin 诱导的 p-IKKα、 p-IKKβ、 p-IκBα 和 NF-κB 蛋白表达水平的影响

cisplatin—顺铂；cisplatin＋AGB—顺铂＋西洋参果总皂苷；IKKα—κB 抑制蛋白激酶 α；p-IKKα—磷酸化

κB 抑制蛋白激酶 α；IKKβ—磷酸化 κB 抑制蛋白激酶 β；IκBα—核因子 κB（NF-κB）的抑制蛋白；

p-IκBα—磷酸化核因子 κB（NF-κB）的抑制蛋白；GAPDH—3-磷酸甘油醛脱氢酶

组间比较各项数据以平均值±SD 表示，$n=8$；与空白组比较＊＊为 $P<0.01$；

与 cisplatin 组比较 ♯ 为 $P<0.05$， ♯♯ 为 $P<0.01$

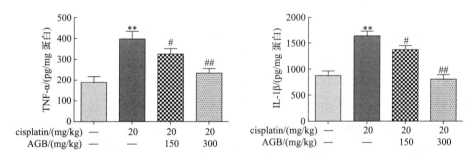

图 3-7-11　AGB 对小鼠肾损伤炎症因子 TNF-α 和 IL-1β 水平的影响

cisplatin—顺铂；cisplatin＋AGB—顺铂＋西洋参果总皂苷；TNF-α—肿瘤坏死因子-α；

IL-1β—白细胞介素-1β

组间比较各项数据以平均值±SD 表示，$n=8$；与空白组比较＊＊为 $P<0.01$；

与顺铂组比较 ♯ 为 $P<0.05$， ♯♯ 为 $P<0.01$

7.4　讨论

　　肾毒性是 cisplatin 在临床使用中最常见的副作用之一，控制 cisplatin 诱导的肾毒性以提高含 cisplatin 化疗方案的安全性和有效性是必要的。另外，开发预防和治疗 cisplatin 引起的肾毒性的新预防策略，并确定其作用机制也是非常重要的。西洋参的地上部分，作为非传统的药用成分，其浆果提取物相对容易且成本较低。为了提高西洋参地上部分的利用率，本实验通过评估 AGB 给药对 cisplatin 诱发的小鼠肾毒性的肾保护作用，为临床治疗急性肾损伤提供科学依据。人参皂苷是西洋参果实中的主要活性成分，曾被报道具有多种药理活性。先前研究表明人参皂苷 Rb3 通过抑制体内 ROS 的过量产生来减轻氧化应激，而且人参皂苷 Rd 的潜在抗凋亡机制是通过抑制 ASK1-JNK 途径实现的，另外，人参皂苷 Re 通过抑制小鼠中的 IKK-β 磷酸化和 NF-κB 激活来改善炎症。因此，推测西洋参果总皂苷可能为小鼠治疗 cisplatin 所致的肾损伤提供了新的治疗途径，本研究结果表明 AGB 在小鼠体内的肾毒性中具有明显的缓解作用，主要集中在 ROS 介导的 MAPK 和 NF-κB 信号通路的激活上。

目前的研究结果表明，cisplatin 进入机体导致小鼠出现典型的临床症状和病理改变，如细胞坏死、炎症浸润、肾脏指数升高和体重减轻。此外，cisplatin 模型组与空白组相比，CRE 和 BUN 水平显著升高，表明肾小球滤过率降低。AGB 预给药 10 天后，这些症状和肾脏损害的病理改变明显改善。以上结果表明 cisplatin 肾损伤小鼠模型成功建立，AGB 对 cisplatin 诱发的肾毒性有改善作用。

氧化应激在 cisplatin 诱发的肾毒性的病理生理学中起着重要作用。先前的报道显示 cisplatin 注射后导致过量的自由基产生，包括羟基自由基和超氧阴离子，进一步导致肾脏的氧化损伤和脂质过氧化（LPO）。此外，cisplatin 致抗氧化防御系统失衡同时伴随着 SOD 和 GSH 含量的降低以及 MDA 水平的明显升高。AGB 预处理 10 天后分别显著抑制了 MDA 水平的升高以及 GSH 和 SOD 含量的下降；4-HNE 是氧化应激中脂质过氧化的最终产物，一种高度反应性的醛，它能改变细胞成分并诱导细胞毒性。同时，CYP2E1 介导的 cisplatin 诱导产生 ROS，包括过氧化氢和羟基自由基。这些发现与以前的报道一致，证实了药物代谢酶 CYP2E1 对 Cisplatin 诱发的肾损伤起着重要作用。此外，免疫荧光分析结果显示，空白组和 AGB 给药（300mg/kg）组中 4-HNE 和 CYP2E1 的表达水平较低，而在 cisplatin 处理后的表达水平显著升高，AGB 低、高剂量组分别呈剂量依赖性方式降低。上述结果表明 AGB 可以通过抑制氧化应激损伤恢复其抗氧化能力。

越来越多的证据表明 cisplatin 诱导的肾细胞凋亡的病理过程与许多炎性细胞因子和介质（如 TNF-α 和 IL-1β）的释放有关。ROS 在肾小管间质炎症以及 NF-κB 和 MAPK 的活化中发挥了主导作用。NF-κB 与 cisplatin 诱发的肾脏炎症过程有关，通过调节促炎细胞因子和炎症介质的含量发挥作用。另外，NF-κB 活性在细胞质中被指定的抑制剂 IκB 抑制。激活后，IκB 被 IKKα 和 IKKβ 迅速去除，激活的 NF-κB 被释放并转移到细胞核，在细胞核激活靶基因的转录。免疫蛋白印迹 Western blot 结果显示 AGB 通过抑制 IKKα、IKKβ 和

IκBα 的活化来抑制 NF-κB 活化。此外，NF-κB 依赖性炎性细胞因子介质含量的升高明显受到抑制。同时，AGB 降低了 iNOS 和其他诱导型基因的表达，如 COX-2，它是 COX 的一种诱导形式，可以在组织损伤中出现。已被证实 COX-2 在 cisplatin 诱发的肾毒性中起着至关重要的作用，此外，COX-2 和 iNOS 在炎症部位显著表达，同时两者表现出协同作用加速了炎症反应。本研究结果显示，通过各种刺激而诱导的磷酸化 IKKα、IKKβ、IκBα、NF-κB 和 COX-2、iNOS、TNF-α、IL-β 以及包括生长因子和细胞因子，其在正常组织中的表达是微乎其微的，而在 cisplatin 诱导的炎症状态下显著增加。AGB 预先给药 10 天后，这些蛋白质的表达水平明显下降。总之，以上结果表明，AGB 可能作为一种抗炎药物在 cisplatin 诱发的急性肾损伤中发挥作用。

促凋亡蛋白 Bax 和抗凋亡蛋白 Bcl-2 可以调控 cisplatin 诱导的线粒体凋亡途径。研究发现，cisplatin 进入机体后，Bax 基因被激活以提高 Bax 蛋白的表达。此外，Bax 蛋白在构象改变后与线粒体膜结合，引起线粒体 cytochrome c 的解除，最终加速细胞凋亡。此外，细胞凋亡的内在信号通常集中在线粒体，特别是 cytochrome c 上，它被认为是一个重要的易感凋亡指标。线粒体膜外的孔隙形成和通透性转换孔的开放是调节 cytochrome c 释放的机制。同时，抗凋亡蛋白 Bcl-2 通过一系列抑制 cytochrome c 释放的方式稳定线粒体膜电位，从而阻止细胞凋亡的线粒体途径。

cisplatin 诱导肾毒性的另一个中心机制是通过诱导半胱天冬酶的激活而产生的促凋亡效应。众所周知，细胞内半胱氨酸蛋白酶家族中的半胱氨酸蛋白酶在细胞凋亡的过程中对于激活半胱氨酸天冬氨酸蛋白酶 3 是必不可少的。caspase-3 是一种导致细胞骨架分解、细胞核凋亡和与细胞凋亡相关的其他细胞变化的基本凋亡调节因子。在目前的研究中，我们通过免疫组织化学和 Western blot 检测了 caspase-3、cytochrome c、Bax、Bcl-2 蛋白的表达水平。这些结果显示，顺铂模型组的 caspase-3、cytochrome c、Bax 蛋白表达水平明显高于空白组，进一步提示了肾小管细胞凋亡的特点。以上结果证实，近端肾小管细胞凋亡是继 cisplatin 后的主要病理改变。AGB 预处理使这些蛋白水平的升高明显降低。同时，TUNEL 染色和 Hoechst 33258 染色分析显示，与 cisplatin 对照组相比，AGB 能显著降低凋亡率。综上所述，AGB 可以减轻肾脏组织的凋亡，并对小鼠急性肾毒性有很好的缓解作用。

cisplatin 进入机体后产生的 ROS 激活了介导坏死和凋亡的下游蛋白，尤其丝裂原活化蛋白激酶（MAPK）家族蛋白。MAPK 家族由三个主要的丝氨酸/苏氨酸激酶蛋白组成，包含 c-Jun N-末端激酶（JNK）、细胞外信号调节激酶（ERK）和 p38，它们与细胞增殖和分化以及与炎症、细胞凋亡和细胞死亡有很大关系。之前的研究表明，在 cisplatin 处理后激活 MAPK 家族的成员 JNK、ERK 和 p38 进一步导致肾细胞死亡。有研究证明通过 p-JNK MAPK 的活化加剧了肾功能损伤，引起了 cisplatin 治疗后的细胞凋亡和肾小管炎症，显示了 JNK 在肾毒性中的机制。同时，p38 MAPK 活化的阻断减弱了 cisplatin 介导的肾脏氧化应激、炎症和细胞凋亡。此外也有研究表明，cisplatin 注射后引起磷酸化 ERK MAPK 在肾近端小管上皮细胞线粒体中的积累。因此，MAPK 通路可以作为一个新的潜在靶点来探索新的治疗干预措施，以减轻 cisplatin 诱发的小鼠肾损伤。在我们的研究中，给予小鼠 cisplatin 后，p-JNK 和 p38 在肾组织中的表达升高，AGB 预给药 10 天后减少了磷酸化的形成以及减弱了凋亡途径的激活。尽管先前报道了 ERK 在几种 cisplatin 诱导的急性肾损伤中的活化，但在 cisplatin 组中 cisplatin 注射后我们没有发现 ERK 的表达，这种原因可能与不同的实验方案有关。此外，用高浓度 cisplatin 持续激活 p-JNK 和 p-p38 可能抑制 p-ERK 活化。

7.5　小结

综上所述，本研究通过建立 cisplatin 诱导小鼠急性肾损伤模型来探究了 AGB 的药理作用，其机制可能是抑制 ROS 介导的 MAPK 和 NF-κB 信号通路，并抑制氧化应激、炎症以及细胞凋亡的产生而发挥保护作用，然而，这种作用的具体机制仍不清楚，因此，进一步研究以全面地评价 AGB 对 cisplatin 诱导肾毒性的保护作用是很有必要的，同时也为人参、西洋参非传统药用部位的综合开发利用以及活性探索提供新的思路。

参考文献

［1］ 李珂珂，杨秀伟．人参茎叶化学成分的研究进展［J］．中国现代中药，2012，14（1）：47-50.

［2］ 孙彦君．人参果中非皂苷类活性物质的研究［D］．长春：吉林农业大学，2006.

［3］ 刘伟，刘永博，王梓，等．人参的化学成分与转化机理研究进展［J］．吉林农业大学学报：1-11
［2022-11-14］.

［4］ Khan Z M, Real A M, Marsiglia W M, et al. Structural basis for the action of the drug tra-
metinib at KSR-bound MEK［J］. Nature, 2020. Doi: 10. 1038/s41586-020-2760-4.

［5］ Durairajanayagam D, Agarwal A, Ong C, et al. Causes, effects and molecular mechanisms
of testcular heat stress［J］. Reprod Biomed Online, 2015, 30（1）: 14-27.

［6］ Li M X, Zhao S F, Lu Z, et al. High-temperature bulk metallic glasses developed by combi-
natorial methods.［J］. Nature, 2019, 569（7754）: 99-103.

［7］ Lin C, Shin D G, Park S G, et al. Curcumin dose-dependently improves spermatogenic dis-
orders induced by scrotal heat stress in mice［J］. Food Funct, 2015, 6（12）: 3770 – 3777.

［8］ 李珂珂，弓晓杰．人参花蕾的皂苷类化学成分研究［J］．中国中药杂志，2019，44（12）：
2519-2531.

［9］ Fang X, Wang L, Ishikawa R, et al. Arabidopsis FLL2 promotes liquid-liquid phase separa-
tion of polyadenylation complexes［J］. Nature, 2019, 569（7755）: 265-269.

［10］ Guo M, Guo G, Xiao J, et al. Ginsenoside Rg3 stereoisomers differentially inhibit vascular
smooth muscle cell proliferation and migration in diabetic atherosclerosis［J］. J Cell Mol
Med. 2018, 22（6）: 3202 – 3214.

［11］ 张淼，秦昆明，李伟东，等．人参炮制过程中化学成分变化及机制研究［J］．中国中药杂志，
2014，39（19）：3701-3706.

［12］ Gasparrini A, Armstrong B. The impact of heat waves on mortality［J］. Epidemiology,
2011, 22（1）: 68-73.

［13］ Lee C K, Park K K, Chung A S, et al. Ginsenoside Rg3 enhances the chemosensitivity of
tumors to cisplatin by reducing the basal level of nuclear factor erythroid 2-related factor 2-
mediated heme oxygenase-1/NAD（P）H quinone oxidoreductase-1 and prevents normal tis-
sue damage by scavenging cisplatin-induced intracellular reactive oxygen species［J］.
Food Chem Toxicol, 2012, 50（7）: 2565-2574.

［14］ 李伟，李新殿，王梓，等．20（R）-人参皂苷 Rg3 的制备方法及其在制备热应激致生精损伤药
物中的应用［P］．中国专利，ZL 201910608981. 0, 2019: 1-15.

［15］ Xun W, Shi L, Cao T, et al. Dual functions in response to heat stress and spermatogenes-
sis: Characterization of expression profile of small heat shock proteins 9 and 10 in goat tes-
tis［J］. Biomed Res Int, 2015, 686239.

［16］ 丁原全，邵丽．认知功能障碍的中医药治疗进展［J］．中国疗养医学，2019，28（1）：45-47.

［17］ Tang KS. The cellular and molecular processes associated with scopolamine-induced memo-
ry deficit: A model of Alzheimer's biomarkers［J］. Life Sci, 2019, 233: 116695-116703.

［18］ Uzun S, Kozumplik O, Folnegović-Smalc V. Alzheimer's dementia: Current data re-
view. Coll Antropol［J］. 2011. 35（4）: 1333-1337.

［19］ 杨雨．西洋参茎叶皂苷类化学成分的研究［D］．北京：中国农业科学院，2014.

［20］ 汪亚菁，苏宁，金建明．西洋参茎叶化学成分研究进展［J］．中国现代中药，2016，18（9）：1224-1229.

［21］ 李伟，林向辉，林晓熙，等．一种化合物 20（R）-人参皂苷 Rg3 的高效制备分离方法［P］．中国专利，CN110229208A，2019：1-12.

［22］ Mignotte B, Vayssiere J L. Mitochondria and apoptosis［J］. Febs Journal, 2010, 252（1）: 1-15.

［23］ 王蕾．西洋参果皂苷成分研究［D］．北京：中国农业科学院，2008.

［24］ 王蕾，高俊康，王英平．中压色谱快速制备西洋参果人参皂苷的研究［J］．特产研究，2007（4）：39-41.

［25］ 孙成贺．西洋参果中主要人参皂苷规模化制备及其抗虫等活性研究［D］．北京：中国农业科学院，2016.

［26］ Kim M K, Cha K M, Hwang S Y, et al. Pectinase-treated *Panax ginseng* protects heat stress-induced testicular damage in rats［J］. Reproduction, 2017, 153（6）: 737-747.

［27］ Xiang C, Du Y, Meng G, et al. Long-term functional maintenance of primary human hepatocytes in vitro［J］. Science, 2019, 364（6438）: 399-402.

［28］ 李阳，王昕，张珈宁．人参皂苷在人参药食同源应用中的研究进展［J］．食品研究与开发，2015，36（15）：159-163.

［29］ Park J D, Rhee D K, Lee Y H. Biological activities and chemistry of saponins from *Panax ginseng* C. A. Meyer［J］. Phytochem Rev, 2005, 4（2-3）: 159-175.

［30］ Zhang H M, Li S L, Zhang H, et al. Holistic quality evaluation of commercial white and red ginseng using a UPLC-QTOF-MS/MS-based metabolomics approach［J］. J Pharm Biomed Anal, 2012, 62: 258-273.

［31］ Zhao Q, Zhao N, Ye X T, et al. Rapid discrimination between red and white ginseng based on unique mass-spectrometric features［J］. J Pharm Biomed Anal, 2019, 164（3）: 202-210.

［32］ Kim B G, Choi S Y, Kim M R, et al. Changes of ginsenosides in Korean red ginseng（*Panax ginseng*）fermented by *Lactobacillus plantarum* M1［J］. Process Biochem, 2010, 45（8）: 1319-1324.

［33］ Huang A C, Jiang T, Liu Y X, et al. A specialized metabolic network selectively modulates *Arabidopsis* root microbiota［J］. Science, 2019, 364（6440）: 6389-6399.

［34］ 陈华英，张跃飞，金若敏．对乙酰氨基酚肝毒性生物标志物的研究进展［J］．中国药理学与毒理学杂志，2015，29（1）：147-152.

［35］ 李大伟，陆天飞，华相伟，等．对乙酰氨基酚诱导的小鼠药物性肝损伤的模型研究［J］．中国细胞生物学学报，2014，36（6）：805-809.

［36］ 王均琪，葛莎莎，张明烁，等．中药有效成分调控细胞自噬的研究进展［J/OL］．中国中药杂志：1-10［2020-09-16］. http://kns.cnki.net/kcms/detail/11.2272.R.20200728.1723.008.html.

［37］ Cover C, Mansouri A, Knight T R, et al. Peroxynitrite-induced mitochondrial andendonuclease-mediated nuclear DNA damage in acetaminophen hepatotoxicity［J］. J Pharmacol Exp Ther, 2005, 315（2）: 879-887.

［38］ 安琪，郭梅，申亚君，等．西洋参蒸制前后人参皂苷类成分变化及活性比较研究［J/OL］．中国中药杂志：1-10［2020-09-16］. https://doi.org/10.19540/j.cnki.cjcmm.20200622.306.

［39］ Boulares, A H, Zoltoski, A J, Stoica, B A, et al. Acetaminophen induces a caspase-dependent and Bcl-xl sensitive apoptosis in human hepatoma cells and lymphocytes［J］. Pharmacol Toxicol. 2002,（90）: 38 – 50.

［40］ 张启龙，聂克．顺铂致肾损伤中炎症介质作用机制的研究进展．［J］．山东医药，2016，56（11）：90-92.

［41］ 刘伟，李伟．我国人参加工炮制和产业化发展现状与展望［J］．吉林农业大学学报：1-11
［2022-12-20］．

［42］ Wang J, Hu M, Wang J, et al. Reconstitution and structure of a plant NLR resistosome conferring immunity［J］. Science, 2019, 364（6435）: 5870-5880.

［43］ Dasari S, Tchounwou P B. Cisplatin in cancer therapy: molecular mechanisms of action［J］. Eur J Pharmacol. 2014（740）: 364 - 378.

［44］ Liu S J, Zhou S W. Panax notoginseng saponins attenuated cisplatin-induced nephrotoxicity［J］. Acta Pharmacol Sin, 2000（21）: 257 - 260.

［45］ 刘惠卿，刘国声，刘铁城，等．西洋参茎叶中挥发油成分的研究［J］．中药材，1988（3）:
37-38.

［46］ 王金辉，侯柏玲，李铣，等．西洋参茎叶中的一种木脂素［J］．中草药，2001（1）: 17-19.

［47］ 左甜甜，李威威，李雪，等．人参中1个新的齐墩果酸型皂苷［J］．中草药，2020，51（14）:
3623-3632.

［48］ Lee S M, Bae B S, Park H W, et al. Characterization of Korean Red ginseng（Panax ginseng Meyer）: history, preparation method, and chemical composition［J］. J Ginseng Res, 2015, 39（4）: 382-91.

［49］ 李向高，鲁歧，富力，等．西洋参果化学成分的研究［J］．吉林农业大学学报，1998（2）: 8-13.

［50］ 赵晖，苗明三．中药非传统药用部位综合利用的分析与思考［J］．中华中医药杂志，2019，34
（8）: 3589-3591.

［51］ 刘晟，付双，张国荣，等．中药人参二醇组皂苷研究进展［J］．中国中医药现代远程教育，
2020，18（8）: 144-146.

［52］ Wang J S, Yin H J, Guo C Y, et al. Influence of high blood glucose fluctuation on endothelial function of type 2 diabetes mellitus rats and effects of Panax quinquefolius, saponin of stem and leaf［J］. Chin J Int Med, 2013, 19（3）: 217-222.

［53］ 汪亚菁，苏宁，金建明．西洋参茎叶化学成分研究进展［J］．中国现代中药，2016，18（9）:
1224-1229.

［54］ 李晓青，田雅娟，杜娟，等．一测多评法测定人参花中7种人参皂苷含量［J］．中草药，
2019，50（24）: 6120-6124.

［55］ 许凌巧，王安琪，何正有，等．提高人参茎叶皂苷中稀有人参皂苷含量的工艺［J］．食品工
业，2020，41（2）: 50-53.

［56］ Qi B, Zhang L, Zhang Z, et al. Effects of ginsenosides-Rb1 on exercise-induced oxidative stress in forced swimming mice［J］. Pharmacogn Mag, 2014（10）: 458-463.

［57］ Liu H, Shi D, Wang W, et al. Panax quinquefolium saponins inhibited immune maturation of human monocyte-derived dendritic cells via blocking nuclear factor-κB pathway［J］. J Ethnopharmacol, 2012, 141（3）: 982-988.

［58］ Potočnjak I, Domitrović R. Carvacrol attenuates acute kidney injury induced by cisplatin through suppression of ERK and PI3K/Akt activation［J］. Food Chem Toxicol, 2016, 98
（Pt B）: 251-261.

［59］ Zhong J, Gencay M M, Bubendorf L, et al. ERK1/2 and p38 MAP kinase control MMP-2, MT1-MMP, and TIMP action and affect cell migration: a comparison between mesothelioma and mesothelial cells［J］. J Cell Physiol, 2006, 207（2）: 540-552.

［60］ Shen Y H, Godlewski J, Zhu J, et al. Cross-talk between JNK/SAPK and ERK/MAPK pathways sustained activation of JNK blocks ERK activation by mitogenic factors［J］. J Biol Chem, 2003, 278（29）: 26715.

［61］ Jung K Y, Yon J M, Lin C, et al. Phospholipid hydroperoxide glutathione peroxidase is involved in the maintenance of male fertlity under cryptorchidism in mice [J]. Reprod Toxicol, 2015, 57: 73 - 80.

[62] 孙成贺. 人参果中人参皂苷分离技术及提取物 HPLC 指纹图谱研究 [D]. 北京: 中国农业科学院, 2008.

[63] 孙成贺, 王英平. HPLC-ELSD 法测定人参茎、叶、根中 7 种人参皂苷含量 [J]. 特产研究, 2009, 31（4）: 54-55+ 60.

[64] 王佳, 郑培和, 许世泉, 等. 人参、西洋参不同部位中齐墩果酸型皂苷含量的对比分析 [J]. 特产研究, 2015, 37（2）: 23-29.

[65] Liu H, Baliga R. Cytochrome P450 2E1 null mice provide novel protection against cisplatin-induced nephrotoxicity and apoptosis [J]. Kidney Inter, 2003, 63（5）: 1687-1696.

[66] Xu X F, Gao Y, Xu S Y, et al. Remarkable impact of steam temperature on ginsenosides transformation from fresh ginseng to red ginseng [J]. J Ginseng Res, 2018, 42（3）: 277-287.

[67] 邱峰, 马忠泽, 裴玉萍, 等. 人参花蕾化学成分的研究 [J]. 中国药物化学杂志, 1998, 8（3）: 205-207.

[68] Song, K I, et al, Protective effect of tetrahydrocurcumin against cisplatin-induced renal damage: in vitro and in vivo studies [J]. Planta Med, 2015. 81（4）: 286-91.

[69] 邱峰, 马忠泽, 徐绥旭, 等. 人参花蕾中的新皂苷 [J]. 中国药物化学杂志, 1998, 8（4）: 285-286.

[70] Zhang Y, Yuan F, Cao X, et al. P2X7 receptor blockade protects against cisplatin-induced nephrotoxicity in mice by decreasing the activities of inflammasome components, oxidative stress and caspase-3 [J]. Toxicol Appl Pharmacol, 2014, 281（1）: 1-10.

[71] 邵春杰, 徐景达, 姜锡昆, 等. 人参花蕾中四环三萜皂甙的化学研究 [J]. 高等学校化学学报, 1984, 5（5）: 674-676.

[72] Zhang F, Li, M, Wu X, et al. 20（S）-ginsenoside Rg3 promotes senescence and apoptosis in gallbladder cancer cells via the p53 pathway [J]. Drug Des Devel Ther 2015（9）: 3969-3987.

[73] 孙成贺, 王英平, 赵士英. 适合富集人参果皂苷的大孔树脂筛选研究 [J]. 特产研究, 2008（2）: 55-57.

[74] Malik S, Suchal K, Gamad N, et al. Telmisartan ameliorates cisplatin-induced nephrotoxicity by inhibiting MAPK mediated inflammation and apoptosis [J]. Eur J Pharmacol, 2015, 748: 54-60.

[75] 王丽斐, 吕辰鹏. 人参果工业开发的研究探索 [J]. 中药材, 2016, 2（39）: 451-456.

[76] 谢蕾, 张羽师, 李卫东. 药用植物非传统药用部位开发利用现状与展望 [J]. 中药材, 2019, 42（2）: 470-473.

[77] Francescato H D, Costa R S, Da S C, et al. Treatment with a p38 MAPK inhibitor attenuates cisplatin nephrotoxicity starting after the beginning of renal damage [J]. Life Sciences, 2009, 84（17 - 18）: 590-597.

[78] 王玉帅. 人参花蕾中皂苷类成分的研究 [D]. 北京: 中国农业科学院, 2015.

[79] Wang Y S, Jin Y P, Gao W, et al. Complete 1H-NMR and 13C-NMR spectral assignment of five malonyl ginsenosides from the fresh flower buds of Panax ginseng [J]. Journal of Ginseng Research, 2016, 40: 245-250.

[80] 刘志, 王立娟, 郑毅男, 等. RP-HPLC 法测定鲜人参中丙二酰基人参皂苷的含量 [J]. 药物分析杂志, 2007（9）: 1322-1324.

[81] Liu Z, Wang C Z, Zhu X Y, et al. Dynamic changes in neutral and acidic ginsenosides with different cultivation ages and harvest seasons: identification of chemical characteristics for

Panax ginseng quality control. Molecules, 2017, 22（5）: 734-744.

［82］ 孙光芝, 王继彦, 刘志, 等. 正交试验优选人参中丙二酰基人参皂苷的提取工艺研究［J］. 中草药, 2006（8）: 1194-1195.

［83］ 孙光芝, 刘志, 张俊杰. 人参二醇组皂苷的药理学研究概况［J］. 中国农学通报, 2005（5）: 136-140.

［84］ Kim S E, Lee Y H, Park J H, et al, Ginsenoside-Rs4, a new type of ginseng saponin concurrently induces apoptosis and selectively elevates protein levels of p53 and p21WAF1 in human hepatoma SK-HEP-1 cells［J］. Eur J Cancer, 1999, 35（3）: 507-511.

［85］ Park E H, Kim Y J, Yamabe N, et al, Stereospecific anticancer effects of ginsenoside Rg3 epimers isolated from heat-processed American ginseng on human gastric cancer cell［J］. J Ginseng Res, 2014, 38（1）: 22-7.

［86］ Bae, E A. Ginsenosides Rg3 and Rh2 inhibit the activation of AP-1 and protein kinase A pathway in lipopolysaccharide/interferon-gamma-stimulated BV-2 microglial cells［J］. Planta Med, 2006, 72（7）: 627-633.

［87］ 王继彦, 孙光芝, 李向高. 人参果的化学、药理研究进展［J］. 吉林农业大学学报, 2005, 27（1）: 71-75+78.

［88］ Ma T, Hu N, Ding C X, et al. In vitro and in vivo biological activities of anthocyanins from Nitraria tangutorun Bobr. Fruits［J］. Food Chem, 2016, 194（2016）: 296-303.

［89］ 李珊珊, 祝贺, 祁玉丽, 等. 人参果多糖的分离纯化及体外抗氧化活性研究［J］. 食品工业科技, 2018, 39（4）: 73-76+ 99.

［90］ 李婉莹, 张志东, 侯玉兵, 等. 人参茎叶中丙二酸单酰基人参皂苷高效液相色谱-质谱分析［J］. 特产研究, 2013, 35（4）: 50-54.

［91］ 邓家刚, 侯小涛. 中药非传统药用部位的研究概况［J］. 广西中医药大学学报, 2012, 15（3）: 68-72.

［92］ 李伟, 王梓, 关大朋, 等. 人参皂苷 Rg5 在制备预防急性肾损伤药物中的用途［P］. 中国专利, ZL. 2015101723144. 4, 2015: 1-10.

［93］ 郑毅男, 侯金刚, 李伟, 等. 人参皂苷次级苷 Rh1 的脂肪酸单酯类化合物及制备方法［P］. 中国专利, ZL. 200910217947. 7. 2009: 1-9.

［94］ 孙光芝, 刘志, 李向高, 等. 鲜人参中 2 种丙二酰基人参皂苷的分离鉴定［J］. 分析化学, 2005（12）: 1783-1786.

［95］ 逄世峰, 王博, 王佳, 等. 西洋参不同部位丙二酰基人参皂苷含量差异研究［J］. 特产研究, 2019, 41（3）: 67-70.

［96］ 孙荣华, 郑毅男, 邵莹, 等. 一种精氨酸双糖苷的合成方法及其在抗衰老中的应用［P］. 中国专利, ZL 2014 1 0637060. 4, 2014: 1-8.

［97］ 郑毅男. 红参中新化合物: 精氨酸衍生物的分离与结构鉴定［J］. 药学学报, 1996, 31（3）: 191.

［98］ 李伟, 王梓, 赵立春, 等. 化合物 20(R)-人参皂苷 Rg3 的制备方法及应用［P］. 中国专利, ZL. 2016105996323. 3, 2016: 1-9.

［99］ Ha K S, Jo S H, Kang B H, et al. In vitro and in vivo antihype rglycemic effect of 2 amadori rearrangement compounds, arginyl-fructoseand arginyt-fructosyl-glucose［J］. J Food Sci, 2011, 76（8）: 188-193.

［100］ 李伟, 林向辉, 林晓熙, 等. 化合物人参皂苷 Rk1 的制备方法及应用［P］. 中国专利, ZL. 2017I0110137. 6, 2017: 1-12.

［101］ Zhao Y N, Wang Z L, Dai J G, et al. Preparation and quality assessment of high-purity ginseng total saponins by ion exchange resin combined with macroporous adsorption resin separation [J]. Chin J Nat Med, 2014, 12（5）: 382-392.

[102] 路放, 杨世海, 孟宪兰. 人参药理作用研究新进展 [J]. 人参研究, 2013, 25（1）: 46-52.

[103] 李伟, 邢静静, 姜爽, 等. 西洋参茎叶总皂苷在制备延缓化疗药物致心肌横纹紊乱药物及保健品的新用途 [P]. 中国专利, CN. 201910788308. X, 2019: 1-13.

[104] 陶丽, 李珂珂, 李东霞, 等. 人参果中皂苷类化学成分研究 [J]. 中国现代中药, 2018, 20（8）: 928-935+ 952.

[105] 汤立民, 李伟, 郑毅男, 等. 人参茎叶非皂苷水溶性提取物的制备方法及其应用 [P]. 中国专利, ZL. 201410208818. 2, 2014: 1-9.

[106] 褚启龙. 氧化应激与细胞凋亡关系的研究进展 [J]. 卫生研究, 2003（3）: 276-279.

[107] 李伟, 汤立民, 任素琴, 等. 一种人参果花青素在制备预防急性肾损伤药物中的用途 [P]. 中国专利, ZL. 201710110128. 7, 2017: 1-9.

[108] 汤立民, 任素琴, 李伟, 等. 一种人参果花青素的制备方法和用途 [P]. 中国专利, CN. 2017101100566. 6, 2017: 1-9.

[109] 李伟, 王梓, 关大朋, 等. 一种热裂解人参皂苷组合物制备及抗肿瘤药物新用途 [P]. 中国专利, CN. 2015104278330. 4, 2015: 1-9.

[110] 刘永贵, 解学星, 吴疆, 等. 治疗 2 型糖尿病的新靶点药物研究进展 [J]. 现代药物与临床, 2015, 30（2）: 222-227.

[111] 李叶红. 研究整体护理对老年痴呆患者认知功能的影响 [J]. 中国现代药物应用, 2018（24）: 189-190.

[112] Liu R, Zhang J Z, Liu W C, et al. Anti-obesity effects of protopanaxdiol types of ginsenosides isolated from the leaves of american ginseng（Panax quinquefolius L）in mice fed with a high-fat diet [J]. Fitoterapia, 2010, 81（8）: 1079-1087.

[113] 关大朋, 王欢, 李伟, 等. 高温热裂解人参皂苷 Rk1 和 Rg5 的制备工艺优化 [J]. 上海中医药杂志, 2015, 49（1）: 91-95.

[114] 李伟, 杨舸, 胡俊男, 等. 人参热裂解皂苷研究进展 [J]. 吉林农业大学学报, 2018, 40（2）: 127-134.

[115] Hu J N, Liu Z, Li W, et al. Ameliorative effects and possible molecular mechanism of action of black ginseng（Panax ginseng）on acetaminophen-mediated liver injury [J]. Molecules, 2017, 22（4）: 664-674.

[116] Hu J N, Xu X Y, Li W, et al. Ginsenoside Rk1 ameliorates paracetamol-induced hepatotoxicity in mice through inhibition of inflammation, oxidative stress, nitrative stress and apoptosis [J]. J Ginseng Res, 2019, 43（1）: 10-19.

[117] Hu J N, Xu X Y, Li W, et al. Protective effect of ginsenoside Rk1, a major rare saponin from black ginseng, on cisplatin-induced nephrotoxicity in HEK-293 cells [J]. Kaohsiung J Med Sci, 2020.

[118] Ren S, Leng J, Li W. Ginsenoside Rb1, A major saponin from Panax ginseng, exerts protective effects against acetaminophen-induced hepatotoxicity in mice [J]. The American J Chin Med., 2019, 77（8）: 1815-1831.

[119] 王梓. 热裂解人参皂苷的分析、制备工艺及抗肿瘤活性研究 [D]. 长春: 吉林农业大学, 2015.

[120] 王梓, 赵立春, 李伟, 等. 响应曲面法（RSM）优化人参皂苷 Rh4 和 Rk3 的制备工艺 [J]. 中草药, 2017, 48（11）: 2207-2211.

[121] Wang Z, Li Y F, Han X Y, et al. Kidney protection effect of ginsenoside Re and its underlying mechanisms of ginsenoside Re on cisplatin-induced kidney injury [J]. Cell Physiol Biochem, 2018, 48（5）: 2219-2229.

［122］　Wang Z, Hu J N, Li W, et al. Caspase-mediated anti-apoptotic effect of ginsenoside Rg5, a main rare ginsenoside, on acetaminophen-induced hepatotoxicity in mice [J]. J Agric Food Chem. 2017, 65（42）: 9226-9236.

［123］　韩欣月. 人参茎叶总皂苷及人参皂苷 Re 对顺铂致急性肾损伤的保护作用及其分子机制 [D]. 长春: 吉林农业大学, 2017.

［124］　韩欣月, 王梓, 李伟. 人参茎叶总皂苷对顺铂致小鼠肾损伤的保护作用及机制 [J]. 中国药理学与毒理学杂志, 2017, 31（2）: 151-158.

［125］　Yang G, Wang Z, Li W, et al. Hepato-protective effect of ginsenosides from the fruits of *Panax ginseng* against acetaminophen-induced liver damage in mice [J]. Int J Pharmacol, 2018, 14（8）: 1107-1117.

［126］　Zhou Y D, Hou J G, Li W, et al. 20（R）-ginsenoside Rg3, a rare saponin from red ginseng, ameliorates acetaminophen-induced hepatotoxicity by suppressing PI3K/AKT pathway-mediated inflammation and apoptosis [J]. Int Immunopharmacol, 2018（59）: 21-30.

［127］　焉梦寒. 人参二醇组皂苷及 Rg5 对对乙酰基氨基酚诱导的肝损伤小鼠的保护作用及机制 [D]. 长春: 吉林农业大学, 2017.

［128］　乞振兰. 人参果花青素对药源性肝肾损伤的保护作用及分子机制 [D]. 长春: 吉林农业大学, 2018.

［129］　Qi Z L, Wang Zi, Li Wei, et al. Nephroprotective effects of anthocyanins from the fruits of *Panax ginseng*（GFA）on cisplatin-induced acute kidney injury in mice [J]. Phytotherapy Res. 2017（31）: 1400-1409.

［130］　乞振兰, 王梓, 李伟, 等. 人参果花青素对对乙酰氨基酚致小鼠肝损伤的保护作用 [J]. 中草药, 2017, 48（13）: 2704-2710.

［131］　许兴月. 西洋参茎叶和果实总皂苷对 APAP 诱导肝损伤的保护作用及作用机制 [D]. 长春: 吉林农业大学, 2018.

［132］　Xu X Y, Hu J N, Li W, et al. Saponins（Ginsenosides）from the leaves of *Panax quinquefolius* ameliorated acetaminophen-induced hepatotoxicity in mice [J]. J Agric Food Chem, 2017, 65（18）: 3684-3692.

［133］　Xu X Y, Wang Z, Li W, et al. Improved protective effects of American ginseng berry against acetaminophen-induced liver toxicity through TNF-α-mediated caspase-3/-8/-9 signaling pathways [J]. Phytomedicine, 2018, 51: 128-138.

［134］　马志娜, 西洋参叶和果总皂苷对顺铂致肾毒性的保护作用及作用机制 [D]. 长春: 吉林农业大学, 2018.

［135］　Ma Z. N, Li Y. Z, Li W, et al. Nephroprotective effects of saponins from leaves of *Panax quinquefolius* against cisplatin-induced acute kidney injury [J]. Int J Mol Sci, 2017, 18（7）: 1407-1425.

［136］　Ma Z. N, Liu Z, Li W, et al. Supplementation of American ginseng berry extract mitigated cisplatin-evoked nephrotoxicity by suppressing ROS-mediated activation of MAPK and NF-κB signaling pathways [J]. Food Chem Toxicol, 2017, 110: 62-71.

［137］　李伟. 人参皂苷 Compound K 对 2 型糖尿病的降血糖作用及肝糖异生信号转导通路调控 [D]. 长春: 吉林大学, 2012.

［138］　Wei S N, Li W, Yu Y, et al. Ginsenoside compound K activates adenosine-5' monophosphate kinase to suppress the hepatic gluconeogenesis: A study in vitro and in vivo [J]. Life Sci, 2015（139）: 8-15.

［139］　Li W, Zhang M, Gu J, et al. Hypoglycemic effect of protopanaxadiol-type ginsenosides and compound K on type 2 diabetes mice induced by high-fat diet combining with streptozotocin via suppression of hepatic gluconeogenesis [J]. Fitoterapia. 2012, 83（1）: 192-198.

[140] Li W, Zhang M, Zheng Y N, et al. Snailase preparation of ginsenoside M1 from proto-panaxadiol-type ginsenoside and their protective effects against CCl₄-induced chronic hepatotoxicity in mice [J]. Molecules, 2011, 16（12）: 10093-10103.

[141] Gu J, Li W, Xiao D, et al. Compound K, a final intestinal metabolite of ginsenosides, enhances insulin secretion in MIN6 pancreatic β-cells by upregulation of GLUT2 [J]. Fitoterapia, 2013, 83（1）: 192-198

[142] Li W, Wang Z, Gu J, et al. Bioconversion of ginsenoside Rd to ginsenoside M1 by snailase hydrolysis and its enhancement effect on insulin secretion in vitro [J]. Die Pharmazie, 2015, 70（5）: 340-346.

[143] 赵岩, 马爽, 蔡恩博, 等. 人参茎叶霜冻前后的质量变化 [J], 中国中药杂志, 2014, 39（6）: 3117-3123.

[144] Li W, Yan M H, Liu Y, et al. Ginsenoside Rg5 ameliorates cisplatin-induced nephrotoxicity in mice through inhibition of inflammation, oxidative stress, and apoptosis [J]. Nutrients, 2016, 8（9）: 566-577.

[145] Qi Z, Li W, Tan J, et al. Effect of ginsenoside Rh2 on renal apoptosis in cisplatin-induced nephrotoxicity in vivo [J]. Phytomedicine,2019, 61, 152862.

[146] Meng F L, Su X T, Li W, et al. Ginsenoside Rb3 strengthens the hypoglycemic effect through AMPK for inhibition of hepatic gluconeogenesis [J]. Exp Ther Med, 2017（13）: 2551-2557.

[147] Li R Y, Zhang W Z, Li W, et al. Arginyl-fructosyl-glucose, a major maillard reaction product of red ginseng, attenuates cisplatin-induced acute kidney injury by regulating NF-κB and PI3K/Akt signaling pathways [J]. J. Agric. Food Chem. , 2019, 67（20）: 5754-5763.

[148] Hou J G, Xue J J, Li W, et al. Octyl ester of ginsenoside compound K as novel anti-hepatoma compound: synthesis and evaluation on murine H22 cells in vitro and in vivo [J]. Chem Biol Drug Des, 2018, 91（4）: 951-956.

[149] Hou J G, Xue J, Li Wei, et al. Ginsenoside Rg3 and Rh2 protect trimethyltin-induced neurotoxicity via prevention on neuronal apoptosis and neuroinflammation [J]. Phytother Res. , 2018, 32（12）: 2531-2540.

[150] Xing J J, Hou J G, Li W, et al. Supplementation of saponins from leaves of Panax quinquefolius mitigates cisplatin-evoked cardiotoxicity via inhibiting oxidative stress-associated inflammation and apoptosis in mice [J]. Antioxidants, 2019, 8: 347-359.

[151] Zhang J J, Wang J Q, Li W, et al. Red ginseng protects against cisplatin-induced intestinal toxicity by inhibiting apoptosis and autophagy via PI3K/AKT and MAPK signaling pathways [J]. Food Funct, 2020（11）: 4236-4248.

[152] Leng J, Hou J G, Fu C L, et al. Platycodon grandiflorum saponins attenuate scrotal heat-induced spermatogenic damage via inhibition of oxidative stress and apoptosis in mice [J]. J Funct Foods, 2019, 54: 479-488.

[153] Liu W, Leng J, Li W, et al. Saponins derived from the stems and leaves of Panax ginseng attenuate scrotal heat-induced spermatogenic damage via inhibiting the MAPK mediated oxidative stress and apoptosis in mice [J]. Phytotherapy Res. , 2021, 35（1）: 311-323.

[154] 李伟, 王莹, 刘伟. 人参、西洋参非传统药用部位开发与利用研究进展 [J]. 吉林农业大学学报, 2021, 43（4）: 383-392.

[155] Liu X X, Mi X J, Li W, et al. Ginsenoside Rg3 promotes regression from hepatic fibrosis through reducing inflammation-mediated autophagy signaling pathway [J]. Cell Death Dis. , 2020, 11: 454-463.